一目でわかる病態生理

[著]
松野 一彦 北海道大学医療技術短期大学部教授・部長

メディカル・サイエンス・インターナショナル

Pathophysiology at a Glance
First Edition
by Kazuhiko Matsuno, M.D.

© 2001 by Medical Sciences International, Ltd., Tokyo

ISBN 4-89592-272-3

Printed and Bound in Japan

序　文

　「生理学(physiology)」とは，健常者が呼吸，循環，消化・吸収などの機能を正常に営む仕組みを解明する学問である．そしてこれら生理機能のメカニズムのどこかに異常が起こると，何らかの症状(symptoms)や身体所見，あるいは徴候(signs)，および検査異常を呈することになる．「病態生理」ないし「病態生理学(pathophysiology)」とは，これらの異常が起こる機序に関する学問である．

　本来，「病理学(pathology)」はこの「病気」を起こす機序を解明する学問から出発したものである．しかし学問の発展のなかで，臓器・組織の肉眼的変化をとらえる「マクロ病理学」から，しだいに顕微鏡レベルでの「ミクロ病理学」へ発展し，光学的顕微鏡レベルから電子顕微鏡レベルの微細構造異常の解明にまで進歩した．さらに，技術の進歩によって分子レベルの異常を容易に解明できるようになり，最近では一部で遺伝子レベルでの異常も明らかにされるようになった．

　このように当初，「病態生理」を担っていた「病理学」はしだいに「ミクロ病理学」，「分子病理学」，あるいは「遺伝子病理学」へと変貌していった．しかし教育の面では時間の制約上，「病態生理」に関する部分はわずかになってきている．

　一方，「内科学」などの臨床医学でも「病態生理」の教育は行われてきた．しかし，それはある一つの疾患の診断がなされた場合に，それが発症する機序，あるいはその疾患によってある症状が出現する機序について触れているものである．実際の臨床の場では，診断がすでに明らかになっている患者が受診するよりも，何か一つないし二つの症状をもった患者が診断と治療を求めてやってくる場合が圧倒的に多い．この場合，内科教科書に書かれている「病態生理」の記載ではあまり役にたたない．

　本書は胸痛，腹痛，頭痛などの"症状"30項目，リンパ節腫脹，チアノーゼなどの"徴候"19項目，糖尿，蛋白尿などの簡単な"検査異常"4項目(重複あり)を取り上げ，それが出現してくる機序と，それが現れる疾患について概説したものである．また，関連する「解剖学」，「生理学」，「生化学」をふまえて，その器質的・機能的異常がどのように起こってそのような症状や徴候が現れたのかを，できるだけわかりやすく述べるよう心がけた．

　執筆中に気づいたのは，ある症状発現のメカニズムはすでに分子レベルあるいは遺伝子レベルまで解明されているが，一方で旧来から医学の常識とされてきているものでも，そのメカニズムには不明の点が多く残されていることである．また，遺伝子レベルで解明された事実と症状発現との間にブラックボックス的な部分がかなり多く残されている．これらの解明は，筆者あるいは臨床の道を歩み始めている若き医療人に残された課題といえよう．

　症状あるいは徴候が現れる病態生理を知ることは，疾患の診断に有用であるばかりでなく，その経過の予知ならびに治療法の選択の基本である．本書が医師，看護師，助産師，保健師，臨床検査技師，理学療法士，作業療法士，診療放射線技師，薬剤師，管理栄養士，およびこれらをめざす医系学生が臨床を学ぶうえでの羅針盤になればと願っている．

　最近になって国内外で「病態生理」に関連した好著が出版されるようになった．執筆するにあたって参考にした解剖学，生理学，生化学，病理学，内科学などの参考図書を巻末に掲げた．

　最後に，企画の段階から相談にのっていただいたメディカル・サイエンス・インターナショナルの藤堂保行氏に心から感謝する．

2001年4月

松野　一彦

目　次

1. 病態生理総論 ……………………… 1
2. 発　熱 ……………………………… 4
3. 易感染性 …………………………… 6
4. 体重減少・肥満 …………………… 8
5. 貧　血 ……………………………… 10
6. リンパ節腫脹 ……………………… 12
7. 出血傾向 …………………………… 14
8. 黄　疸 ……………………………… 16
9. 肝　腫 ……………………………… 18
10. 脾　腫 …………………………… 20
11. 腹　痛 …………………………… 22
12. 腹　水 …………………………… 24
13. 吐　血 …………………………… 26
14. 下　血 …………………………… 28
15. 悪心・嘔吐 ……………………… 30
16. 下　痢 …………………………… 32
17. 嚥下困難 ………………………… 34
18. 高血圧 …………………………… 36
19. ショック ………………………… 38
20. 胸　痛 …………………………… 40
21. 咳　嗽 …………………………… 42
22. 喀　痰 …………………………… 44
23. 呼吸困難 ………………………… 46
24. チアノーゼ ……………………… 48
25. 胸　水 …………………………… 50
26. 蛋白尿 …………………………… 52
27. 血　尿 …………………………… 54
28. 浮　腫 …………………………… 56
29. 脱　水 …………………………… 58
30. 乏尿・無尿 ……………………… 60
31. 多　尿 …………………………… 62
32. 頻　尿 …………………………… 64
33. 糖　尿 …………………………… 66
34. 関節痛 …………………………… 68
35. 頭　痛 …………………………… 70
36. 意識障害 ………………………… 72
37. 運動麻痺 ………………………… 74
38. 感覚障害 ………………………… 76
39. めまい …………………………… 78
40. 痙　攣 …………………………… 80

参考図書 …………………………… 82
索　引 ……………………………… 83

1 病態生理総論

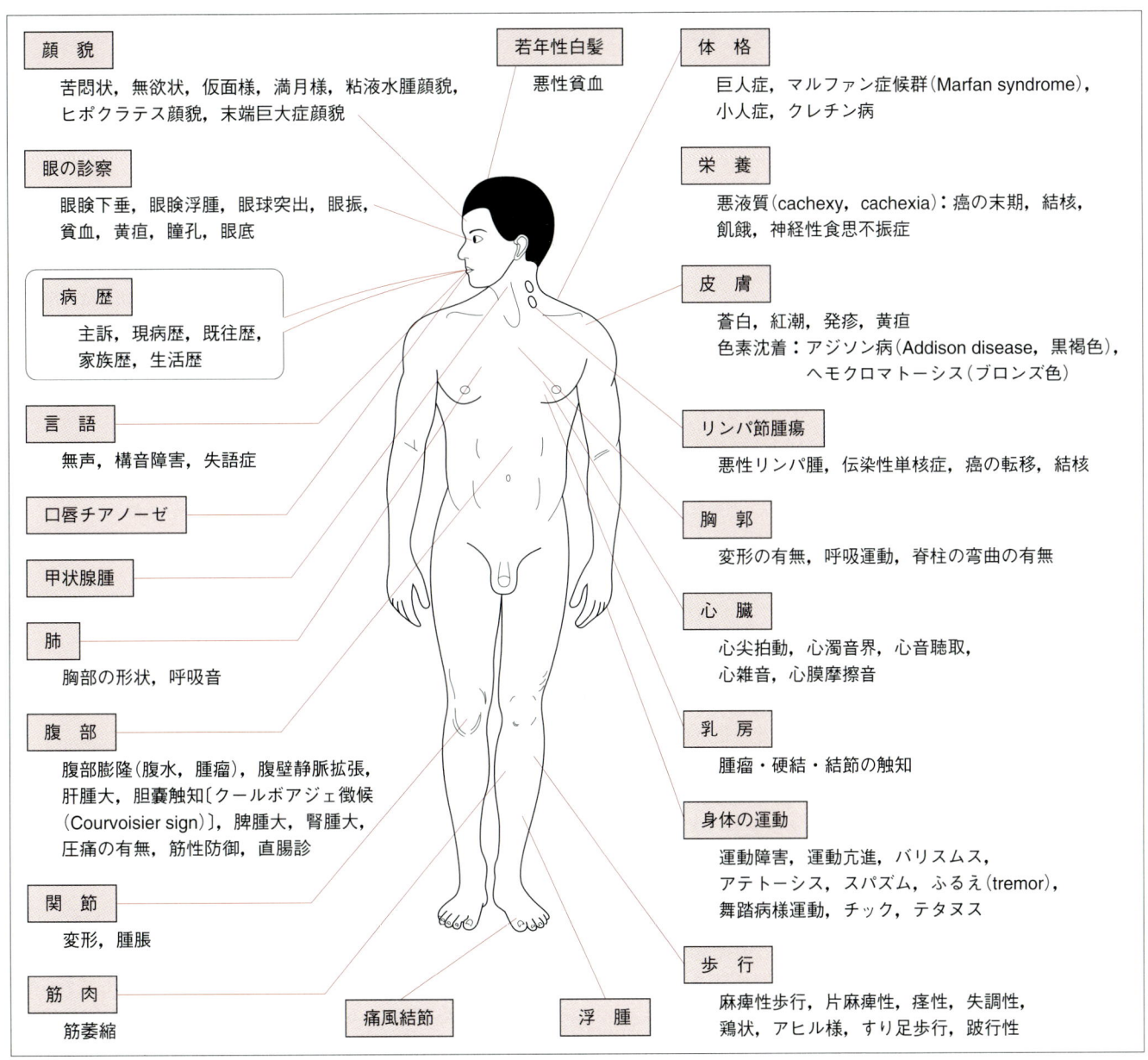

図1-1 病態解析の身体情報

病態生理とは

生理学（physiology）は呼吸，血液と循環，消化・吸収，尿の生成，ホルモンの分泌，神経系の興奮などの生体維持に必須の機能が，どのような仕組みによって維持されているのかを明らかにする学問である．これらの機能が器質的あるいは機能的な病変によって障害されると"疾患"が引き起こされ，何らかの症状（symptoms）が起こり，異常な身体所見すなわち徴候（signs）が現れる．また，検査をすると何らかの異常検査所見が得られる．

病態生理ないし病態生理学（pathophysiology）とは，このような疾患が引き起こされる機序，あるいは症状ないし徴候，異常検査所見が現れる機序を明らかにするものである．内科学の教科書では一つひとつの疾患について，その病気が起こる病態生理を記載してある．これは疾患の理解には重要である．しかし，本書では疾患ごとではなく，日常臨床で遭遇することの多い症状，徴候，簡単な検査でみられる異常検査所見について，それが現れる機序をできるだけ平易に解説する．なぜ疾患別ではなく症状，徴候，異常検査所見別かというと，臨床の場では一つの疾患が確定している患者よりも，いくつかの症状をもって受診したり，あるいは健診で何らかの検査異常を指摘されて受診する人が圧倒的に多いからである．

黄疸（jaundice）を例にとれば，多くの内科学の教科書では肝

表1-1 代表的な主訴

- 全身症状
  体重減少, 肥満, 高身長, 低身長, 意識障害, 失神, 全身倦怠感, 易疲労感, 易感染性, 発熱, 悪寒戦慄, 貧血, 黄疸, リンパ節腫脹, 全身浮腫, 盗汗, 不眠
- 皮膚・毛髪
  発疹, 皮下出血, 瘙痒感, チアノーゼ, 脱毛, 白髪
- 頭頸部
  頭痛, めまい, 頸部腫脹, 頸部痛, 頸部リンパ節腫脹
- 顔面
  顔面浮腫, 顔面蒼白, 顔面紅潮
- 眼・耳・鼻・口腔
  視力低下, 複視, 視野障害, 耳鳴, 聴力低下, 鼻出血, 歯肉出血, 舌痛, 嚥下困難, 咽頭痛
- 胸部
  胸痛, 胸水, 呼吸困難, 喘鳴, 動悸, 咳嗽, 喀痰, 血痰
- 腹部
  腹痛, 腹水, 悪心・嘔吐, 吐血, 下血, 下痢, 便秘, 腹部膨満感
- 四肢
  関節痛, 関節腫脹, 下腿浮腫
- 泌尿器系
  乏尿・無尿, 多尿, 頻尿, 排尿困難, 血尿, 膿尿
- 精神・神経系
  不安感, 意欲低下, 歩行障害, 言語障害, 運動麻痺, 感覚障害, 痙攣, 筋力低下
- その他
  健診などでの検査異常（高血圧, 糖尿, 蛋白尿など）

（――は本書で取り上げた症状・徴候・異常検査所見）

表1-2 基本的検査 I

1. 尿検査
   蛋白, 糖, ウロビリノゲン, 潜血
2. 血液検査
   白血球数, ヘモグロビン, ヘマトクリット, 赤血球数
3. 糞便検査
   潜血
4. 赤沈とCRP
5. 血液化学検査
   血清総蛋白濃度, アルブミン・グロブリン比（A/G比）

診察の一部として行うようなごく基本的な検査

表1-3 基本的検査 II

1. 尿検査
   色調, 混濁, pH, 比重, 蛋白, 糖（食後2～3時間尿）, ウロビリノゲン, 潜血, 亜硝酸塩, 試験紙による白血球反応（エステラーゼ）, 沈渣
2. 血液検査
   1) CRPとシアル酸（または赤沈）
   2) 白血球数, ヘモグロビン, ヘマトクリット, 赤血球数, 赤血球恒数, 血小板数, 末梢血液像
   3) 血清総蛋白濃度, 血清蛋白分画, 総コレステロール, 中性脂肪, GOT（AST）, GPT（ALT）, LDH, ALP, γ-GTP, 尿素窒素, クレアチニン, 尿酸
3. 糞便検査
   潜血, 虫卵
4. 血清検査
   HBs抗原・抗体検査, HCV抗体, 梅毒血清反応
5. 胸部・腹部単純X線撮影
6. 心電図検査

入院時に行う, ないし外来初診時に必要に応じて行う基本的な検査

炎, 胆嚢・胆管癌による胆道閉塞, 溶血性黄疸, 体質性黄疸などの疾患の項で病態生理が解説されている. しかし, 皮膚の黄染を訴えてくる患者を前にしたときには, この記載はあまり有効ではない. 臨床の場では患者の訴え, あるいは診察での異常所見, 検査の異常結果からスタートすべきである. すなわち, Weed, L. L.が提唱し, わが国では日野原重明先生が普及させた問題指向システム（POS）の考え方が必要である.

本書では, まず"黄疸"の定義を述べ, 次に生理的な（正常な）ビリルビン代謝の仕組みを解説したあと, この代謝のどこに異常をきたして黄疸が出現するかを述べる. 紙面に余裕があれば黄疸患者の診察, 検査, 鑑別の方法にも触れている.

症状とは

患者が自ら感じる健康状態から逸脱した状態, および医者などの第三者が客観的に認識できる異常を広義の症状（symptoms）という. 症状のうち, 自覚的に感じるものを狭義の症状または症候（symptoms）, これに対して他覚的に認められるものを徴候（signs）という.

症状, 症候は診察の一つである問診によって得られる. 問診は患者と医師, 医療者の出会いの第一歩である. このときに患者が抱く第一印象は非常に重要で, 今後の医療活動がスムーズにできるか否かはここにかかっているといっても過言ではない. 患者が楽な気分で自分自身の悩みを表現できる雰囲気をつくることが大事である.

問診（history taking）は主訴（chief complaint）, 現病歴（present illness）, 既往歴（past history）, 家族歴（family history）, 生活歴（life history）からなる.

主 訴

主訴とは, 患者が訴える自覚症状のなかで最も主要なものをいう. 患者が最初に訴える症状であることが多いが, ときに患者自身がどれが最も重要な症状なのかを自覚しておらず, 多くの症状を羅列することもある. このような場合には病歴を聴取する者がよく整理して聞き取り, 一つか二つの主訴としてまとめることが必要である. 患者の主訴は最も適切な症状名として病歴に記載されることが多いが, この場合, 訴えの真意に最も近い表現を選択しなければならない.

「めまい」という主訴では, 典型的な回転性めまい（vertigo）のみならず, 気が遠くなる感じ（faintness）や歩行時などの不安定さ（unsteadiness）, 目がくらむ感じ（giddiness）, 頭が軽くぼんやりする感じ（lightheadedness）, 意識を失う感じ（passing out）, 身体がゆらゆらする感じ（swaying sensation）, 泳ぐようなめまい感（swimming sensation）などさまざまな意味が込められている可能性がある（「めまい」の章〈p.78〉参照）. この場合にはより具体的な表現のほうがよい. 表1-1に臨床でよく使われる主訴の例を掲げた. 下線を引いたものが本書で取り上げ, その病態を概説したものである.

現病歴

現病歴は主訴がいつからどのように始まり，現在までどのような経過をたどってきたかを表すもので，病歴のなかで最も重要な部分である．現在までの主症状の推移とともに，増悪ないし軽快因子の有無や随伴症状の有無などはその診断や病態の解析に重要である．

既往歴

既往歴では，出生してから現在までの健康状態，および過去に罹患した主な疾患を記載する．腸閉塞による腹痛が疑われる患者での腹部手術の既往，腎炎患者での扁桃炎の既往，肝機能異常の患者での輸血歴などが重要である．喫煙歴や飲酒歴のほか，常用薬の有無などの情報も必要である．

家族歴

血友病などの遺伝性疾患では家族歴が診断に大きな情報を与えてくれる．また糖尿病や本態性高血圧症などの生活習慣病でも家族内に患者がみられることが多く，診断の参考になる．

生活歴

家庭環境，住環境，職業，職場環境，趣味，性格，経済状況などの生活歴は，生活習慣病の診断や生活指導などに重要である．

徴候とは

徴候あるいは他覚症状は，診察により認められる身体所見の異常をさしている．診察は視診(inspection)，触診(palpation)，打診(percussion)，聴診(auscultation)の順に行われる．

バイタルサイン

身体所見ではまず最初に体温，血圧，脈拍，呼吸，意識状態のいわゆるバイタルサイン(vital sign，生命徴候)が非常に重要である．とくにショック状態が疑われる(「ショック」の章〈p. 38〉参照)ような重篤な状態で運ばれてきた患者については，何をさしおいてもバイタルサインをチェックする必要がある．

体温については，発熱の程度と熱型が重要で，ときに病態解析のヒントを与えてくれる(「発熱」の章〈p. 4〉参照)．

血圧，脈拍の測定は，ショックの際の重症度の判定に欠かすことができない．徐脈性不整脈や極端な頻脈では脳循環不全により失神発作を起こすこともあり，意識障害の患者では考慮しなければならない．

呼吸も呼吸数の増減とともに異常呼吸の有無も重要で，とくに呼吸困難の患者では病態解析の手がかりになることもある(「呼吸困難」の章〈p. 46〉参照)．

意識状態の把握ではとくに軽度障害の判定がむずかしく，障害の表現も種々あるが，現在はJapan Coma Scale(3-3-9度方式)による分類が広く用いられている(「意識障害」の章〈p. 72〉参照)．

全身状態

全身状態(general status)としては，体格(stature)，栄養状態(nutrition)，体位(position)と姿勢(posture)，歩行(gait)，身体の運動(body movement)，言語(speech)などをよく観察・把握する(図1-1)．

局所状態

局所状態(local status)としては，全身の皮膚およびリンパ節，頭頸部，胸部，腹部，四肢，神経学的所見の順で異常の有無を診察する(図1-1)．

臨床検査

患者から得られた症状および徴候を基礎として必要な臨床検査を選択する．特定の疾患が想定される場合にはその疾患に即した検査項目を選択するが，疾患が限定されない場合には基本的検査から実施する．日本臨床検査医学会が推奨する日常初期診療における基本的検査を表1-2, 1-3に掲げる．

略語

A/G比：albumin/globulin比, CRP：C-reactive protein, HCV：hepatitis C virus, LDH：lactate dehydrogenase, POS：problem oriented system

2 発熱

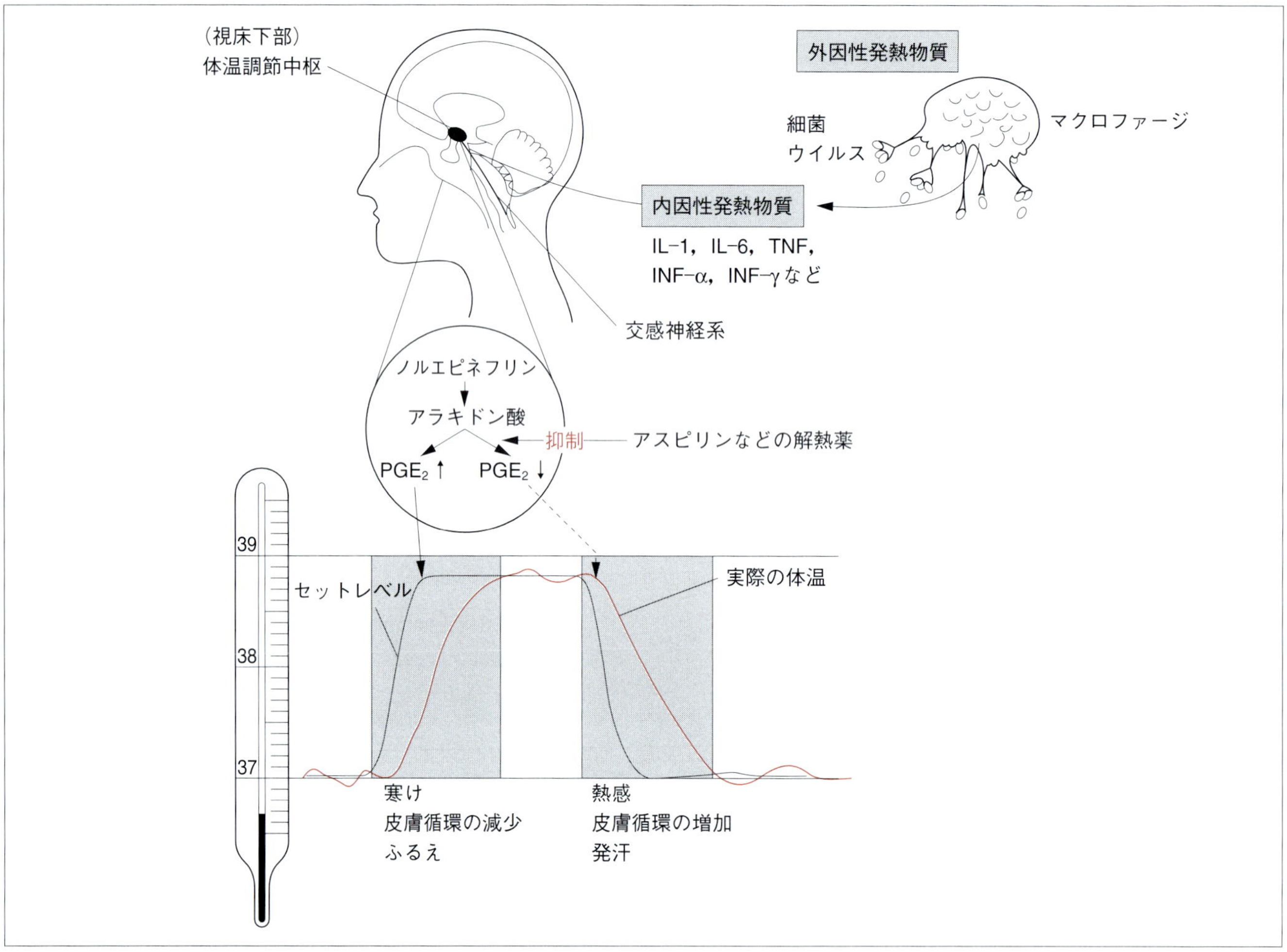

図 2-1 発熱の病態生理

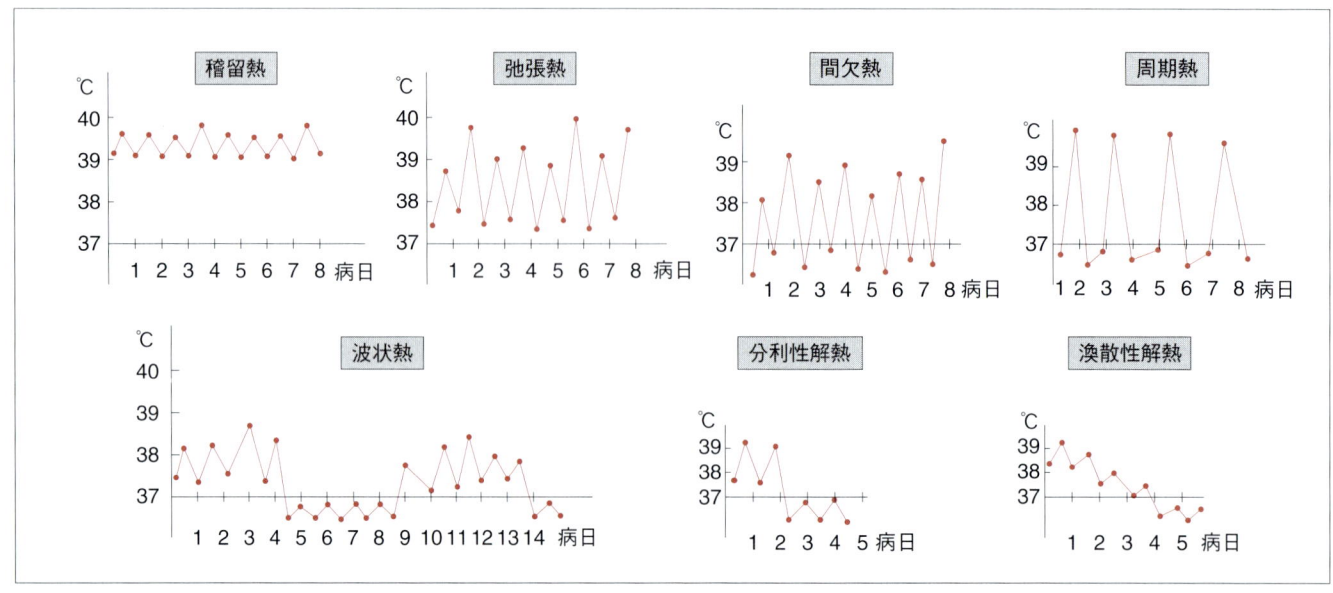

図 2-2 熱型

発熱とは

発熱（fever）とは，何らかの原因で体温調節中枢が障害され，体温が正常よりも高いレベルに維持される状態をいう．

体温の調節機構

体温は，視床下部の前部にあり熱の放散を増加させる温熱中枢と，後部にあり熱の産生を増加させる寒冷中枢とのバランスによって一定の温度に設定されている．後述のような外因性あるいは内因性の発熱物質が作用すると，寒冷中枢が熱の産生に働く．熱の産生には必要最小限度の新陳代謝による基礎代謝に加えて，筋肉の緊張・収縮が加わって体温の上昇に働く．急激な体温の上昇に先行する悪寒戦慄は，骨格筋が不随意に収縮と弛緩を繰り返してふるえが起こるもので，激しい熱産生を伴う．甲状腺ホルモンは末梢組織の新陳代謝を高め，アドレナリンはグリコーゲンの分解を介して熱産生に促進的に働く．

一方，体温が発熱中枢のセットしたレベルを超えると，温熱中枢が働いて輻射，伝導，対流，蒸発などの物理的作用を介して放熱が起こる．具体的には発汗が亢進し，皮膚表面から汗が蒸発することで熱が体から奪われるもので，1gの水分の蒸発で約0.5 kcalの熱が奪われることになる．

発熱の病態生理

外因性発熱物質である細菌，ウイルスなどが体内に入ると，好中球や単球-マクロファージなどが反応してその排除に働くが，そのときインターロイキン1（IL-1）やIL-6，腫瘍壊死因子（TNF），インターフェロン-γなどの内因性発熱物質が産生・放出される．これらが視床下部のプロスタグランジンE_2（PGE_2）産生を増加させ，体温調節中枢のレベルを高温側にセットすることによって，熱産生が高まり発熱することになる（図2-1）．アスピリンなどの解熱薬は，PGE_2産生を抑制して体温セットレベルを下降させ解熱に働く．また脳出血などでは，物理的刺激によって体温調節中枢が障害されて著明な高熱をきたすことがある．

体温の測定と平熱

最近，体温の測定には電子体温計や鼓膜式体温計なども用いられているが，従来の水銀体温計による計測が標準法である．腋窩の体温が最も低く，口腔ではそれより0.1～0.2℃高く，直腸温でも0.2～0.5℃高い．通常，体温は早朝が最も低く，午後2～5時ごろが最大となると考えられている．また平熱は小児では高く（37℃くらい），高齢者では低い（35～36℃）．

日本人の腋窩の体温の正常平均値については36.89±0.342℃との報告があり，一般に37℃以上が発熱と考えられている．しかし健常成人でも平熱が高い人もおり，女性では月経周期に伴って高い時期があることから，とくに病的でなくとも37.5℃程度の上昇がみられることもあることに注意すべきである．一般に37℃以上38℃未満を微熱，38℃以上39℃未満を中等度発熱，39度以上を高熱とよぶ．

熱型

熱発の推移を経時的に追って熱型をとらえることによって，診断に役立てることができる（図2-2）．

稽留熱
熱が持続的に上昇し，日差変動が1℃を超えないもので，大葉性肺炎，腸チフス，発疹チフス，脳炎の極期でみられる．

弛張熱
日差変動が1℃を超え，しかも最低でも正常体温に戻らない発熱で，敗血症，化膿性疾患，血液疾患，膠原病，腸チフス解熱期，薬物アレルギーなどでみられる．

間欠熱
日差が1℃以上で，発作時に急激に発熱し，短時間で急激に正常体温まで解熱する発熱で，敗血症，粟粒結核，悪性リンパ腫などでみられる．

周期熱
マラリアで典型的にみられる周期的な発熱である．

波状熱
無熱期と有熱期が交替して不規則で波状的な発熱を繰り返すもので，ブルセラ症や回帰熱でみられる．ホジキン病（Hodgkin disease）では6日間持続する発熱と同じくらいの解熱期を繰り返し，ペル・エプスタイン熱（Pel-Ebstein fever）とよばれる．

二峰熱
発熱が一度下がり，再び上昇するもので，デング熱，麻疹，泉熱でみられる．

分利性解熱
発熱が数時間で急激に下がる解熱パターンをいい，大葉性肺炎などでみられる．

渙散性解熱
発熱が2～3日で徐々に平熱に下がる解熱パターンで，猩紅熱などでみられる．

発熱原因の探索

臨床的には，感染症などの炎症性の発熱か非炎症性の発熱かの鑑別が重要である．典型的な炎症であればその部位に発赤，腫脹，疼痛，圧痛などの所見を認めることが多いが，症状がはっきりしないこともある．病歴，熱型とともに咽頭腫脹，リンパ節腫脹，発疹，項部硬直，呼吸音，心雑音の有無などの身体所見が重要で，白血球数，C反応性蛋白（CRP）および赤血球沈降速度（赤沈）などの検査所見，胸部X線写真などが診断に役立つ．

非炎症性の発熱としては，膠原病，白血病，悪性リンパ腫，その他の固形腫瘍，甲状腺機能亢進症，貧血などで微熱から中等度の発熱がみられ，脳出血で高熱がみられることがある．また，ヒステリーなどの精神的要因によって発熱がみられることもある．

38℃以上の発熱が3週間以上つづき，医療機関での適切な検査によっても診断がつかないものを不明熱（FUO）という．入院しての精密検査によって隠れた感染症がみつかったり，膠原病や肉芽腫性疾患，悪性リンパ腫が潜んでいたり，薬物アレルギーであったりする．

略語

CRP：C-reactive protein, FUO：fever of unknown origin, IL：interleukin, PG：prostaglandin, TNF：tumor necrosis factor

3 易感染性

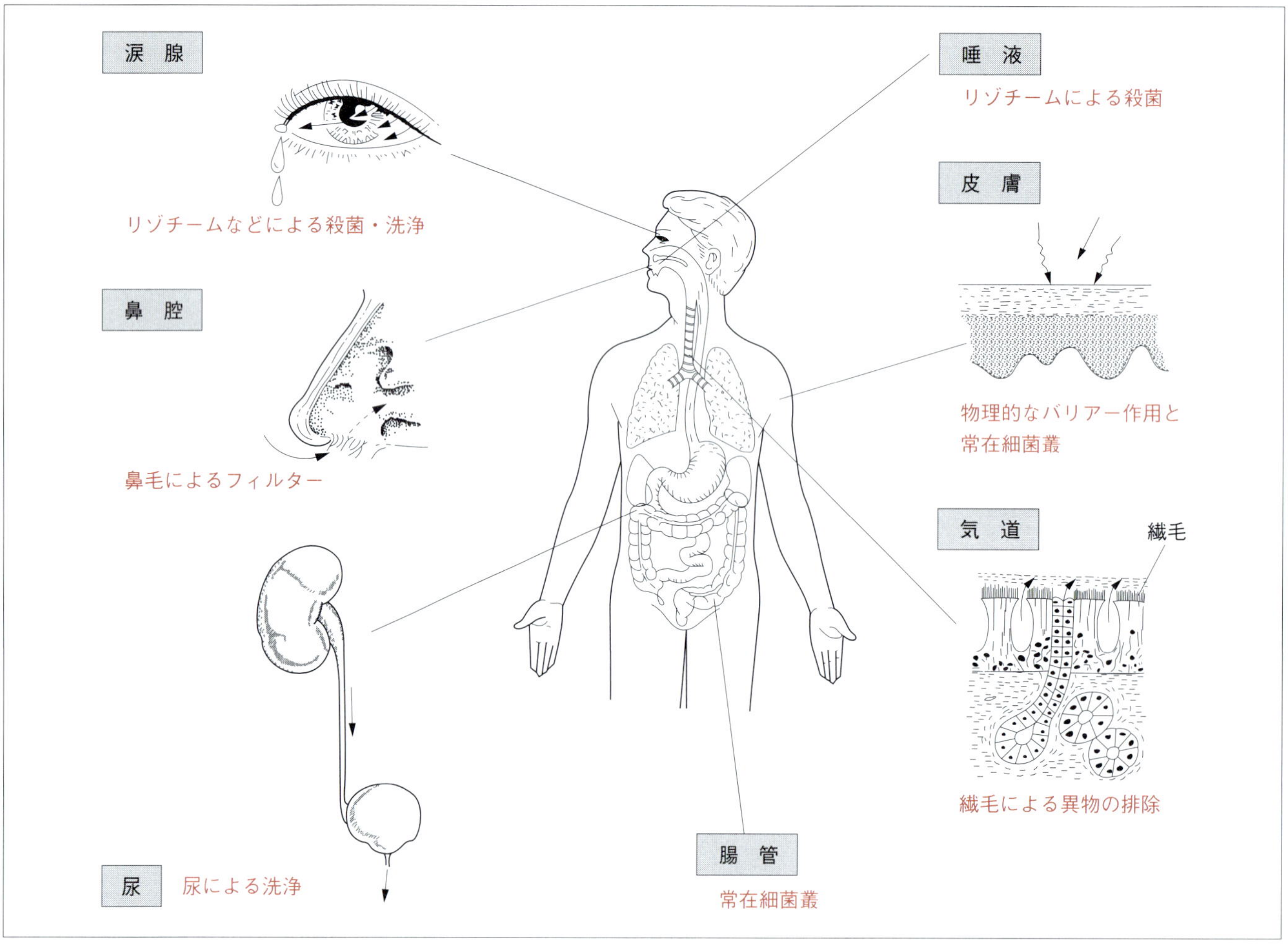

図3-1 易感染性

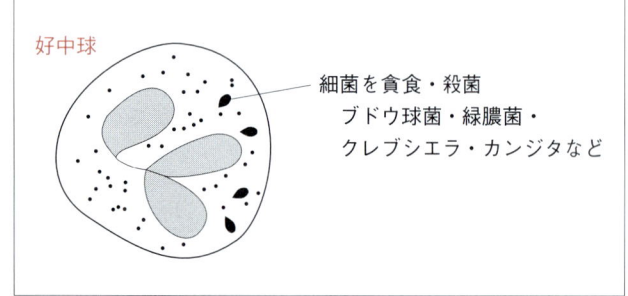

図3-2 好中球の食作用

易感染性とは

人体は多くの病原微生物に曝されているが，いくつかの感染防御機構によって保護されている．易感染性(compromised)とはこれらの感染防御機構が低下して容易に感染症に陥りやすくなった状態をさしている（図3-1）．このような状態では，通常は問題とならないような弱毒菌によっても感染症を惹起しやすく，さらに感染症は重篤化および難治化しやすい点が問題である．

感染を防御する仕組み

生体の感染に対する防御機構は，非特異的感染防御機構と特異的感染防御機構に大別される．

非特異的感染防御としては，まず局所からの病原微生物の侵入を阻止する機序が存在する．皮膚や口腔，咽頭，気道，消化管，尿路などの粘膜は，病原微生物侵入の機械的なバリアーとして働いている．

涙，唾液，尿などはそれぞれの局所の洗浄作用をもち，胃酸や涙，唾液はさらに殺菌作用も有して防御的に作用している．また，皮膚や腸内の常在細菌叢は外来細菌の侵入を阻止する働きをしている．

また，鼻腔からの微生物の侵入に対しては，鼻毛がフィルター的な役割をしており，気道では繊毛が異物の排除に働いている．

これらの局所的な感染防御をすり抜けて微生物が体内に侵

表3-1 易感染性をきたしやすい病態

先天性免疫不全	X染色体性無γグロブリン血症
後天性免疫不全	
非特異的防御機構の障害	重症の熱傷，外傷，手術後，導尿カテーテルの留置，中心静脈栄養カテーテル，気管内チューブの留置
血液疾患	白血病，悪性リンパ腫，多発性骨髄腫，再生不良性貧血，無顆粒球症
悪性腫瘍	固形癌
代謝疾患	糖尿病，腎不全，肝不全
感染症	後天性免疫不全症候群（AIDS）
自己免疫疾患	SLE
薬物	副腎皮質ホルモン，抗癌薬
その他	放射線照射，老人，未熟児，長期臥床

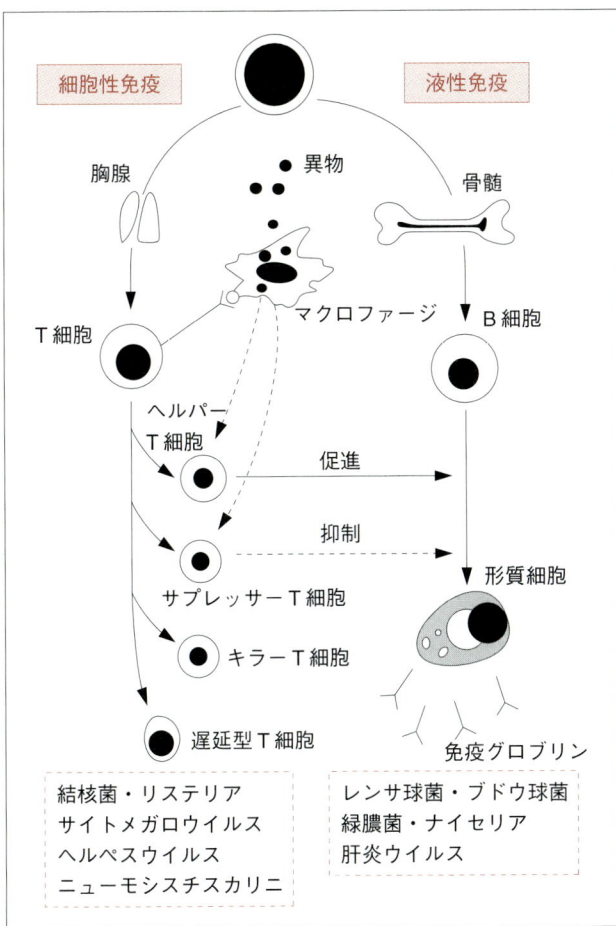

図3-3　リンパ球の免疫反応

入してきたときには，血中を循環する好中球や単球がこれら病原体を貪食，殺菌，消化することによって排除する機構が存在する．したがって，何らかの原因によって著しい好中球減少状態が起こると，感染は全身に拡大し，ときに生命を危うくすることがある．単球は循環血中から組織に出るとマクロファージとして働く．これらの好中球や単球-マクロファージ系の食作用による感染防御は主としてブドウ球菌，緑膿菌，クレブシエラなどの細菌やカンジダなどの真菌に対して働いている（図3-2）．また単球-マクロファージ系は貪食した微生物の表面抗原を提示し，T細胞がそれを認識してB細胞による抗体産生を促進して免疫反応を始動させる．

一方，特異的感染防御機構はリンパ球（図3-3）による免疫反応によっており，B細胞による液性免疫と，T細胞による細胞性免疫に大別される．B細胞は病原微生物などの抗原刺激を受けて抗体産生細胞（形質細胞）に分化して抗体（免疫グロブリン）を産生する．この抗体は体内に侵入してきた病原体に特異的に働き，殺菌，溶菌するとともに，病原体を貪食されやすい状態にして排除する．これらの液性免疫は，レンサ球菌やブドウ球菌などの細菌や肝炎ウイルスなどのウイルス感染症などの防御に働いている．一方，T細胞はヘルパーT細胞を介して抗体産生を促進し，またリンホカインを放出したり，病原体を直接攻撃する．リンホカインは感染局所にマクロファージを集合させるとともに活性化させ，微生物の処理を促進さ

せる．またキラーT細胞の作用により，病原体を直接攻撃し排除に働く．これらの細胞性免疫は，結核菌，リステリアなどの細菌感染症，真菌感染症，マイコプラズマ感染症，ニューモシスチスカリニ感染症，ヘルペスなどのウイルス感染症などに働いている．

易感染性をきたしやすい病態

病原微生物による生体の侵襲に対して，上記のような防御機構が複雑にからみ合って作用している．これらの機序のどこかに破綻をきたすと易感染状態となると考えられており，表3-1のような疾患・病態があげられる．

先天性の免疫不全としては，X染色体性無γグロブリン血症が最も頻度が高い．これは骨髄中のB細胞の初期分化が障害されているため，典型例では液性免疫が完全に欠如し，末梢血中の成熟B細胞数，免疫グロブリン濃度が著減し，生後6か月くらいから重篤な細菌感染症を繰り返す．

重症の熱傷や外傷後には，非特異的な防御機構が障害され，易感染性を起こしやすい状態となる．また，術後の長期臥床や中心静脈栄養カテーテル，導尿カテーテルや気管内チューブの長期間の留置によっても易感染性が招来される．

再生不良性貧血，急性白血病，無顆粒球症，抗癌薬の投与，放射線照射などによって末梢血の好中球数が$1,500/\mu l$以下になると好中球減少（neutropenia）とよぶが，とくに$1,000/\mu l$以下になると感染症を起こしやすくなる．

造血器悪性腫瘍や固形腫瘍，あるいは抗癌薬および副腎皮質ホルモン薬などの薬物の投与によってリンパ球が$1,000/\mu l$以下になるとリンパ球減少（lymphopenia）とよび，進行すると免疫不全状態となる．とくにHIV感染症では病期の進行とともに，細胞表面にCD4抗原をもつヘルパーT細胞が減少し，後天性免疫不全となり，ニューモシスチスカリニによる肺炎やカンジダなどの全身の真菌感染症などのいわゆる日和見感染症を合併する．

全身性エリテマトーデス（SLE）などの膠原病ではT細胞機能異常がみられることが知られており，さらに治療に用いられる副腎皮質ホルモン薬の免疫抑制作用と相まって易感染状態となる．このほか，糖尿病や腎不全などの代謝異常でも易感染性を呈する．

略語

AIDS : acquired immunodeficiency syndrome, SLE : systemic lupus erythematosus

4 体重減少・肥満

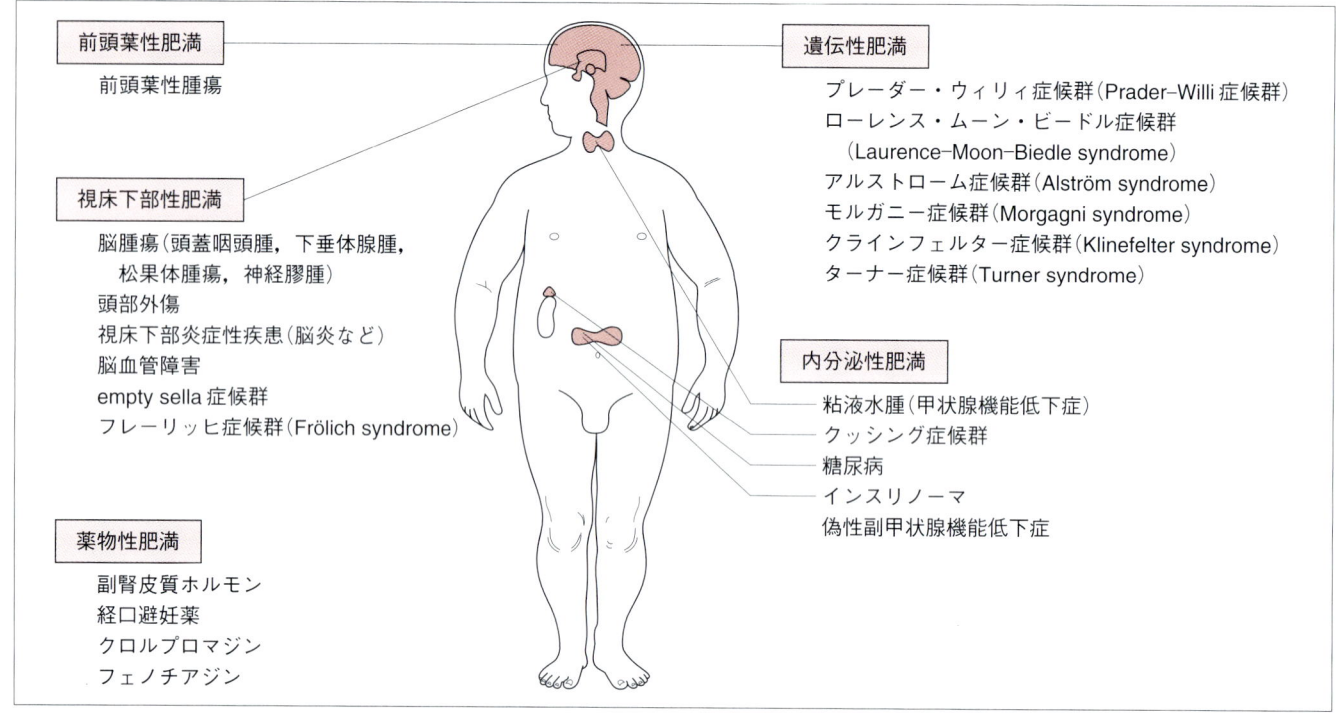

図 4-1 二次性肥満をきたす疾患

体重減少あるいは肥満とは

体重減少(decrease of body weight)あるいは肥満(obesity)を判定するには，基準となる標準体重の設定が必要である．標準体重の算出法として，これまでわが国ではブローカ公式(Broca formula)の桂変法が用いられてきた．

[身長(cm) − 100] × 0.9(kg)

しかし，この方法では低身長者で標準体重が低めに算出されるきらいがあった．そこで最近では，国際的にもよく用いられる肥満指数(BMI)が使われている．

BMI = 体重(kg) / [身長(m)]^2

日本人の標準BMI値は男性22.0，女性21.5である．最も有病率の低いBMI値が22.2であることから，BMI = 22として標準体重を求めると，標準体重＝[身長(m)]^2 × 22 で計算される．

こうして得られた標準体重の−10〜+10％を正常範囲，−10％以下を体重減少，−20％以下を病的体重減少あるいは，るい痩(emaciation)という．これに対して+10〜20％を肥満傾向，+20％以上を肥満としている．

体重減少の原因と病態

食物摂取量の減少

食物摂取不足によるクワシオルコル(kwashiorkor)のような栄養不良，著しい偏食，経済的理由による食物摂取不足などで体重減少に陥る．また，頭蓋咽頭腫のように視床下部にある摂食中枢の器質的病変による食欲低下，神経性食思不振症などの精神的原因による食欲不振によっても体重減少をきたす．食欲制御中枢は間脳視床下部にあり，摂食中枢と満腹中枢とに分かれており，このバランスによって食欲が調整されている．神経性食思不振症は若年女性に多くみられ，精神的原因によってこの摂食中枢が抑制されるためと考えられている．

このほか急性胃炎や急性肝炎などの消化器疾患，悪性腫瘍，尿毒症，慢性アルコール中毒のような全身性疾患による食欲不振によっても体重は減少する．もちろん，食道癌や胃癌などによる食物の通過障害が持続すると体重は減少する．

栄養素の消化・吸収の障害

胃切除，胆道閉塞，膵癌などでは，消化液の分泌障害によって栄養吸収が障害されて体重は減少する．赤痢，潰瘍性大腸炎，クローン病(Crohn disease)，過敏性腸症候群，持続する下痢などの腸管の炎症あるいは運動亢進によっても吸収障害が起こり体重が減少する．そのほか小腸切除，腸管短絡手術後などでも吸収障害が起こり体重は減少する．

ホルモン作用低下による食物の利用障害

糖尿病ではインスリン不足のためのブドウ糖利用障害による代謝異常や，高血糖によって細胞外液浸透圧は上昇し利尿が起こって電解質の喪失および脱水も重なり体重は減少する．

肝硬変症では栄養素代謝の中心である肝臓が障害されるため，アルブミン合成低下が起こり体重は減少傾向を示す．しかし，同時に腹水や全身の浮腫が出現するため，体重自体はむしろ増加することもある．

このほかシーハン症候群(Sheehan syndrome)やアジソン病

表 4-1 体重減少の原因

1. 食事摂取量の不足
   1) 食物不足：クワシオルコル
   2) 摂食中枢の障害：頭蓋咽頭腫，異所性松果体腫
   3) 精神的要因：神経性食思不振症，うつ病
   4) 消化器疾患：急性胃炎，急性肝炎，胃癌，膵癌
   5) 全身性疾患：悪性腫瘍，尿毒症，慢性アルコール中毒
   6) 食物の通過障害：食道癌，胃癌
   7) 薬物：麻薬
2. 栄養素の消化・吸収障害
   1) 消化液の分泌障害：胃切除，胆管閉塞，膵炎，膵癌
   2) 運動亢進・消化器の炎症：赤痢，潰瘍性大腸炎，過敏性腸症候群，クローン病，持続する下痢，腸結核
   3) 消化器の吸収面積の減少：小腸切除，腸管短絡手術
3. ホルモン作用の低下による食物の利用障害
   1) ホルモンの低下：糖尿病，アジソン病，シーハン症候群
   2) 肝障害：肝硬変症
4. 代謝亢進によるエネルギー消耗
   1) ホルモン分泌過剰：甲状腺機能亢進症，褐色細胞腫
   2) 悪性腫瘍：癌，悪性リンパ腫，白血病
   3) 発熱：慢性感染症
5. 栄養素の喪失
   1) 漏出液，滲出液の喪失：熱傷，手術，腹水穿刺吸引
   2) 失血：手術，外傷
   3) その他：蛋白漏出性胃腸症

(Addison disease)では，それぞれ下垂体前葉機能不全によるコルチゾールおよびアルドステロンの分泌不全に関連して体重は減少する．

代謝亢進によるエネルギー消耗

甲状腺機能亢進症では基礎代謝率が亢進し，エネルギーの消耗が起こり，約80％の患者で著明な体重減少がみられる．褐色細胞腫でも約15％の患者で体重減少がみられ，カテコールアミンの過剰分泌による代謝亢進によるものと考えられる．

悪性腫瘍による体重減少はいくつかの要素の複合によるものと考えられる．腫瘍の産生物質や組織破壊の影響で起こる食欲不振，腫瘍の発育によって栄養素が奪われて著明な体重減少が起こる．

体重減少患者の診察

病歴では体重減少の程度と速度，環境変化の有無，食欲と食物摂取の程度，全身症状や消化器症状の合併の有無も診断の参考になる．やせ薬や利尿薬などの常用薬服用の有無，アルコールやタバコ常用の有無と量，消化器疾患の既往や手術歴が重要である．女性では無月経かどうかの病歴も必要である．

身体所見としては皮下脂肪の量，両眼の陥凹，筋肉萎縮の有無などを十分に観察する．体温などのバイタルサイン，皮膚の湿潤，甲状腺腫，リンパ節腫脹，肝脾腫の有無などをみる必要がある．またときに，うぶ毛，腋毛，恥毛の有無の確認も必要である．

若い女性では甲状腺機能亢進症の頻度が高いので，甲状腺ホルモン(free T_3, free T_4)と甲状腺刺激ホルモン(TSH)のチェックが必要である．また，下垂体機能低下症やアジソン病が疑われれば，血漿コルチゾール，ACTH，尿中17-OHCS，17-KS，遊離コルチゾールなどの検査が必要である．

中年以降の体重減少では悪性腫瘍を最も念頭におく必要があり，上部消化管および大腸の内視鏡検査，胸部X線検査，腹部超音波検査，胸部・腹部CT検査，MRI検査などの画像検査が重要である．また，糖尿病が体重減少でみつかることもまれではないので，血糖検査，グリコヘモグロビン(HbA_{1c})検査，ブドウ糖負荷試験(GTT)が必要である．

肥満の原因と病態

肥満は体脂肪が過度に蓄積された状態と定義されるが，実際には標準体重の20％以上の体重増加に基づいて診断されることが多い．肥満はその成因から，特別の原因疾患がみられない原発性肥満(単純性肥満)と，クッシング症候群(Cushing syndrome)などの明らかな基礎疾患がある二次性肥満(症候性肥満)に大別される．

原発性肥満

原発性肥満は肥満の90〜95％を占め，脂肪の分布により内臓脂肪の増加が主で上半身の肥満が目立つ「内臓脂肪型肥満」と，皮下脂肪の増加が主で下半身の肥満が目立つ「皮下脂肪型肥満」とに分けられる．その鑑別は，臍のレベルでのCTスキャンで，腹腔内内臓脂肪面積(V)と皮下脂肪面積(S)との比(V/S比)を求め，これが0.4以上を内臓脂肪型肥満，0.4未満を皮下脂肪型肥満としている．前者は悪性肥満ともいわれ，後者の良性肥満に比べ糖尿病，高脂血症，高血圧症，虚血性心疾患などを合併する頻度が高いとされている．

二次性肥満

二次性肥満はまれな病気であるが，プレーダー・ウィリィ症候群(Prader-Willi syndrome)などの遺伝子異常に基づく遺伝性肥満，前頭葉腫瘍などによる前頭葉性肥満，頭部外傷，間脳腫瘍，視床下部炎症性疾患などによる視床下部性肥満，クッシング症候群，インスリノーマ，甲状腺機能低下症などによる内分泌性肥満に大別される(図4-1)．

肥満患者の診察

病歴では体重増加の経過，食生活，環境，家族歴，月経異常の有無などが重要である．身体所見として，二次性肥満では特異な体型を示すことがあるのに注目すべきである．とくにクッシング症候群では満月様顔貌(moon face)で，体幹のみが太く手足が細い不釣り合いな肥満体型(central obesity)が特徴的である．

原発性肥満の患者では，腹部超音波検査や腹部CT検査で内臓脂肪および皮下脂肪の分布を調べる．前頭葉性肥満ないし視床下部性肥満が疑われるときには，頭部のトルコ鞍のX線撮影やCT, MRI検査が必要である．また，内分泌性肥満が疑われれば下垂体，甲状腺，副腎，性腺機能検査をしなければならない．

略語

ACTH : adrenocorticotropic hormone, BMI : body mass index, CT : computed tomography, GTT : glucose tolerance test, HbA_{1C} : hemoglobin A_{1C}, 17-KS : 17-ketosteroid, MRI : magnetic resonance imaging, 17-OHCS : 17-hydroxycorticosteroid, TSH : thyroid stimulating hormone, V/S比 : visceral fast/subcutaneous fat

5 貧血

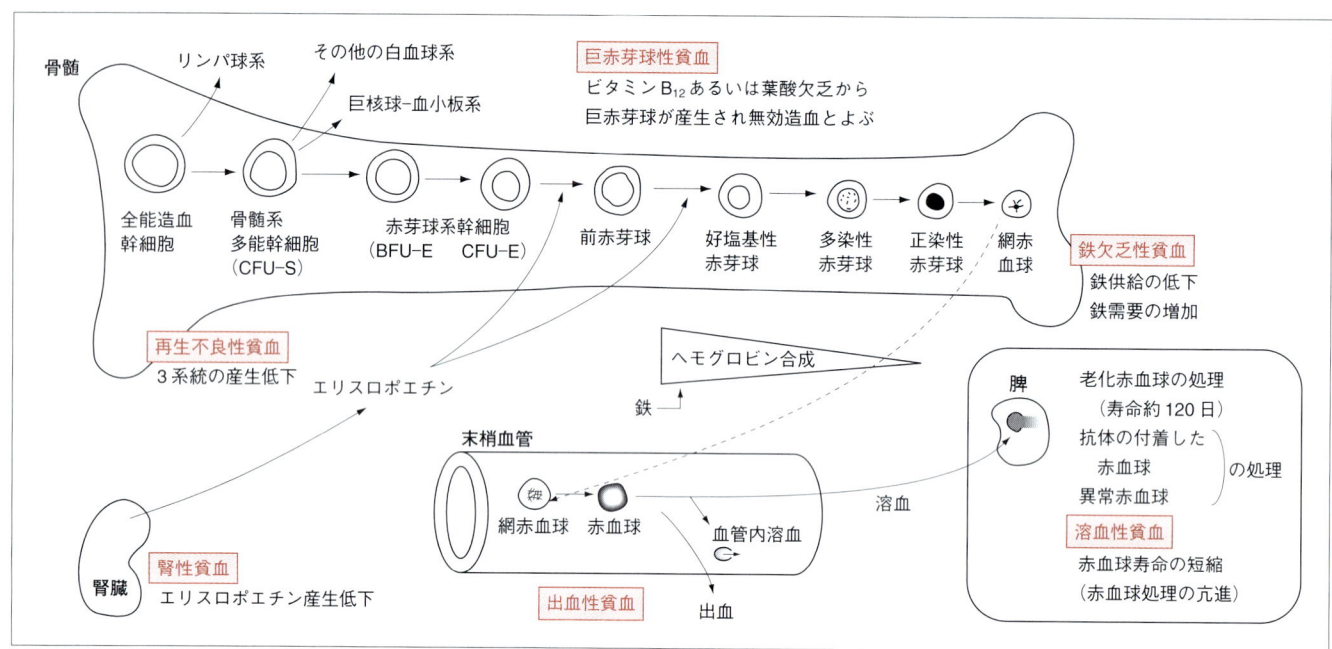

図5-1 赤血球の産生・破壊と貧血の機序

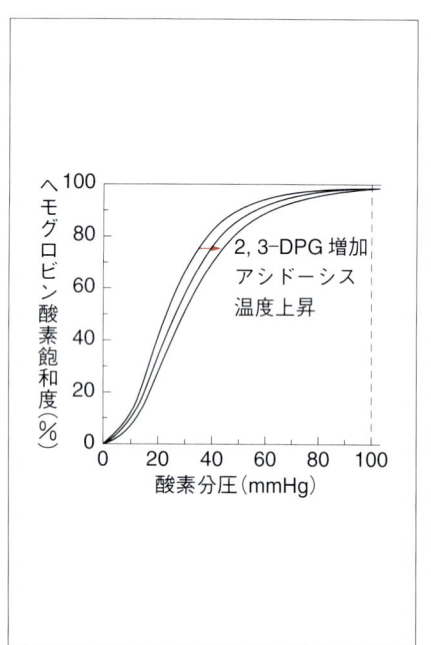

図5-2 ヘモグロビンの酸素解離曲線

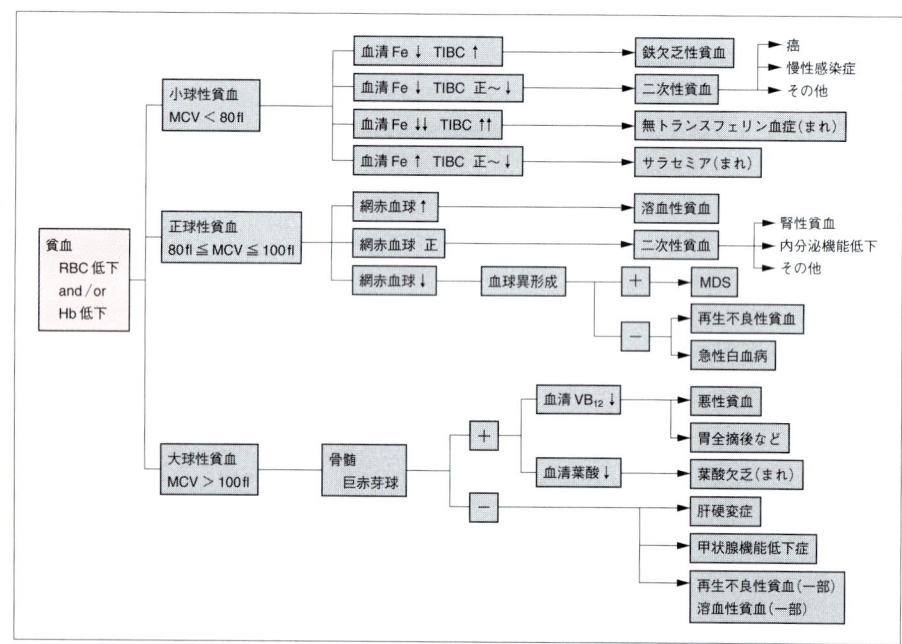

図5-3 貧血診断のアプローチ

貧血とは

貧血(anemia)とは循環血中の赤血球数あるいはヘモグロビン濃度の低下した状態をいう．一般にめまいや立ちくらみを起こした際にいう「貧血を起こした」という表現は，正しくは「脳貧血を起こした」であり，脳への血流低下を意味する．「貧血」があれば「脳貧血」を起こしやすいが，「貧血」がなくても「脳貧血」を起こすことがある．

貧血の病態生理

赤血球は，細胞内のヘモグロビンが肺で酸素を結合して各種組織に酸素を運搬する働きをしている．貧血，すなわち赤血球数が低下あるいはヘモグロビンが減少すると，酸素運搬能が低下するため，種々の臓器・組織に酸素欠乏が起こる．それによって，めまい，立ちくらみ，頭痛，易疲労感，全身倦怠感，息切れ，筋力低下，嗜眠，耳鳴，狭心痛などの自覚症状が出現し，

顔面蒼白，起立性低血圧，浮腫などの他覚症状を呈する．
　この臓器での酸素欠乏の代償機序として，1回心拍出量は増大，心拍数も増加するため心拍出量の増大が起こる．さらに，末梢血管抵抗の減弱と血液粘稠度の低下により，末梢循環ができるだけ容易に行えるような循環の調節が行われる．これによって，動悸などの自覚症状と，心拍数増加，機能性心雑音，頸静脈こま音などの他覚症状が出現する．また，貧血が進行すると，赤血球内の2,3-ジホスホグリセリン酸(2,3-DPG)が増加する．これによりヘモグロビンの酸素解離曲線が右にシフトして組織への酸素受け渡しが容易となる（図5-2）．さらに貧血による酸素不足を認識して腎臓からのエリスロポエチンの分泌が亢進し，骨髄での赤血球産生が促進される．

赤血球産生の仕組み

　赤血球は，白血球や血小板とともに骨髄の全能造血幹細胞に由来する．全能造血幹細胞は，インターロイキン3(IL-3)や幹細胞因子(SCF)などのサイトカインの作用により，burst forming unit-erythroid(BFU-E)，CFU-GM，CFU-Eo，CFU-Ba，CFU-Megに分化する．赤血球系の前駆細胞であるBFU-Eは，IL-3，IL-4，IL-9，GM-CSFの作用によってコロニー形成単位赤血球(colony forming unit-erythroid：CFU-E)となり，さらにエリスロポエチンの作用によって前赤芽球(proerythroblast)となる．顕微鏡下の観察で赤芽球系細胞と認識できるもので最も幼若な細胞である前赤芽球は，成熟するとともにしだいに細胞質でのヘモグロビン合成能が増大し，好塩基性赤芽球(basophilic erythroblast)→多染性赤芽球(polychromatic erythroblast)→正染性赤芽球(orthochromatic erythroblast)へと成熟する．この後，脱核して網赤血球(reticulocyte)となり，さらに2～4日で赤血球となる（図5-1）．

貧血の原因

　貧血の原因は大きく次の三つに分けて考えられる．

赤血球産生の低下
造血幹細胞またはその分化の異常
　赤血球産生の低下による貧血の代表的疾患は再生不良性貧血(aplastic anemia)で，これは造血幹細胞の異常あるいは造血微小環境の異常により，骨髄の造血機能の低下が起こり，汎血球減少（貧血，白血球減少，血小板減少）をきたす．
　腎不全では，腎機能の低下とともに腎でのエリスロポエチン産生能が低下するため，骨髄での赤血球産生が低下し，しだいに貧血が進行する．これを腎性貧血(renal anemia)といい，人工透析では改善せず，エリスロポエチンの投与あるいは腎移植によって改善する．

赤血球産生のための材料不足
　何らかの原因によりヘモグロビンの主材料である鉄の不足が起こると，ヘモグロビン合成の低下が起こり，鉄欠乏性貧血(iron deficiency anemia)をきたす．初期では小型の菲薄赤血球が増え，ヘモグロビン濃度は低下するが明らかな赤血球数の減少はみられない．さらに進行すると骨髄内で赤芽球の破壊が起こり明らかな貧血を呈する．
　DNA代謝に重要な働きをするビタミンB_{12}や葉酸が欠乏すると，3系統の血球の核の代謝異常が起こり，赤芽球系では骨髄で独特のクロマチン構造をもつ巨赤芽球(megaloblast)が出現するため，巨赤芽球性貧血(megaloblastic anemia)とよぶ．この異常な赤芽球の多くは成熟過程で破壊され，無効造血とよばれる．大球性貧血，白血球減少，血小板減少の汎血球減少を呈する．悪性貧血(pernicious anemia)は，抗壁細胞抗体や抗内因子抗体の出現によって内因子の働きが阻害され，ビタミンB_{12}の吸収が低下してビタミンB_{12}欠乏が起こるもので，巨赤芽球性貧血の代表的疾患である．

赤血球破壊の亢進
　赤血球破壊の亢進による貧血を溶血性貧血(hemolytic anemia)とよぶ．赤血球破壊によりヘモグロビン由来の血中ビリルビン（間接ビリルビン）の増加が起こるため，黄疸を呈する．溶血性貧血は，赤血球自体に問題があるものと，赤血球を取り巻く血漿成分に問題があるものとに分けられる．溶血の亢進があっても，骨髄での造血によって代償される場合には貧血を呈さない例もある．

内因性溶血性貧血
　赤血球自体に問題があるもので，代表的疾患は遺伝性球状性赤血球症(HS)である．これはバンド4.2やバンド3などの赤血球の細胞骨格蛋白の異常によって赤血球が球状化するもので，浸透圧抵抗が低下し溶血を起こす．

外因性溶血性貧血
　血漿成分の異常によるもので，自己免疫性溶血性貧血(AIHA)は代表的疾患である．赤血球に対する自己抗体によって赤血球破壊の亢進が起こる．

赤血球の対外への喪失
慢性出血
　子宮筋腫や月経過多などによる慢性出血で，貧血を起こし，長期間続くと鉄欠乏性貧血の形をとる．

急性出血
　胃潰瘍や食道静脈瘤の破裂などによる急性出血による貧血である．出血直後には赤血球数，ヘモグロビン濃度，ヘマトクリット値は低下しないため，これらの測定によって出血量を推測することができないことに注意する必要がある．

貧血診断のアプローチ

　赤血球数あるいはヘモグロビン濃度に低下があると貧血と診断され，その原因の診断には平均赤血球容積(MCV)，平均赤血球ヘモグロビン量(MCH)，平均赤血球ヘモグロビン濃度(MCHC)の赤血球指数が用いられる．とくにMCVを利用することが多く，80 fl以下を小球性貧血，100 fl以上を大球性貧血，80～100 flを正球性貧血とし，図5-3のような手順で診断する．末梢血の網赤血球数は，骨髄での赤芽球系造血の程度を示し，貧血の原因診断に重要である．

略語
AIHA：autoimmune hemolytic anemia, CFU-E：colony forming unit-erythroid, DNA：deoxyribonucleic acid, HS：hereditary spherocytosis, IL：interleukin, MCH：mean corpuscular hemoglobin, MCHC：mean corpuscular hemoglobin concentration, MCV：mean corpuscular volume, SCF：stem cell factor, 2,3-DPG：2,3-diphosphoglycerate

6 リンパ節腫脹

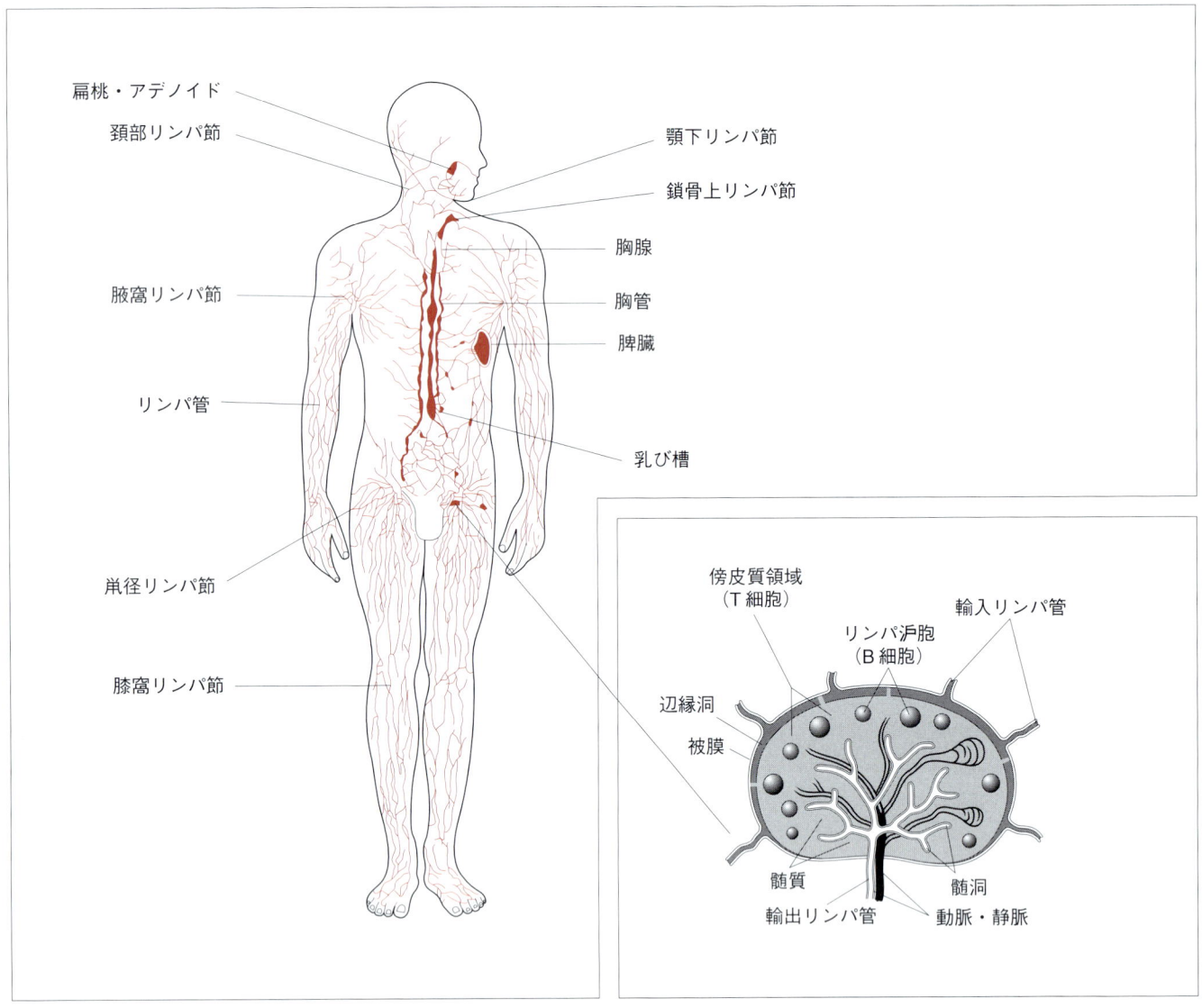

図 6-1　リンパ系組織

図 6-2　リンパ節の構造

リンパ節腫脹とは
　リンパ節腫脹(lymphadenopathy)とは，リンパ節の大きさが異常に増大したり，固さが異常に変化する状態をさし，感染症や自己免疫疾患などによる反応性リンパ節腫脹と，腫瘍性増殖による局所性あるいは全身性のリンパ節腫脹とがある．

リンパ節の構造と機能
　リンパ組織は大きく中枢性リンパ組織と末梢性リンパ組織に分けられる．中枢性リンパ組織は上皮細胞に由来して発生し，胸腺，虫垂，扁桃，腸管パイエル板などが含まれ，リンパ球の分化と初期の増殖に関与している．これに対して末梢性リンパ組織は，非上皮性に発生し，抗体産生と細胞増殖に関与し，全身のリンパ節や脾臓が含まれる．
　リンパ節は皮膜に包まれ，皮質，傍皮質，辺縁洞，髄索，髄洞などの構造からなり，数本の輸入リンパ管から流れ込むリンパ液中の細菌や癌細胞などの異物をリンパ節で瀘過する機能を有する．瀘過された液は1本の輸出リンパ管を通って血中に入る．皮質にはB細胞を中心としたリンパ瀘胞が存在し，傍皮質は多くが$CD4^+$ T細胞と考えられている．髄洞にはマクロファージを中心とした食細胞が存在して異物の瀘過に関与している．

リンパ節腫脹の病態
　感染症では，細菌感染(一般細菌，結核菌など)やウイルス

感染症〔伝染性単核症，風疹，麻疹，サイトメガロウイルス，後天性免疫不全症候群(AIDS)など〕では局所性あるいは全身性のリンパ節腫脹がみられる．この場合，白血球の浸潤や充血，浮腫に加えてリンパ球やマクロファージの増殖によってリンパ節の腫脹が起こる．急性炎症の進展によるリンパ節皮膜の緊張のために疼痛を伴い，さらに進行すると周囲組織との癒着が起こって可動性が減弱する．

　腫瘍性リンパ節腫脹は，悪性リンパ腫〔ホジキン病(Hodgkin disease)および非ホジキンリンパ腫〕ならびに白血病のリンパ節浸潤と，癌のリンパ節転移に分けられる．悪性リンパ腫では，腫瘍細胞の増殖によってリンパ節の基本構造は破壊され，腫瘍細胞によって置換されてリンパ節は腫脹する．悪性リンパ腫が進行すると，リンパ節腫脹は全身に及び，脾腫，肝腫大が進み，さらには全身の臓器浸潤にまで及ぶ．表在リンパ節以外にも，腹腔内などの深部のリンパ節腫脹もみられるため，腹部超音波検査，腹部CT検査，MRI検査などの画像検査が診断に有効である．白血病によるリンパ節腫脹は，急性リンパ性白血病(ALL)や慢性リンパ性白血病(CLL)などのリンパ性の白血病で頻度が高いが，急性骨髄性白血病(AML)でも認められる．

　癌によるリンパ節腫脹は通常，局所性の腫脹であることが多い．たとえば，乳癌ではリンパの流路から同側の腋窩リンパ節，上腕リンパ節などの所属リンパ節に転移しやすい．

リンパ節腫脹の鑑別法

　表在リンパ節は健常者でもときに触知することがあり，とくに小児ではこの傾向が強い．したがって，このような生理的なリンパ節腫脹と病的なリンパ節腫脹の鑑別はむずかしいことが多く，後述の検査を行うとともに経過を追うことが重要である．

　細菌感染症によるリンパ節腫脹では，発熱や局所の疼痛あるいは圧痛を伴うことが多く，また皮膚の発赤を伴うこともある．局所性リンパ節腫脹では口腔内や皮膚などに感染源が明らかなこともある．結核では頚部リンパ節に好発し，疼痛や発赤を伴わず，リンパ節相互の癒着や周囲と癒着することが多く，ときに膿瘍をつくり破れて皮膚に瘻孔を形成することもある．ウイルス感染症では，全身に比較的柔らかいリンパ節の腫脹を認め，軽い圧痛はあっても発赤や熱感はない．

　伝染性単核症は18〜20歳の若年者に好発する典型的なウイルス感染症で，発熱，咽頭痛，リンパ節腫脹の3徴候を呈し，脾腫や皮膚症状がみられることもある．白血球は増加し，とくに異型リンパ球の出現を伴った著明なリンパ球増多を呈し，EB(Epstein-Barr)ウイルスに対する抗体価(抗VCA抗体，抗EA抗体，抗EBNA抗体)の測定が確定診断に有用である．

　悪性リンパ腫では，リンパ節は弾性固あるいはゴム様の固さで，可動性があり圧痛はない．これに対し，癌の転移によるリンパ節腫脹では，リンパ節は非常に固く周囲と癒着して可動性を欠くのが特徴である．

　壊死性リンパ節炎は若い女性に比較的好発し，リンパ節は一つずつ分離して触れ，固く悪性が疑われることもあるが，発熱を伴い有痛性であることから悪性リンパ腫などと鑑別される．しかし遷延性の場合，診断は生検によらなければならないこともある．

　ヒト免疫不全ウイルス(HIV)感染によるリンパ節腫脹は，鼠径部以外の2か所以上に直径1cm以上のリンパ節が3か月以上にわたって持続して腫脹することによって診断される．また，ネコひっかき病は，ネコにひっかかれた部位の炎症と所属リンパ節の非特異的化膿性肉芽腫症で，感染1〜2週後に出現する局所の赤色小丘疹と，その1〜3週後のリンパ節腫脹が特徴である．ツツガムシ病は，発熱，リンパ節腫脹，発疹，筋肉痛が特徴で，皮膚の特有の刺し口をみつければ診断に有用である．

リンパ節腫脹の診断に役立つ検査

　血球数(赤血球，ヘモグロビン濃度，白血球数，血小板数)の算定は，白血病の診断に必須であるとともに，感染症によるリンパ節腫脹では白血球増多を伴うことが多い．とくに細菌感染症では好中球増多(8,000/µl以上)を認め，好中球の核の左方移動を伴うことが多い．これに対してウイルス感染症ではリンパ球増多(4,000/µl以上)を呈し，異型リンパ球の出現もみる．壊死性リンパ節炎では逆に白血球減少を示すことがある．白血病の診断および悪性リンパ腫の病期診断には骨髄検査が必要である．

　悪性リンパ腫では進行とともにLDHは上昇し，CRPが陽性化することが多い．また，臓器浸潤によって肝機能や腎機能の異常がみられることもある．また，伝染性単核症などのウイルス感染症では肝障害をきたすことが多く，GOT(AST)，GPT(ALP)，LDHの上昇がみられる．

　悪性リンパ腫では診断および病期診断には超音波検査，CT検査，MRI検査とともにガリウムシンチグラム検査などが有用である．脾臓への浸潤が明らかでないホジキン病では試験開腹による検査を行うこともある．

略語

AIDS : acquired immunodeficiency syndrome, ALL : acute lymphocytic leukemia, AML : acute myelocytic leukemia, CLL : chronic lymphocytic leukemia, CRP : C-reactive protein, CT : computed tomography, EA : early antigen, EBNA : Epstein-Barr nuclear antigen, HIV : human immunodeficiency virus, LDH : lactate dehydrogenase, MRI : magnetic resonance imaging, VCA : viral capsid antigen

7 出血傾向

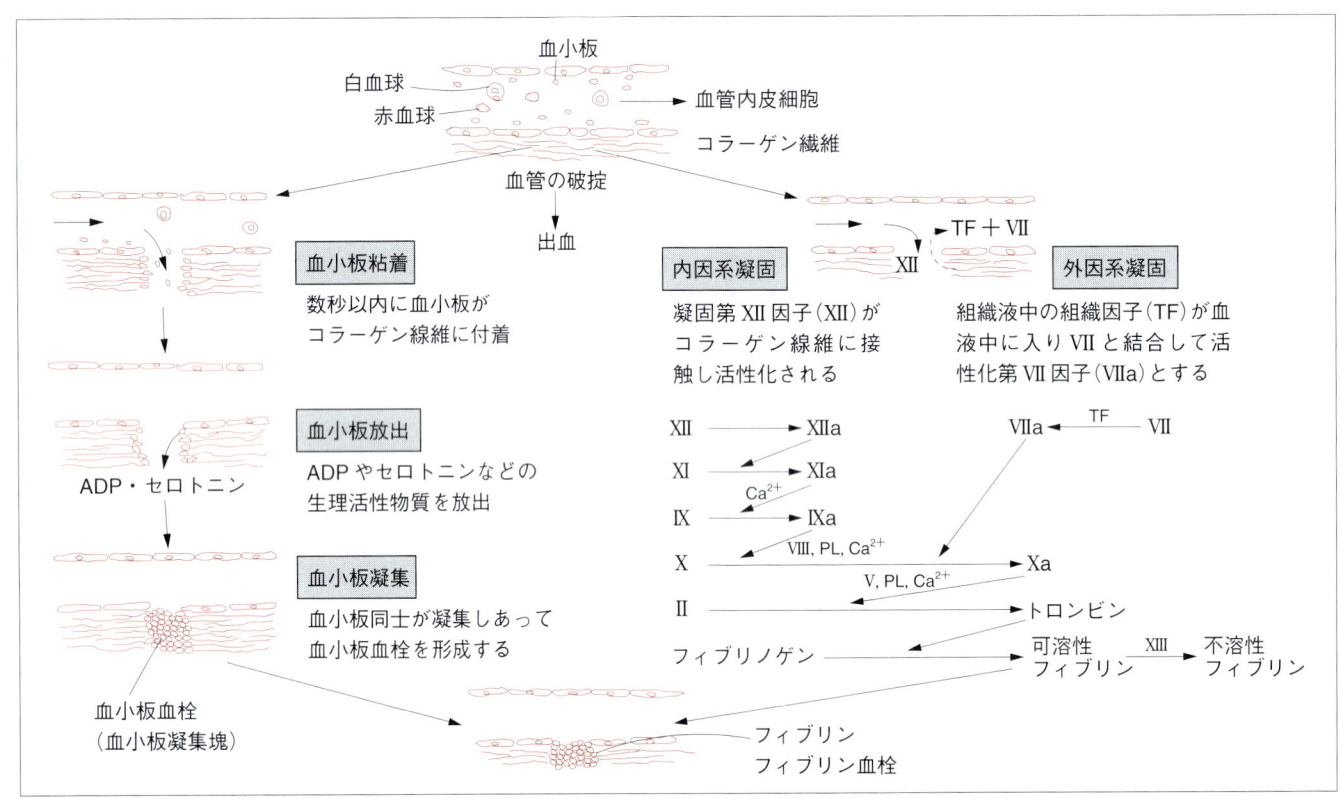

図7-1 出血傾向

出血傾向とは

出血傾向(bleeding tendency)とは，正常の止血機構が破綻して，正常ではみられない出血を起こしたり，外傷や手術後に止血困難をきたすような状態をいう(図7-1)．

正常な止血の仕組み

止血の機序は主として血小板が働く一次止血と，凝固・線溶系が働く二次止血とに大別される．

血管が損傷して出血が起こると，循環血中の血小板(platelet)は損傷した血管の内皮細胞下にあるコラーゲン線維(膠原線維)にすみやかに粘着(adhesion)する．これによって血小板は活性化し，濃染顆粒(dense body)に含有されるADPやセロトニンなどの生理活性物質を放出する．放出されたADPやセロトニンは他の血小板を活性化させて，コラーゲンに粘着した血小板上に他の血小板を凝集させ，血管の損傷部位に血小板血栓をつくって一次止血を完成させる．

出血の際に血液中の凝固第XII因子(XII)は内皮下のコラーゲン線維に接触することで活性化第XII因子(XIIa)となる．XIIaは酵素活性をもち，第XI因子(XI)を加水分解して活性化第XI因子(XIa)に変換する．XIaはCa^{2+}の存在下で第IX因子(IX)を加水分解して活性化第IX因子(IXa)とする．IXaは活性化第VIII因子(VIIIa)，凝集血小板表面上のリン脂質(PL)，Ca^{2+}の複合体を形成し第X因子(X)を加水分解して活性化第X因子(Xa)とす

る．Xaは活性化第V因子(Va)，凝集血小板表面上のPL，Ca^{2+}の存在下でプロトロンビン(II)に働いてトロンビンに変換する．トロンビンは強力な蛋白分解作用を有しており，血液中に大量に存在するフィブリノゲンに作用してフィブリンに変換する．フィブリンは不溶性の蛋白で，血小板血栓を包むように線維状に析出しフィブリン血栓(凝固血栓)を形成して二次止血を完了させる．この機序は内因系凝固とよばれる．活性化部分トロンボプラスチン時間(APTT)はこの凝固機序のスクリーニング検査として用いられる．

また血管が破綻した際に，組織液中の組織因子(TF)が循環血中に入ると，第VII因子(VII)と結合して活性化し活性化第VII因子(VIIa)とする．VIIaはCa^{2+}の存在下で第X因子(X)を活性化してXaとする．以下は内因系凝固と同様の機序でトロンビンを産生し，フィブリノゲンに働いてフィブリン血栓を形成する．これを外因系凝固とよび，この凝固機序のスクリーニング検査としてはプロトロンビン時間(PT)が用いられる．

フィブリノゲンから変換したばかりのフィブリンは，プラスミンなどの作用で容易に溶解しやすいため不安定フィブリン(可溶性フィブリン)とよぶが，これにさらに活性化第XIII因子(XIIIa)が働いて架橋結合が起こり，溶解されにくい安定化フィブリン(不溶性フィブリン)が形成される．

血中で必要以上にトロンビンが産生されると血栓症につながるおそれがあるため，アンチトロンビンやプロテインCなど

の生理的な凝固阻害物質が存在して凝固を制御している．アンチトロンビンはトロンビンおよびXaを阻害し，プロテインCはVaやVIIIaを分解阻害して凝固を抑制している．これらの生理的凝固インヒビターが先天的に欠損していたり異常があると，血栓症を多発し先天性血栓傾向とよばれる．

また，血管内での過剰なフィブリンの産生を抑える機序として線維素溶解現象（線溶）がある．これはプラスミンが主役で，通常はプラスミノゲンの形で存在し，必要な場合にプラスミノゲンアクチベータが働いて，プラスミンが産生され，フィブリノゲンあるいはフィブリノゲンを溶解する．この分解産物がフィブリノゲン/フィブリン分解産物（FDP）である．

血小板の異常による出血傾向

血小板が主体の一次止血に異常が起こると，皮下出血や鼻出血などの浅在性出血傾向を呈する．この出血傾向の多くは血小板減少によって起こる．末梢血中の血小板数が$10 \times 10^4/\mu l$以下を血小板減少（thrombocytopenia）とよぶが，一般に$3\sim5 \times 10^4/\mu l$以下になると出血傾向が現れることが多い．

血小板減少の機序は，①産生の低下，②破壊・消費の亢進，③局在の異常に大別される．産生の低下による血小板減少をきたす代表的疾患は再生不良性貧血で，これは造血幹細胞の異常によって巨核球が減少するため，末梢血の血小板数が減少する．急性白血病や巨赤芽球性貧血などもこの範疇に入る．

特発性血小板減少性紫斑病（ITP）は，血小板抗体が付着した血小板が脾臓を中心とした網内系によって破壊・処理されることによって血小板が減少する．全身性エリテマトーデス（SLE）や血栓性血小板減少性紫斑病（TTP）なども同様の機序によって血小板が減少する．また，播種性血管内凝固症候群（DIC）では，何らかの機序によって過凝固状態が起こり，血管内の微小血栓の形成によって血小板が消費され減少が起こるもので，凝固低下，線溶亢進も同時に起こるので激しい出血傾向を呈する．

肝硬変症やバンチ症候群（Banti syndrome）では脾腫が関与し，血小板減少が起こる．体内の血小板は約2/3が循環血中に存在するが，1/3は脾臓プールに停滞している．したがって脾腫が著明になると脾臓プールが増大し，循環血中の血小板は相対的に減少することになる．このような場合には摘脾によって血小板数は増大する．

先天的に血小板の粘着能が欠損するフォンウィルブランド病（von Willebrand disease）や，ベルナール・スーリエ症候群（Bernard-Soulier syndrome），凝集が欠損する血小板無力症は先天性血小板機能異常症とよばれ，血小板数は正常であるのに出血時間が延長し，皮下出血，鼻出血などの症状が出現する．

凝固異常による出血傾向

凝固系が関与する二次止血に異常が起こると，筋肉内出血や関節内出血，臓器出血などの深在性出血傾向がみられる．

先天性の出血傾向の代表的疾患は血友病である．第VIII因子の凝固活性が低下する血友病A，第IX因子凝固活性が低下する血友病Bはともに伴性劣性遺伝する出血性疾患で，関節内出血，筋肉内出血などの出血傾向を呈する．このほかにも先天性のすべての凝固因子欠乏症/異常症が知られているが，第XII因子欠乏症では出血傾向を示さないものが多く，むしろ血栓傾向を呈するものもある．

後天性出血傾向で最も頻度が高いのは，肝硬変症による出血傾向で，肝細胞で産生されるフィブリノゲン，II，V，VII，IX，Xが低下するため，プロトロンビン時間が延長する．さらに脾腫により血小板が減少し，線溶亢進も起こるため出血傾向が出現する．後述するDICと検査所見が類似するため，ときに鑑別が困難な場合がある．

DICは，悪性腫瘍，白血病〔とくに急性前骨髄球性白血病（M3）で高頻度〕，重症感染症，胎盤早期剥離や羊水塞栓などの産科疾患，重症熱傷などを基礎疾患として発症する凝固異常で，凝固亢進による血栓症状（急性腎不全，肝不全，呼吸不全，虚血性心疾患，脳梗塞など）と出血症状（皮下出血，血尿，脳出血など）を呈する．血小板減少，フィブリノゲン減少，FDP高値，PT延長，APTT延長に加え，Dダイマー，TAT（トロンビン-アンチトロンビン複合体）およびPIC（プラスミン-α_2プラスミンインヒビター複合体）の高値で診断される．

凝固因子のうちII，VII，IX，XはビタミンK（VK）依存性に産生されるため，VK欠乏症では出血傾向がみられる．新生児メレナは，生後4日前後に下血などの出血がみられるもので，母乳中のVK含量の減少が関与していると考えられる．経口摂取が不可能で，長期間点滴に依存している患者が感染症を合併し，大量の抗生物質の投与を受けて腸内細菌が死滅した場合や，閉塞性黄疸が持続してVK吸収が低下した場合などでVK欠乏が起こり出血傾向が出現する．PT，APTTは延長し，PIVKA-IIが高値をとる．非経口的なVKの投与で凝固異常はすみやかに改善し，出血傾向も消失する．

ときに凝固因子に対する病的なインヒビター（抗体）が出現し，出血傾向がみられることがある．SLEなどの自己免疫疾患，慢性リンパ性白血病（CLL）や悪性リンパ腫などのリンパ増殖性疾患，悪性腫瘍，出産後，高齢者などで突然みられるもので，APTTないしPTが著明に延長し，単独因子の凝固活性が低下する．正常血漿の添加によっても凝固異常は補正されないのが特徴で，単独因子に対する自己抗体による抑制によると考えられる．

その他の出血傾向

線溶が亢進すると出血傾向が出現する．通常DICに付随した二次線溶の亢進が多いが，t-PAやウロキナーゼなどの線溶薬投与後や肝硬変症，前立腺癌などの悪性腫瘍による一次線溶の亢進の報告がある．抗線溶薬の投与が有効である．

血管性出血傾向としてはヘノッホ-シェーンライン紫斑病（Henoch-Schönlein purpura）がある．アレルギー性血管炎によると考えられ，四肢の関節部位を中心に紫斑が出現するのが特徴で，腹部症状や腎症状もみられることがある．血小板数や凝固検査でも異常はみられない．

略語

ADP : adenosin diphosphate, APTT : acutivated partial thromboplastin time, CLL : chronic lymphocytic leukemia, DIC : disseminated intravascular coagulation syndrome, FDP : fibrinogen degradation product, ITP : idiopathic thrombocytopenic purpura, PIC : plasmin α_2-plasmin inhibitor complex, PIVKA : protein induced by vitamin K absence, PL : phospholipid, PT : prothrombin time, SLE : systemic lupus erythematosus, TAT : thrombin antithrombin complex, TF : tissue factor, t-PA : tissue plasminogen activator, TTP : thrombotic thrombocytopenic purpura

8 黄疸

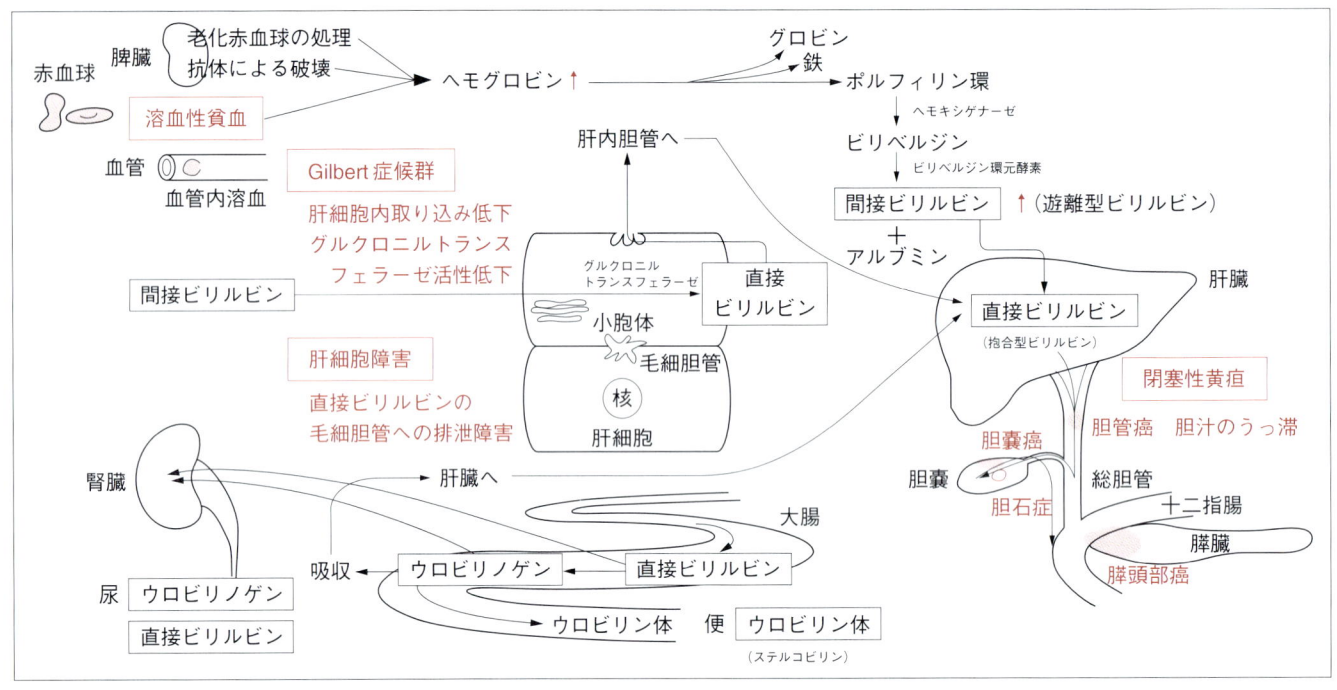

図 8-1 正常のビリルビン代謝と黄疸の機序

黄疸とは

黄疸(jaundice, icterus)とは，ビリルビン代謝の何らかの異常で血中の総ビリルビン値(基準値：0.2〜1.0 mg/dl)が2.0 mg/dl以上に上昇して，皮膚や眼球結膜が黄染する状態をいう．

正常のビリルビン代謝

通常120日の寿命を終えた老化赤血球は脾臓の網内系細胞で処理され，ヘモグロビンはグロビン，ポルフィリン環，鉄の3成分に分解される．このポルフィリン環は，NADPHの存在下でヘモキシゲナーゼによりα位が開裂してビリベルジンとなり，さらにNADPH存在下でビリベルジン還元酵素によって還元されてビリルビンとなる(図8-1)．このビリルビンは遊離型で，ハイマンス-ファン-デン-ベルヒ(Hijmans van den Bergh)反応ではアルコールを添加しないと発色しないので間接ビリルビン，またグルクロン酸抱合を受けていないため非抱合型ビリルビンとよばれる．水に溶けにくいためアルブミンなどの蛋白とゆるく結合した形で血中に存在する．

この間接ビリルビンは，肝細胞に取り込まれると細胞質から滑面小胞体内腔に運ばれ，グルクロニルトランスフェラーゼによってグルクロン酸抱合を受け，水溶性の直接ビリルビン(抱合型ビリルビン)となる．直接ビリルビンは胆汁中に分泌排出され，毛細胆管および胆管を経て腸管内に入る．このあと，腸内細菌の作用によってウロビリノゲンなどのウロビリン体となり大便として排泄される．一部は腸から吸収されて血中に入り，肝臓を介して胆汁に排出され再び腸管に入るという，いわゆる腸肝循環を形成する．また血液中のウロビリノゲンの一部は腎臓から尿中に排泄される．

このようなビリルビン代謝が正常に営まれていると，血中の総ビリルビン値は0.1〜1.0 mg/dl(直接ビリルビン：0.7 mg/dl以下，間接ビリルビン：0.3 mg/dl以下)に維持され，健康な皮膚の色調，淡黄色の尿の色，黄褐色の便の色が保たれる．

黄疸の仕組み

黄疸には，主として間接ビリルビンが増加するものと，直接ビリルビンが増加するものとに大別される．

間接ビリルビン増加が主体の黄疸

溶血性貧血

間接ビリルビンの増加が主体の黄疸の代表は溶血性貧血である．何らかの原因によって赤血球の破壊が亢進すると，大量の間接ビリルビンが生成されて，肝臓での処理能を超えると黄疸をきたす．溶血性貧血の原因としては，赤血球自体に問題がある内因性溶血性貧血と，赤血球以外の血漿に問題がある外因性溶血性貧血とがある．溶血の亢進が骨髄での赤血球産生を上回れば貧血となる．骨髄での赤血球産生が十分であると貧血がなくても黄疸となる．

シャント高ビリルビン血症

骨髄での赤芽球や赤血球の破壊が亢進するいわゆる無効造血によって生じるビリルビンの増加，あるいは非造血系のヘムやミオグロビン・チトクロームなどのヘム蛋白に由来するビリルビンの増加が起こって黄疸をきたすことがあり，シャント高ビリルビン血症とよばれる．無効造血の代表的疾患は

ビタミンB_{12}欠乏による悪性貧血で，骨髄内溶血の結果軽度の黄疸がみられる．

一部の体質性黄疸

溶血，肝・胆道疾患がなく遺伝性に黄疸を認めるものを体質性黄疸とよび，一部のものでは間接ビリルビンが増加する．

ジルベール(Gilbert)症候群は若年者で比較的よくみられる常染色体優性遺伝の体質性黄疸で，軽度の間接ビリルビンの上昇が認められる．原因は不明だが，肝細胞内での非抱合型ビリルビンの取り込みの障害やグルクロン酸抱合酵素(UDPGT)活性の低下などが推測されている．高ビリルビン血症はあるが，溶血所見はなく肝機能も正常である．

クリグラー-ナジャー(Criger-Najjar)症候群はまれな遺伝性の体質性黄疸で，UDPGTが欠損しているためにグルクロン酸抱合ができず，間接ビリルビンの著明な増加をきたすものである．

直接ビリルビン増加が主体の黄疸

肝細胞障害による黄疸

臨床的にみられる黄疸の原因として最も頻度が高いものである．急性肝炎では肝細胞に障害が起こり，グルクロン酸抱合によってできた直接ビリルビンの毛細胆管への排泄が障害されるため，血中に直接ビリルビンが増加する．また，肝硬変症では肝臓の線維化による血行動態の変化と，ビリルビンの排泄障害による直接ビリルビン優位の黄疸が出現する．

胆汁うっ滞による黄疸

グルクロン酸抱合後に毛細胆管に排泄された直接ビリルビンは，胆汁として胆嚢内に貯留されたあと胆管を通過して十二指腸に排泄される．この排泄過程中の胆嚢，胆道などで狭窄や閉塞をきたすと胆汁中のビリルビンは血中に逆流して増加し，閉塞性黄疸とよばれる．胆石症，胆嚢・胆道・十二指腸・ファーター(Vater)乳頭部・膵頭部の腫瘍などによる圧迫や先天性胆道閉鎖症，特発性総胆管拡張症などによって起こり，自覚症状として皮膚瘙痒感を伴うことが多い．黄疸に共通の検査所見のほか，便は灰白色を呈し，ALPやLAPの著明な上昇およびビタミンK吸収障害によるプロトロンビン時間の延長がみられる．

一部の体質性黄疸

常染色体優性遺伝性疾患であるデュビン-ジョンソン(Dubin-Johnson)症候群は，ビリルビンの毛細胆管への排泄の機能的障害により，血中の直接ビリルビンの軽度の増加をきたす．肝機能検査およびICG試験は正常だが，BSP試験の60〜120分後に再上昇をきたすのが特徴で，尿中のコプロポルフィリンI排泄の増加や腹腔鏡でみられる黒色肝の所見も診断の助けとなる．

ローター(Rotor)症候群は，肝細胞におけるビリルビンの摂取や胆汁への排出の障害により家族性の慢性黄疸を呈すると考えられているが，デュビン-ジョンソン症候群とは異なり肝内に色素顆粒は認められない．

黄疸の臨床症状

皮膚および眼球結膜の黄染で気づくことが多い．しかしミカンやカボチャなどのカロチンを多く含む食品を多量に摂取すると，手掌や足底などの角質の多い部分にカロチンが沈着して黄色を呈することがある．これは柑皮症とよばれるが，眼球結膜は黄染しにくいことから黄疸と鑑別できる．

黄疸の種類を鑑別するコツとして，皮膚の黄染が比較的明るくきれいな(軽い赤色調)場合は溶血性貧血が，褐色調を帯びている場合は肝細胞性黄疸が，暗黄緑色を帯びている場合には閉塞性黄疸が疑われる．

自覚症状としては，通常，体質性黄疸では欠如し，溶血性貧血でも自覚症状がないかあっても軽度の貧血症状である．肝細胞性黄疸では全身倦怠感，食欲不振，腹部膨満感がみられることが多く，とくに急性肝炎の初期にはこれらの症状は強い．閉塞性黄疸では皮膚の痒みを訴えることが多い．

身体所見としては，溶血性貧血では脾腫を伴うことが多く，肝細胞性黄疸のうち急性肝炎では肝腫大を呈する．また，肝硬変症では黄疸のほかにくも状血管腫，手掌紅斑，腹壁静脈拡張，女性化乳房などを伴う．閉塞性黄疸で，圧痛のない腫大した胆嚢を触知した場合はクールボアジェ(Courvoisier)徴候とよび，胆管癌や膵頭部癌を疑わせる．

黄疸の臨床検査所見

血清総ビリルビンが高値で黄疸の存在が確認されたら，直接および間接ビリルビン値から，どのタイプの黄疸かを鑑別する．尿検査所見からも黄疸の有無およびそのタイプをある程度鑑別できる．血中の間接ビリルビンの上昇が主体の溶血性貧血では，尿中ウロビリノゲンは陽性になるが尿中ビリルビンは陰性である．一方，血中の直接ビリルビンの上昇が主体の黄疸のうち肝細胞性の黄疸では，尿中ウロビリノゲンもビリルビンも陽性となるが，典型的な閉塞性黄疸では尿中ビリルビンは陽性だが，尿中ウロビリノゲンはむしろ陰性になる．

溶血性貧血が疑われる場合には，網赤血球の増加，LDH(LDHアイソザイムではI型優位)およびGOT(AST)の増加などによって確認され，とくに血管内溶血では血清ハプトグロビンは著減している．溶血性貧血の原因を探るためには，クームス(Coombs)試験(直接および間接)，赤血球抵抗試験，ショ糖水試験，ハム(Ham)試験などの検査が必要である．

肝細胞性黄疸が疑われたときには，GOT(AST)，GPT(ALT)，LDH，ALP，LAP，γ-GTP，総コレステロール，TTT，ZTT，ICGなどの各種の肝機能検査によって急性肝炎，肝硬変症などを鑑別する必要がある．

閉塞性黄疸では，GOT(AST)やGPT(ALT)の上昇は軽度ないし中等度以下で，ALP，LAPの上昇が著明である．α-フェトプロテインなどの腫瘍マーカーの検査および腹部超音波検査，CT検査などの画像検査も必要である．

体質性黄疸では，家族性で若年からの軽度の黄疸が持続し，溶血所見および肝機能異常を欠いていることが重要で，ICG試験およびBSP試験が参考になる．

略語

BSP：Bromsulphalein® test, ICG：indocyanine green test, LDH：lactate dehydrogenase, NADPH：nicotinamide adenine dinucleotide phosphate, UDPGT：uridine diphosphate glucuronyl transferase

9 肝腫

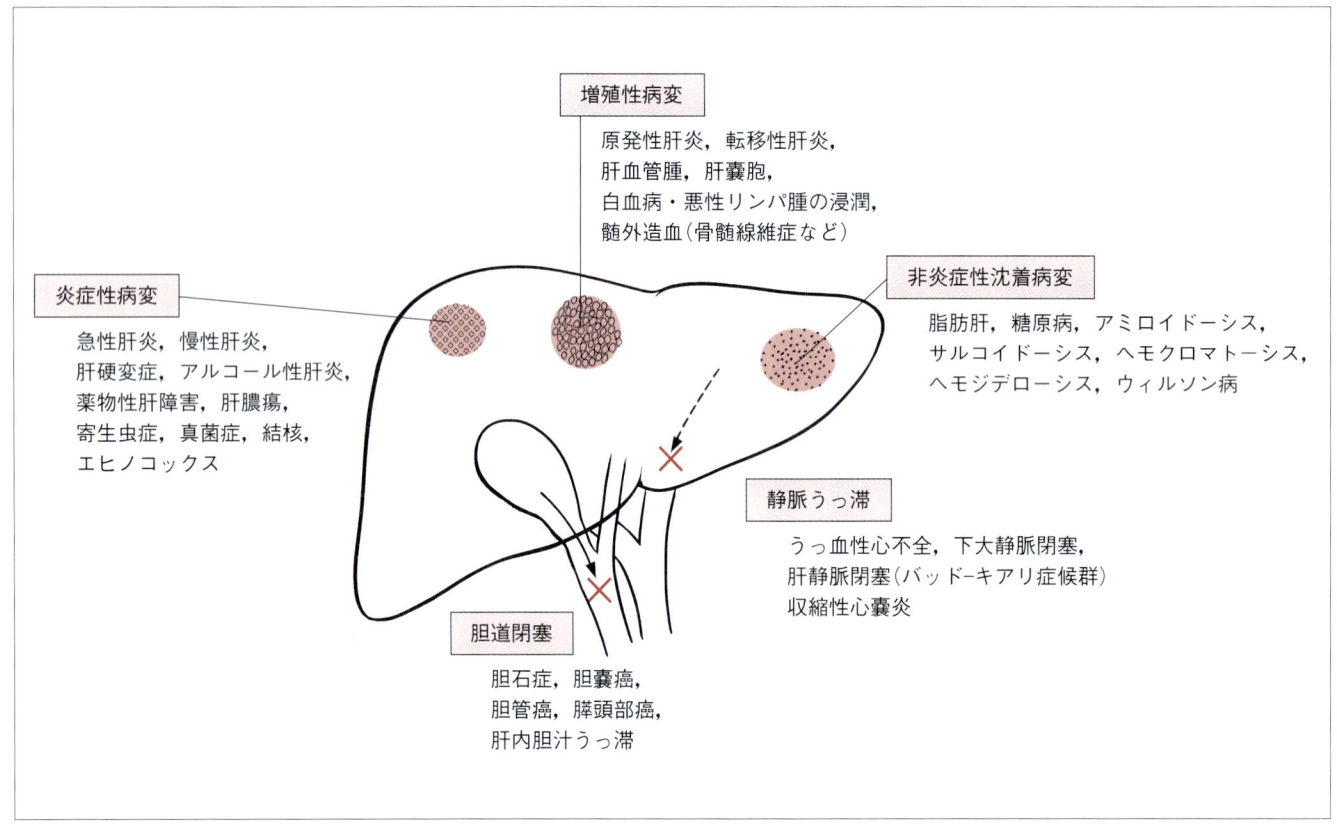

図9-1　肝腫をきたす疾患

肝腫とは

肝臓は腹腔の右上方で横隔膜直下に位置する非常に大きな臓器で，右季肋部の大半を占める．正常の肝臓の重量は，成人男性では1,000〜1,500g，成人女性では900〜1,300gで，体重の1/45〜1/50に相当する．何らかの異常によって肝臓の大きさ，重量が増加した状態を肝腫（hepatomegaly）とよぶ．

肝腫の診断

肝腫があるか否かは触診や打診による診察によって推定することができる．肝臓は，上背部の一部が横隔膜と線維性に付着しているため，呼吸による横隔膜の動きに伴って上下に移動する．肝臓の触診は，患者を仰臥位にして腹式呼吸をさせ，検者は患者の右側に位置して右手を軽く患者の腹部に当てる．吸気時に下がってくる肝臓の下縁が右肋骨弓下に触知するかどうかで判断する．通常は右肋骨弓下に肝臓は触知しないので，大きく肝臓を触れる場合には肝腫があると考える．しかし，やせ型の患者では右季肋下に1〜2横指程度，剣状突起下で2〜3横指程度まで肝臓を触知することもあるため，こ

れのみで肝腫大を診断はできない．大きさにかかわらず，固さが増加していても肝腫が疑われる．

むしろ打診によって肝臓の上縁から下縁の距離をみるほうが肝臓の大きさの推定に適している．患者を臥床させ，鎖骨中線に沿って軽く打診し，濁音の変化によって肝臓の上縁，下縁を判断して大きさを推定する．打診による正常の大きさは，成人男性で10±2cm，成人女性で8±2cmとされている．しかし，強すぎる打診では小さめな結果になったり，肺気腫などの肺疾患や消化管のガス貯留などによっても影響を受けるので注意が必要である．

肝腫の確定診断には腹部超音波検査や腹部CT検査などの画像診断が有効である．単に肝腫大の有無のみならず，肝内部の腫瘍の存在や，脂肪などの沈着の有無などの質的異常の診断にも有用である．ときに，肝シンチグラムも肝腫大および肝腫瘍の診断に用いられる．胸部X線写真は肝腫の診断にあまり有効ではないが，横隔膜の限局性の挙上がみられるときには肝膿瘍や肝腫瘍などが疑われる．

肝腫をきたす病態

肝腫をきたす病態は次の五つに分けて考えられる(図9-1).

静脈うっ滞
うっ血性心不全や肝静脈の閉塞などによって肝静脈圧が上昇すると,静脈血の循環が障害され,うっ血肝となって肝臓が腫大する.

胆道閉塞
胆嚢および胆管の結石や癌あるいは膵頭部癌などによって胆道の閉塞が起こると,胆道内圧が上昇し,胆汁の流れが障害されて肝臓が腫大する.

炎症性病変
急性肝炎,慢性肝炎やアルコール性肝炎などの炎症性病変では,肝細胞が腫脹し,炎症性細胞の浸潤や再生肝細胞の増加なども起こって肝臓が腫大する.

増殖性病変
肝癌や白血病,悪性リンパ腫の浸潤などによる腫瘍細胞の増殖,髄外造血による造血細胞の増殖などによって肝臓が腫大する.

非炎症性沈着病変
脂肪(脂肪肝),グリコーゲン(糖原病),アミロイド(アミロイドーシス),鉄(ヘモクロマトーシス),銅〔ウィルソン(Wilson)病〕などが肝内にびまん性に沈着することによって肝臓が腫大する.

肝腫をきたす疾患の鑑別

肝腫をみた場合,病歴が診断の助けとなることが多い.心不全,アルコール中毒,胆石症などの既往歴,現病歴や,B型肝炎あるいはC型肝炎,ウィルソン病やヘモクロマトーシスなどの家族歴は肝腫の原因疾患の診断に役立つ.

自覚症状では,労作性の息切れや動悸が主症状であればうっ血性心不全が,右季肋部痛や閉塞性黄疸による痒みがあれば胆石などの閉塞性の肝腫大が疑われる.著明な全身倦怠感や悪心の持続は急性肝炎を疑わせる.アミロイドーシスや糖原病などによる著しい肝腫大では腹部膨満感を訴えることが多い.しかし,慢性肝炎や肝硬変症の多くの症例では自覚症状を欠くことが多く,肝機能検査の異常が診断の発端である場合が多い.

診察では,肝臓の触診が診断に役立つ.固く結節状の辺縁を触知すると肝硬変症が疑われ,より固い岩状の辺縁の場合には悪性腫瘍が考えられる.一方,肝表面が平滑な場合には,うっ血肝や脂肪,アミロイドの沈着による肝腫大,白血病・悪性リンパ腫の浸潤による肝腫大が疑われる.右季肋下に無痛性の胆嚢を触知した場合クールボアジェ(Courvoisier)徴候とよび,胆道閉塞をきたした膵癌が示唆される.肝膿瘍では肝臓の局部に叩打痛を認めることがある.また,血管の豊富な腫瘍である原発性肝癌や巨大な血管腫では,局所に血管雑音ブルイ(bruit)を聴取することがある.

急性肝炎,肝硬変症,閉塞性黄疸などにおいて黄疸がある症例では眼球結膜および皮膚の黄染がみられ,肝硬変症ではこれに加えて脾腫,腹水,下腿浮腫,くも状血管腫(vascular spider),手掌紅斑(palmar erythema),男性の女性化乳房などがみられる.うっ血性心不全では頚静脈の怒張,下腿の著明な浮腫がみられることが多く,胸水,腹水を伴うこともある.同じうっ血肝でも,下大静脈の閉塞によるバッド・キアリ症候群(Budd-Chiari syndrome)では側腹部から背部にかけて著明な腹壁静脈の怒張や下肢の静脈瘤がみられる.

その他まれではあるが,先天性の銅代謝異常であるWilson病では特有の角膜輪〔カイザー・フライシャー輪(Kayser-Fleischer ring)〕がみられ,アミロイドーシスでは巨舌を認めることがある.

肝腫の鑑別のための検査

尿中ウロビリノゲンは黄疸存在の診断に用いられ,尿中ビリルビンは肝炎や閉塞性黄疸の診断に用いられる.灰白色の便は閉塞性黄疸を示唆する.

肝機能検査は肝腫の鑑別に有効である.GOT(AST),GPT(ALT)は急性肝炎などの炎症性の肝腫で著明に上昇するほか,慢性肝炎,うっ血肝などでも上昇がみられる.総ビリルビン,アルカリホスファターゼは閉塞性黄疸で上昇し,γ-GTPは閉塞性黄疸のほか,脂肪肝やアルコール性肝障害で増加する.急性および慢性肝炎,肝硬変症,肝癌ではB型肝炎ウイルスマーカーおよびC型肝炎ウイルスマーカーの検索が必要で,原発性肝癌ではα-フェトプロテイン(AFP)やPIVKA-Ⅱなどの腫瘍マーカーの検査も参考になる.

腹部超音波検査は,肝腫の存在の診断のみならず原因の診断にも有用である.肝癌などの肝腫瘍の存在,胆石,胆嚢・胆管の腫瘍の存在,脂肪肝などの診断に用いられる.必要に応じて腹部CT検査や磁気共鳴映像(MRI)検査を併用する.

略語

AFP:α-fetoprotein, CT:computed tomography, MRI:magnetic resonance imaging, PIVKA-Ⅱ:protein induced by vitamin K absence-Ⅱ

10 脾腫

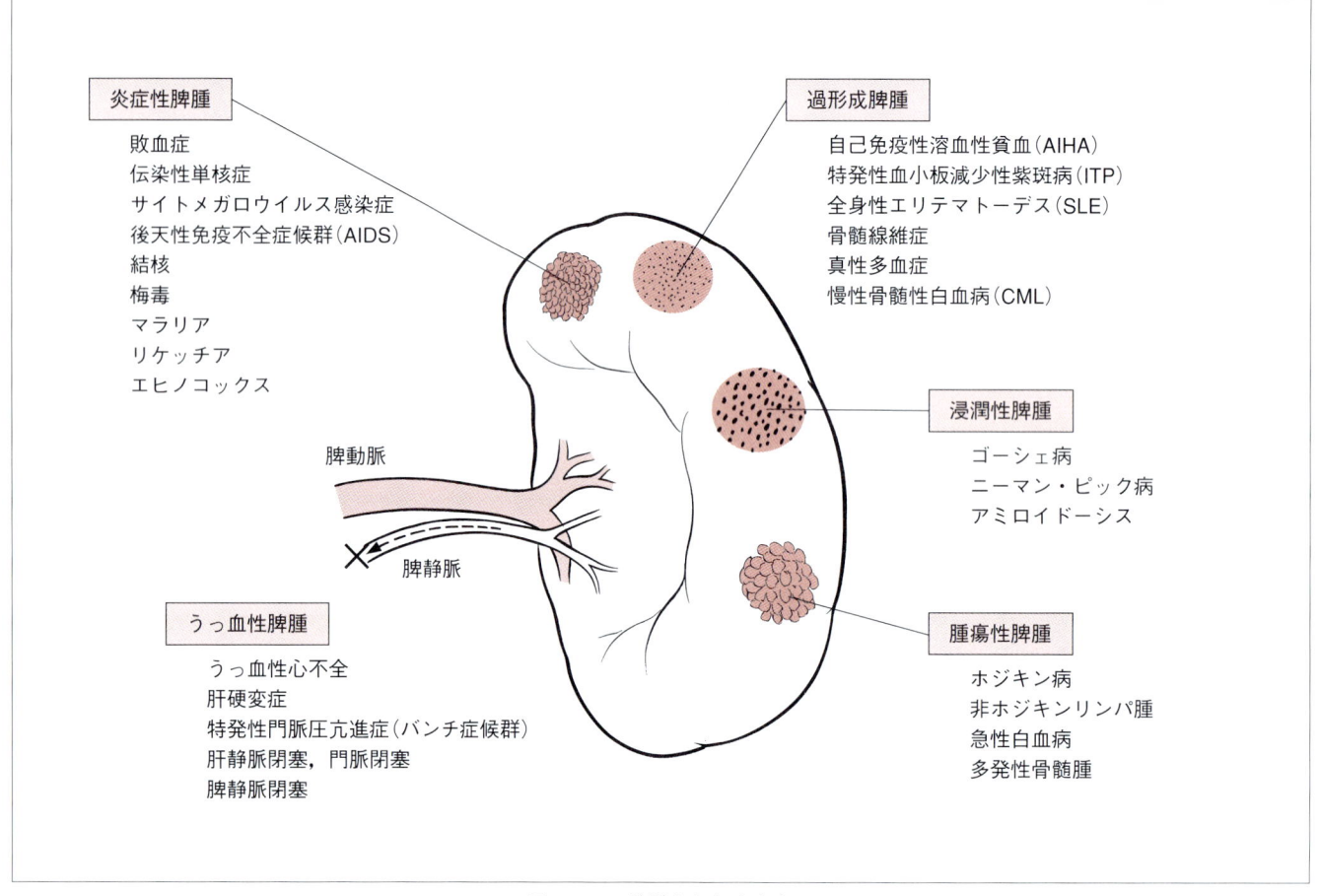

図10-1 脾腫をきたす疾患

脾腫とは

脾臓は左上腹部で第9～11肋骨の後方に位置し，肋骨に囲まれて保護されているため，通常，腹部触診では触知されない．正常の脾臓の重量は80～120 g，小児で発達しているが，高齢者ではしだいに萎縮傾向を示す．何らかの原因で脾臓の腫大を認めた場合に脾腫(splenomegaly)とよぶが，軽度の腫大では触診で触知されず，腹部超音波検査で長径が10 cm以上の場合に脾腫と判断する．触診で脾臓を左季肋下に触知するのは正常の2～3倍程度，重量で300～350 g程度になった場合とされる．触診で臍部を越えて脾臓が腫大しているものを巨脾とよぶ．

脾腫の診断

前述のように，触診で脾臓が触知できる場合にはすでにかなり腫大していることになる．軽度の脾腫では，仰臥位ではなく左側腹部を少し起き上がるように持ち上げて，右下横臥位に近づけると脾臓の下縁が触れることがある．また，左胸部の打診による脾濁音界の拡大によっても軽度の脾腫を推定できるが，ややコツが必要である．

それよりも腹部超音波検査が有用で，軽度の脾腫でも容易に診断できる．脾腫の指標としては，長径×短径を脾指数(splenic index)として用いるが，簡便に長径10 cm以上を診断基準とすることが多い．必要に応じて腹部CT検査，MRI検査，あるいは^{99m}Tc(^{99m}テクネシウム)を用いた脾臓シンチグラムが用いられる．

脾臓の構造と機能

脾臓は体内で最大のリンパ器官で，構造としては白脾髄と赤脾髄に大別される．皮膜から結合組織が索状に実質に入り込んで脾柱を形成する．脾動脈はこのなかを通り分枝して中心動脈となる．白脾髄はこの周辺に分布するリンパ組織であり，T細胞領域とB細胞領域に分かれる．この白脾髄の間に位置する赤脾髄は髄索，静脈洞からなり，ここで老化赤血球の識別，処理が行われている．

脾臓の生理的な機能としては，第一に脾索や脾洞などの海綿状構造や脾柱の血流調節作用によって血液を貯留する働きをし

ている．たとえば，体内の血小板の1/3は赤脾髄の細網細胞や脾洞の内皮細胞に貯留されており，脾腫のために血小板が減少した場合には摘脾(splenectomy)によって血小板数は増加する．また20〜40 ml程度の赤血球も貯留されているとされる．

　脾臓のもう一つの重要な働きは，老化赤血球あるいは異常赤血球を識別して除去することである．主として赤脾髄でジョリー(Jolly)小体やハインツ(Heinz)小体などの異物をもつ赤血球をつまみ取る働きをしている．

　また，細菌やウイルスなどの異物が体内に侵入すると脾臓の赤脾髄でマクロファージが捕捉・貪食・分解する．さらに白脾髄ではT細胞領域が細胞性免疫に関与し，その後リンパ濾胞付近のB細胞領域で形質細胞が抗体を産生するなど免疫反応に働いている．

　このほか，マクロファージに貪食された老化赤血球のヘモグロビンはマクロファージによって処理され，鉄は骨髄での新生赤芽球の生成に再利用される．脾臓は胎生5か月まで造血組織として働いているが，生後はその働きを骨髄に譲る．しかし，骨髄線維症などによって骨髄で十分な造血ができないときには脾臓，肝臓などで髄外造血が行われる．

脾腫をきたす病態

　肝腫をきたす病態は次の五つに分類できる(図10-1)．

炎症性脾腫
　種々の感染症では，体内に侵入した細菌やウイルスなどの異物を排除するためにマクロファージなどの網内系細胞が増殖し，さらに異物の処理を行う免疫担当リンパ球も増加するため脾臓は腫大する．

うっ血性脾腫
　心不全や肝硬変症，特発性門脈圧亢進症〔バンチ症候群(Banti syndrome)〕などでは，門脈圧あるいは脾静脈圧が長期間にわたり上昇するため脾臓が腫大する．詳細な機序は不明だが，マクロファージや線維芽細胞の増生，脾柱の肥厚，脾索の拡大などが起こるためと考えられている．

過形成脾腫
　形態異常の赤血球や抗体が結合した赤血球は赤脾髄を移動する間に処理されるが，これが持続すると赤脾髄の著しい拡大が起こり脾臓は腫大する．溶血性貧血でみられる脾腫はこの代表例である．遺伝性の溶血性貧血である遺伝性球状赤血球症では4.2蛋白，バンド3，アンキリンなどの細胞骨格蛋白の欠損によって赤血球の脆弱性が高まり，脾臓での破壊が亢進して老廃物の堆積などにより脾臓は腫大する．この場合，治療として摘脾が有効であることが多い．また，赤血球酵素異常症では解糖系の障害によってアデノシン三リン酸(ATP)産生が低下し，脾臓での赤血球破壊が亢進し脾腫をきたす．

　同じ溶血性貧血でも，自己免疫性溶血性貧血(AIHA)では，自己抗体が付着した赤血球を，脾臓を中心とした網内系細胞が捕捉，処理し，これが持続するため脾臓は腫大する．特発性血小板減少性紫斑病(ITP)では同様の機序で，自己抗体の産生によって血小板の破壊が脾臓で亢進し，その結果軽度の脾臓の腫大が起こる．AIHA，ITPとも摘脾治療によって血球減少の改善がみられる．

　骨髄線維症では脾臓を中心に髄外造血が活発に起こり，その結果造血細胞の堆積によって脾腫が起こる．慢性骨髄性白血病，真性多血症などにおいても類似の機序で脾腫は腫大する．

浸潤性脾腫
　ゴーシェ病(Gaucher disease)は糖脂質の一つであるセレブロシドが過剰に産生されて臓器に沈着する遺伝性疾患であるが，マクロファージがこの物質を貪食して脾臓に堆積するため脾腫をきたす．スフィンゴミエリンが堆積するニーマン・ピック病(Niemann-Pick disease)やアミロイドが沈着するアミロイドーシスなども同様に脾臓は腫大する．

腫瘍性脾腫
　急性白血病や悪性リンパ腫が進行すると，白血病細胞やリンパ腫細胞は全身の臓器に浸潤する．その一環として腫瘍細胞が脾臓に貯留すると，脾臓は腫大する．悪性リンパ腫の一つであるホジキン(Hodgkin)病では脾腫が初発症状である場合もある．

脾腫をきたす疾患の鑑別

　脾腫をきたす疾患のうち，溶血性貧血の一部やゴーシェ病，ニーマン・ピック病は遺伝性疾患であるため，家族歴が診断の助けとなる．若年性胆石症の既往は遺伝性溶血性貧血を疑わせる．仰臥位よりも起座位になると呼吸困難が軽減する起座呼吸や，労作時呼吸困難などのうっ血性心不全の症状は，うっ血による脾腫大を示唆する．持続する発熱を伴った脾腫は，敗血症や亜急性細菌性心内膜炎(SBE)，伝染性単核症などの感染症や悪性リンパ腫，急性白血病などが考えられる．

　身体所見としての貧血，出血傾向，リンパ節腫脹などの所見は，急性白血病や悪性リンパ腫を疑わせる．肝硬変症では，くも状血管腫や手掌紅斑，腹水などの所見が参考になり，頸静脈の怒張や心濁音界の拡大，下肢の浮腫などはうっ血による脾腫を示唆する．

脾腫の鑑別のための検査

　血球算定は，白血病，溶血性貧血，特発性血小板減少性紫斑病，感染症の診断に必須である．溶血性貧血では，このほかに網赤血球数，総ビリルビン，間接ビリルビン，LDH，GOT(AST)などの検査が重要である．肝硬変症の診断には，総ビリルビン，直接ビリルビン，GOT(AST)，GPT(ALT)のほか，総蛋白，蛋白電気泳動，膠質反応(TTT，ZTT)が診断の参考になる．

　持続する発熱と脾腫の存在は敗血症や悪性リンパ腫が疑われる．前者では種々の炎症所見とともに血液培養が診断の決め手となり，後者では表在リンパ節腫脹の有無のほか，腹部超音波検査，CT検査，MRI検査，ガリウムシンチなどの画像検査が重要である．ホジキン病が疑われながら証拠がない場合などは，ときに試験開腹による肝臓の生検や摘脾が行われることもある．

略語

AIDS : acquired immunodeficiency syndrome, AIHA : autoimmune hemolytic anemia, ATP : adenosine triphosphate, CML : chronic myelogenous leukemia, CT : computed tomography, ITP : idiopathic thrombocytopenic purpura, MRI : magnetic resonance imaging, SBE : subacute bacterial endocarditis, SLE : systemic lupus erythematosus

11 腹痛

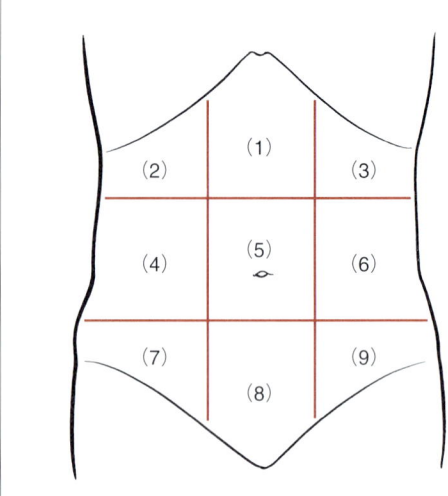

(1) 心窩部痛：胃・十二指腸潰瘍，急性胃炎，胃穿孔，心筋梗塞（下壁），急性膵炎
(2) 右季肋部痛：胆石症，急性胆嚢炎，十二指腸潰瘍，腸閉塞
(3) 左季肋部痛：急性膵炎，胃潰瘍，心筋梗塞，腸閉塞
(4) 右側腹部痛：右尿管結石，胆石症，大腸炎，腸閉塞
(5) 臍部痛：胃・十二指腸潰瘍，大腸炎，腸閉塞
(6) 左側腹部痛：左尿管結石，大腸炎，大腸癌，腸閉塞
(7) 右下腹部痛：急性虫垂炎，右尿管結石，大腸炎，大腸癌，卵巣嚢腫茎捻転
(8) 下腹部痛：子宮外妊娠，卵巣嚢腫茎捻転，大腸炎
(9) 左下腹部痛：急性大腸炎，大腸癌，卵巣嚢腫茎捻転，腸閉塞
(10) 腹部全体：汎発性腹膜炎，腸間膜動脈血栓症，腸閉塞，腹部大動脈瘤

図 11-1　腹痛の部位と疾患

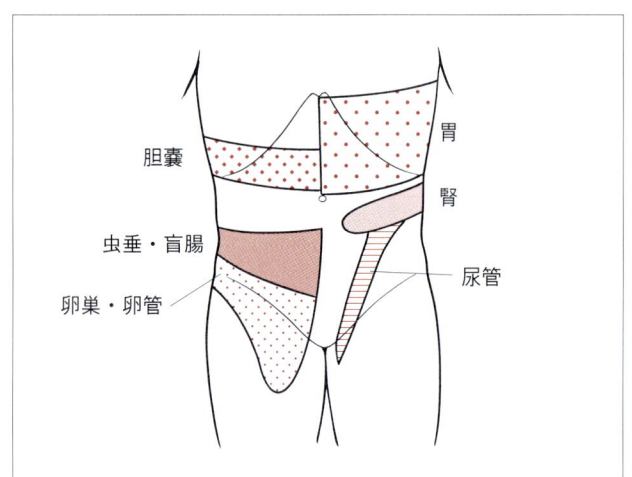

図 11-2　腹部疾患による知覚過敏帯

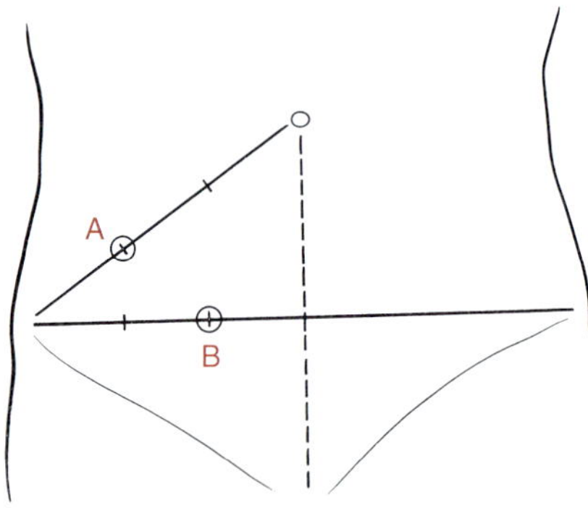

図 11-3　急性虫垂炎での圧痛点
A：マックバーニーの圧痛点（McBurney point）
B：ランツの圧痛点（Lanz point）

腹痛とは

　腹痛（abdominal pain）とは腹部で起こる疼痛で，日常の臨床で頻繁に遭遇する症状の一つである．一過性で軽症のものから，重症で緊急に手術の必要性があるものまで範囲が広く，臨床医の迅速な判断が迫られる症状である．

腹痛が出現する仕組み

　腹痛は，その起こる機序により内臓痛，体性痛，関連痛の三つに大別される．

内臓痛（visceral pain）

　胃や腸などの消化管や胆嚢などの臓器に炎症や圧迫などの刺激が加わると，臓器の平滑筋の攣縮や進展，拡張による刺激が平滑筋層内に分布する知覚神経の終末に伝達される．その刺激によって生じたブラジキニンやヒスタミンなどの化学物質によって知覚神経の疼痛受容体が活性化されたり，痛み刺激に対する閾値が下がり，求心性自律神経経路を介して視床，大脳皮質の知覚領域に伝達される．痛みは胃腸の攣縮や蠕動運動に伴って間欠的であることが多く，疼痛部位が明確ではなく鈍痛であることが多いが，ときに強い疝痛もある．疼痛の伝導路は自律神経遠心路と密接に関連するため，疼痛時に悪心，嘔吐，発汗，顔面蒼白，血圧低下などの自律神経反射症状を伴うことがある．

体性痛（somatic pain）

　腹膜刺激による痛みである．内臓腹膜には感覚受容体は存在しないが，内臓に近くまで脳脊髄性の知覚神経が分布しており，捻転，摩擦，熱などの物理的刺激や，アセチルコリン，

At a Glance
"一目でわかる" シリーズ

とっつきやすい！
ウンザリさせない！
よくわかる！

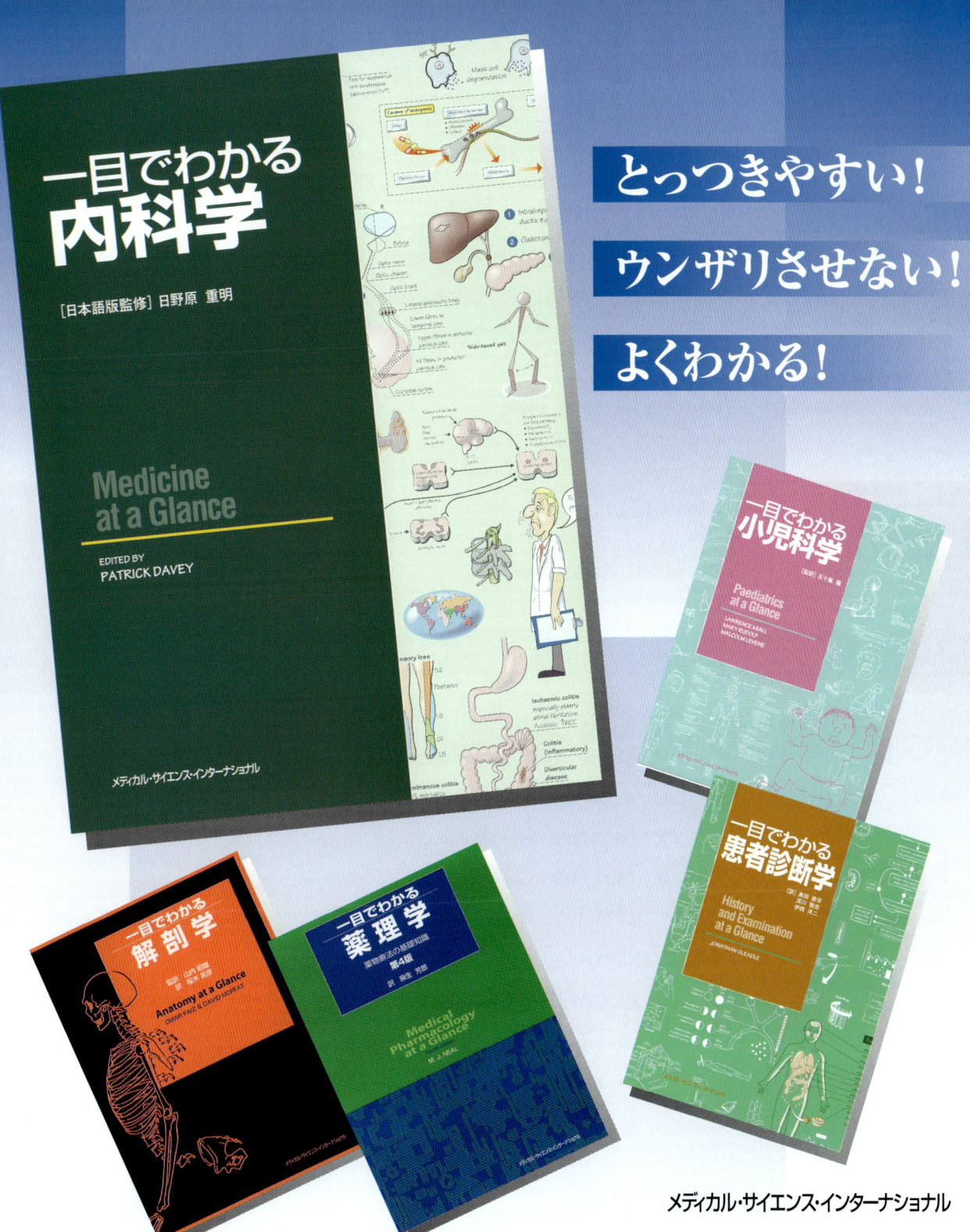

メディカル・サイエンス・インターナショナル

新刊 好評シリーズ、満を持しての"旗艦"タイトル
破格のボリューム、別格のフルカラー

一目でわかる内科学
Medicine at a Glance

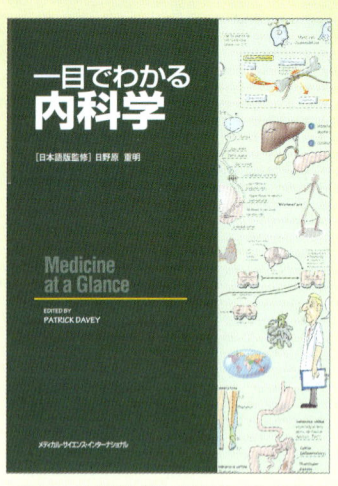

編：Patrick Davey　　日本語版監修：日野原 重明　聖路加国際病院 名誉院長

- "一目でわかる"シリーズ、待望の最大テーマがついに実現
- 要点をはずさず出来るかぎり簡略化して、膨大な内科学の全領域を3部、全213章（教程）に凝縮
- 各章は基本的に見開き2頁で完結
- 名講義の板書を彷彿させる図はわかりやすく、しかも印象深い
- 「ハリソン」が究極なら、"一冊め"の内科学書としてふさわしい
- 医学部のみならず、歯学部、薬学部、看護大学のテキストに好適
- 外来やベッドサイドでの確認や説明にも有用

定価6,300円（本体6,000円＋税5％）　●A4変　●頁468　●図236　●2004年　●ISBN4-89592-372-X

目次

はじめに
1 医学生としていかに学ぶか
2 基本的な病歴聴取の方法
3 身体診察

臨床症候

●循環器疾患
4 胸痛
5 浮腫
6 動悸
7 下肢痛
8 心雑音
9 ショック

●呼吸器疾患
10 息ぎれ、咳、喀血
11 喘鳴
12 胸水
13 気胸

●消化器疾患
14 意図しない体重減少
15 便秘と排便習慣の変化
16 下痢：急性と慢性
17 嘔吐と消化管閉塞
18 吐血とメレナ
19 直腸出血
20 嚥下困難
21 腹痛と消化不良
22 黄疸
23 腹部腫瘤
24 腹水

●腎疾患
25 多尿と乏尿
26 排尿困難、頻尿、尿意切迫
27 血尿

●内分泌疾患
28 発汗、甲状腺腫大、潮紅
29 肥満症
30 多毛症と不妊症
31 女性化乳房と男性勃起障害

●感染症
32 感染症の基本
33 感染症の診断
34 発熱と感染が疑われる患者の評価
35 入院患者の発熱と感染症
36 不明熱
37 発熱と発疹
38 HIV感染患者の発熱
39 腟早下（おりもの）と尿道炎
40 旅行後の発熱

●血液疾患
41 貧血

42 リンパ節腫脹および脾腫の臨床的アプローチ
43 異常出血あるいは紫斑（青あざ）のある患者
44 白血球減少症

●腫瘍
45 腫瘍に関連する救急疾患

●神経疾患
46 神経学的診断の手引き 1
47 神経学的診断の手引き 2
48 神経学的診断の手引き 3：神経疫学
49 よくみられる神経症状
50 脱力
51 視覚障害：神経学的視点
52 振戦とその他の不随意運動
53 頭痛と顔面痛

54 覚醒・意識の発作的な変容

●眼疾患
55 眼の充血

●リウマチ性疾患
56 リウマチ疾患概論
57 腰痛と他の局所疼痛症候群

●皮膚疾患
58 皮膚科学総論
59 瘙痒と発疹
60 脱毛と爪の病気
61 下腿潰瘍
62 光線皮膚症

●その他の救急病態
63 自殺と中毒
64 アナフィラキシーと他のアレルギー反応
65 心肺停止

新刊 診察・診断力の修練に、最良かつ最強の教則本

一目でわかる患者診断学
History and Examination at a Glance

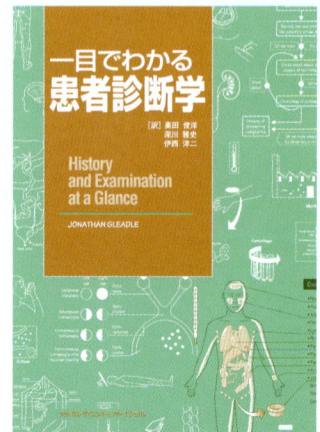

著：Jonathan Gleadle

訳：奥田 俊洋　東京大学 保健管理センター内科
　　深川 雅史　神戸大学 代謝機能疾患治療部 部長
　　伊西 洋二　東邦大学 医学部付属大橋病院腎臓内科

診療の基本中の基本である病歴聴取と診察のスキルを、学び、身につけ、磨き上げるための教則本。好評"一目でわかる"シリーズの書式にのっとり、要点を見事に凝縮した図と補足解説による見開き2頁で各章を構成、全体的には4部117章から成る。優秀な医師を志す学生、研修医に恰好の入門書であり、看護のテキストとしても有用。

目次
I　病歴をとるということ
II　系統別にみる病歴と診察
III　さまざまな症状の現れ方
IV　各種個別の病的状況
　　循環器
　　内分泌／代謝
　　腎臓および泌尿器
　　消化器
　　呼吸器
　　神経
　　筋骨格系
　　その他

定価3,570円（本体3,400円＋税5％）
●A4変　●頁220　●図119
●2004年　●ISBN4-89592-371-1

目次

- 66 急性錯乱状態
- 67 昏睡

疾患と治療
●循環器疾患
- 68 高血圧
- 69 高脂血症
- 70 急性冠症候群
- 71 急性心筋梗塞
- 72 慢性冠症候群
- 73 大動脈解離
- 74 心不全
- 75 大動脈弁疾患
- 76 僧帽弁疾患
- 77 心臓心筋症
- 78 心膜疾患
- 79 肺塞栓症
- 80 心臓感染症
- 81 頻脈性不整脈
- 82 徐脈性不整脈
- 83 先天性心疾患

●呼吸器疾患
- 84 呼吸機能検査
- 85 睡眠時無呼吸
- 86 呼吸不全
- 87 下気道感染症：肺炎
- 88 上気道感染
- 89 喘息
- 90 慢性閉塞性肺疾患
- 91 気管支拡張症
- 92 嚢胞性線維腫症
- 93 サルコイドーシスと肉芽腫性肺疾患
- 94 外因性アレルギー性肺胞隔炎
- 95 特発性線維性肺胞隔炎
- 96 肺好酸球増加症と血管炎
- 97 真菌症と肺
- 98 職業性肺疾患
- 99 薬物誘発性肺疾患
- 100 器質化肺炎を伴う閉塞性細気管支炎と急性呼吸促迫症候群
- 101 肺原発腫瘍

●消化器疾患
- 102 食中毒と消化管感染症
- 103 逆流と食道裂孔ヘルニア
- 104 消化性潰瘍
- 105 憩室疾患
- 106 鉄欠乏
- 107 肝機能検査異常
- 108 炎症性腸疾患
- 109 吸収不良
- 110 胆道系疾患
- 111 膵炎と膵癌
- 112 急性および慢性肝疾患
- 113 肝炎：ウイルス性と自己免疫性
- 114 代謝性肝疾患（アルコール性を含む）
- 115 上部消化管癌
- 116 結腸直腸癌
- 117 栄養
- 118 機能性消化管疾患

●腎疾患
- 119 腎生理と腎機能検査
- 120 低カリウム血症と高カリウム血症
- 121 低ナトリウム血症と高ナトリウム血症
- 122 酸塩基平衡の異常
- 123 尿路結石
- 124 ネフローゼ症候群と腎炎症候群
- 125 糸球体腎炎
- 126 全身性疾患における腎障害
- 127 遺伝性腎疾患
- 128 尿細管間質性疾患
- 129 急性腎不全
- 130 慢性腎不全と透析患者
- 131 腎移植患者
- 132 薬物と腎不全
- 133 良性前立腺肥大症
- 134 尿路感染

●内分泌疾患
- 135 糖尿病
- 136 糖尿病の合併症
- 137 糖尿病の緊急事態
- 138 高プロラクチン血症と末端肥大症
- 139 甲状腺機能低下症
- 140 甲状腺機能亢進症
- 141 カルシウム代謝
- 142 副腎疾患
- 143 その他の内分泌系疾患
- 144 性腺機能低下症

●感染症
- 145 菌血症と敗血症性ショック
- 146 成人にみられる一般的なウイルス感染
- 147 HIV感染症とAIDS
- 148 一般的な真菌感染症
- 149 特殊な感染症
- 150 マラリア
- 151 結核
- 152 熱帯地方の感染症
- 153 感染を起こしやすい疾患
- 154 免疫不全症候群

●血液疾患
- 155 造血物質欠乏性貧血
- 156 溶血性貧血
- 157 サラセミアと鎌状赤血球症
- 158 骨髄不全症
- 159 急性白血病
- 160 慢性白血病
- 161 リンパ腫
- 162 骨髄増殖性疾患
- 163 骨髄腫
- 164 骨髄異形成症
- 165 全身性疾患における血液異常
- 166 血小板異常症
- 167 凝固異常症
- 168 抗凝固療法

- 169 血栓傾向

●腫瘍
- 170 癌の原因
- 171 癌の診断方法と治療の原則
- 172 癌のスクリーニングと早期診断
- 173 乳癌
- 174 前立腺癌
- 175 原発巣不明の癌
- 176 腫瘍随伴症候群とホルモン産生腫瘍
- 177 終末期の管理

●神経疾患
- 178 脳卒中
- 179 脳卒中の管理
- 180 その他の脳血管障害
- 181 痴呆症
- 182 てんかん
- 183 多発性硬化症
- 184 中枢神経系の感染症
- 185 腫瘍と神経系
- 186 脊髄疾患
- 187 神経筋疾患
- 188 末梢性ニューロパシー
- 189 運動異常症

●リウマチ性疾患
- 190 変形性関節症
- 191 痛風と偽痛風
- 192 感染因子による関節炎
- 193 代謝性骨疾患
- 194 その他の骨疾患
- 195 関節リウマチ
- 196 リウマチ因子陰性脊椎関節症
- 197 血管炎
- 198 全身性エリテマトーデス
- 199 炎症性筋疾患

●皮膚疾患
- 200 湿疹とじんま疹
- 201 乾癬
- 202 痤瘡、酒皶、汗腺膿瘍
- 203 皮膚色素沈着を起こす疾患
- 204 水疱性疾患
- 205 皮膚の感染症、寄生虫疾
- 206 皮膚と全身疾患
- 207 皮膚腫瘍
- 208 口腔、陰部疾患

●その他
- 209 精神科疾患
- 210 薬物毒性（薬物の副作用）
- 211 高齢者の病気
- 212 体液補充療法
- 213 慢性疲労と慢性疲労症候群

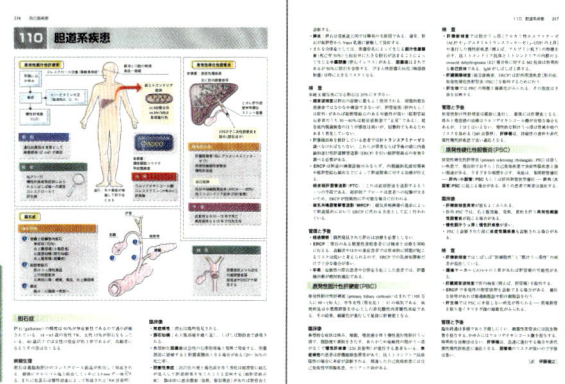

新刊 小児科学の、これぞ"コア・カリ" ― 秀逸の入門テキスト

一目でわかる小児科学
Paediatrics at a Glance

著： Lawrence Miall
　　 Mary Rudolf
　　 Malcolm Levene

監訳： 五十嵐 隆
　　　東京大学大学院
　　　医学系研究科小児医学講座 教授

工夫し尽くされたイラストを中心に見開き2頁で各章を構成、9パート、全61章（教程）の中で小児科臨床に必要な基本事項の修得、併せて全体像の把握を目指した入門テキスト。小児科学の"コア・カリキュラム"として上質で完成度が高い。医学生、看護学生の教科書に最適であり、初期研修医が小児科をローテートする際に知識を短時間に整理、確認する上でも有用である。

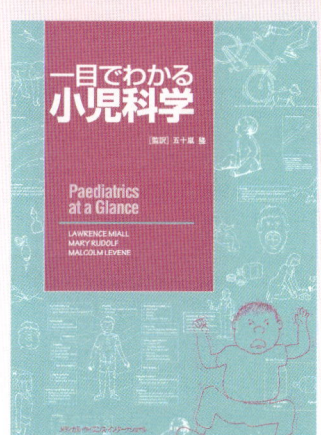

定価3,360円（本体3,200円＋税5%）
● A4変　● 頁152　● 図92
● 2004年　● ISBN4-89592-360-6

目次
- パート1　小児の評価
- パート2　成長する子ども
- パート3　地域における子ども
- パート4　小児の急性疾患
- パート5　よくみられる症状
- パート6　小児のヘルスサーベイランスでみられる問題
- パート7　新生児
- パート8　小児期の慢性疾患
- パート9　障害をもつ子ども

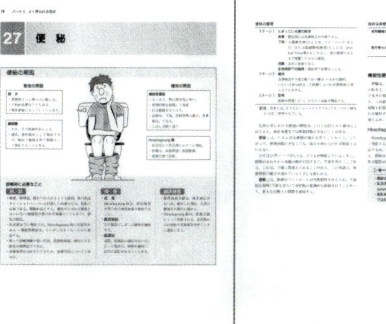

"一目でわかる"シリーズ
全27タイトル（2004年6月現在）
充実のラインナップ

一目でわかる内科学 【新刊】
Medicine at a Glance
日本語版監修＝日野原重明
定価6,300円（本体6,000円＋税5%）
頁468　図236　2004年　ISBN4-89592-372-X

一目でわかる患者診断学 【新刊】
History and Examination at a Glance
訳＝奥田俊洋・深川雅史・伊西洋二
定価3,570円（本体3,400円＋税5%）
頁220　図119　2004年　ISBN4-89592-371-1

一目でわかる小児科学 【新刊】
Paediatrics at a Glance
監訳＝五十嵐 隆
定価3,360円（本体3,200円＋税5%）
頁152　図92　2004年　ISBN4-89592-360-6

一目でわかる解剖学
Anatomy at a Glance
訳＝山内昭雄・桜木晃彦
定価3,990円（本体3,800円＋税5%）
頁184　図・写真236　2003年　ISBN4-89592-326-6

一目でわかる生化学
分子医学の基礎知識
Medical Biochemistry at a Glance
訳＝麻生芳郎
定価2,730円（本体2,600円＋税5%）
頁134　図61　1996年　ISBN4-89592-147-6

一目でわかる薬理学 第4版
薬物療法の基礎知識
Medical Pharmacology at a Glance, 4th Edition
訳＝麻生芳郎
定価2,520円（本体2,400円＋税5%）
頁120　図45　2003年　ISBN4-89592-327-4

一目でわかる免疫学 第3版
臨床医学の基礎知識
Immunology at a Glance, 7th Edition
訳＝麻生芳郎
定価2,940円（本体2,800円＋税5%）
頁104　図43　2002年　ISBN4-89592-292-8

一目でわかるニューロサイエンス
Neuroscience at a Glance
監訳＝服部孝道
定価3,360円（本体3,200円＋税5%）
頁130　図48　2000年　ISBN4-89592-220-0

一目でわかる微生物学と感染症
Medical Microbiology and Infection at a Glance
監訳＝山本直樹・山岡昇司・堀内三吉
定価2,940円（本体2,800円＋税5%）
頁136　図・写真97　2002年　ISBN4-89592-291-X

一目でわかる内分泌学
ホルモンと受容体の基礎知識
Endocrinology at a Glance
訳＝麻生芳郎
定価2,730円（本体2,600円＋税5%）
頁114　図117　1995年　ISBN4-89592-114-X

一目でわかる代謝 第2版
Metabolism at a Glance, 2nd Edition
訳＝麻生芳郎
定価3,780円（本体3,600円＋税5%）
頁132　図92　2000年　ISBN4-89592-223-5

一目でわかる腎臓
The Kidney at a Glance
訳＝飯野靖彦
定価3,360円（本体3,200円＋税5%）
頁128　図48　2001年　ISBN4-89592-262-6

一目でわかる呼吸器系
The Respiratory System at a Glance
訳＝長尾啓一・飛田 渉・大塚盛男
定価2,940円（本体2,800円＋税5%）
頁104　図・写真40　2003年　ISBN4-89592-346-0

一目でわかる心血管系
The Cardiovascular System at a Glance
監訳＝村松 準
定価3,360円（本体3,200円＋税5%）
頁128　図58　2000年　ISBN4-89592-233-2

一目でわかる医科統計学
Medical Statistics at a Glance
監訳＝吉田勝美
定価3,150円（本体3,000円＋税5%）
頁146　図56　2001年　ISBN4-89592-285-5

一目でわかる臨床検査
著＝新倉春男・松野一彦
定価2,940円（本体2,800円＋税5%）
頁94　図59　1999年　ISBN4-89592-206-5

一目でわかる病態生理
著＝松野一彦
定価3,045円（本体2,900円＋税5%）
頁100　図59　2001年　ISBN4-89592-272-3

一目でわかる水電解質 第2版
著＝飯野靖彦
定価2,940円（本体2,800円＋税5%）
頁104　図42　2002年　ISBN4-89592-310-X

一目でわかる輸液 第2版
著＝飯野靖彦
定価2,940円（本体2,800円＋税5%）
頁108　図・写真57　2003年　ISBN4-89592-340-1

一目でわかる輸血
著＝浅井隆善・比留間 潔・星 順隆
定価3,045円（本体2,900円＋税5%）
頁88　図55　1998年　ISBN4-89592-183-2

一目でわかる透析療法 第2版
著＝鈴木洋通・飯野靖彦
定価2,940円（本体2,800円＋税5%）
頁92　図・写真52　1999年　ISBN4-89592-207-3

一目でわかる血液ガス
著＝飯野靖彦
定価2,940円（本体2,800円＋税5%）
頁80　図41　2000年　ISBN4-89592-234-0

一目でわかる不整脈 第2版
著＝比江嶋一昌・飯沼宏之・小坂井嘉夫
定価3,045円（本体2,900円＋税5%）
頁96　図・写真157　2000年　ISBN4-89592-250-2

一目でわかる虚血性心疾患 第2版
監修＝村松 準
定価2,940円（本体2,800円＋税5%）
頁94　図75　1999年　ISBN4-89592-194-8

一目でわかる高血圧 第2版
著＝久代登志男・斉藤郁夫・上原譽志夫
定価2,940円（本体2,800円＋税5%）
頁96　図50　1998年　ISBN4-89592-191-3

一目でわかる血管障害
著＝上原譽志夫・斉藤郁夫・久代登志男・中村文隆
定価2,940円（本体2,800円＋税5%）
頁110　図・写真66　1995年　ISBN4-89592-120-4

一目でわかる肝臓病学 第2版
監修＝与芝 真
定価2,940円（本体2,800円＋税5%）
頁96　図・写真52　2003年　ISBN4-89592-350-9

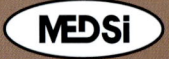

メディカル・サイエンス・インターナショナル
113-0033 東京都文京区本郷1-28-36 鳳明ビル
TEL 03-5804-6051　http://www.medsi.co.jp
FAX 03-5804-6055　Eメール info@medsi.co.jp

セロトニン，ブラジキニンなどの分泌，消化管穿孔による消化管内容物や流出血液などによる刺激が疼痛受容体に伝達され，内臓痛求心路と同様に視床，大脳皮質に伝達される．内臓痛よりも鋭く刺すような持続性の痛みで，部位も限局していることが多い．悪心や嘔吐などの自律神経症状を伴うことは少ない．

関連痛 (referred pain)

内臓痛が強いと，その刺激が同じ脊髄神経支配領域の他の伝導路にまで及び，痛みを生じている部位と離れた場所に痛みを感じるものを関連痛とよぶ．鋭い痛みで，疾患により特定の部位に限局している．代表的な関連痛としては，急性膵炎の際に本来の疼痛に加えて左季肋部から左肋骨弓に沿う部分で皮膚知覚が過敏となるHeadの知覚過敏帯がある．肩など腹部以外に痛みが感じられる関連痛を放散痛ともよぶ．

腹痛ではこれらの内臓痛，体性痛，関連痛が複雑に絡み合って起こっていることが多い．

腹痛の鑑別

腹痛の病歴では，痛みの特徴，強さ，部位，放散の有無，持続時間，発生しやすい時間，増悪因子などを知ることが重要である．悪心，嘔吐，便秘，下痢，発熱などの随伴症状の有無も鑑別に重要である．食中毒が疑われるときには食べ物の種類，経過時間などを詳細に聴取する必要がある．月経歴も子宮外妊娠破裂などの診断に重要である．家族歴はサラセミアや急性間欠性ポルフィリン症などによる腹痛の際に重要であるが，わが国ではまれである．既往歴では，過去に同様の腹痛があった場合にはその診断や治療およびその効果が重要な情報となる．腸閉塞症（イレウス，ileus）のうち癒着性イレウスは過去に開腹手術の既往のある患者で起こることが多い．

身体所見としては，まず貧血や黄疸の有無，腹部の手術痕の有無をみる必要がある．腹部の触診は重要である．最初に疼痛の強い部位を触診すると腹壁の緊張が強くなり，その後の触診が困難となることがあるので注意する．腹部を圧迫したあと，その圧迫を解除した際に強い痛みを感じる反跳痛(rebound pain)や腹部を圧迫すると反射的に腹筋が緊張して硬く触れる筋性防御(defense musculaire)は，臓器の炎症が腹膜に波及した腹膜炎の存在を意味しており，外科的処置を考慮しなければならない．

各種の腹部疾患では特異な圧痛点や知覚過敏帯があることが知られており，診断に役立つ（図11-2）．とくに急性虫垂炎時のマックバーニー圧痛点(McBurney point)やランツ圧痛点(Lanz point)が有名である（図11-3）．腹部聴診では，通常は腸管内のガスの動きや腸の蠕動が腸雑音として聴取されるが，腸雑音の消失は汎発性腹膜炎が，亢進ではイレウスが疑われる．腹腔内のガスが増加していると腹部打診で鼓音を呈する．

腹痛の原因の鑑別には，腹痛部位からアプローチするのが一般的である（図11-1）．

心窩部痛 (epigastralgia)

頻度としては胃・十二指腸潰瘍と急性胃炎が最も多く，胃癌や膵癌は腹痛が主症状であることは多くない．胃・十二指腸潰瘍と急性胃炎の鑑別は内視鏡検査による．胃潰瘍では主として疼痛が食後に強くなることが多いが，十二指腸潰瘍では空腹時や夜間に起こる頻度が高い．激しい心窩部痛で背部痛を伴う場合には胃潰瘍の穿孔が疑われるため，立位で腹部X線写真をとり，横隔膜下に遊離ガス像(free air)の有無を確認する必要がある．下壁の心筋梗塞では心窩部痛や左季肋部痛として訴えることがあるので注意を要する．

右季肋部痛 (rt-hypochondralgia)

胆石症，急性胆嚢炎でみられることが多く，肝膿瘍，腎結石，腎癌などでもみられる．胆石の診断は腹部超音波検査が最も有用である．腹部X線写真でも胆石の存在を証明できることはあるが，写らないことも多い．急性胆嚢炎は胆石症を合併していることが多く，発熱，ときに黄疸を呈している．重症化すると胆嚢部に反跳圧痛や筋性防御がみられる．肝膿瘍では肝臓部に叩打痛がみられ，血液検査で白血球増加を認める．尿路結石，腎癌では血尿を呈することが多く，尿路結石では疼痛は背部にも及び，しだいに下降する傾向がある．

左季肋部痛 (lt-hypochondralgia)

同部の疼痛としては急性膵炎が重要である．急性膵炎の腹痛は軽症から激痛まで多彩で，典型的なものは背部に放散する心窩部痛ないし左季肋部痛で，悪心，嘔吐を伴うことが多く，虚脱，発汗，ショックを伴うこともある．発熱や白血球増多もみられ，血清アミラーゼやリパーゼおよび尿中アミラーゼ値の上昇がみられる．

右下腹部痛 (rt-lower abdominal pain)

代表的疾患は急性虫垂炎で，初期は嘔気を伴った上腹部および臍周囲のびまん性の痛みであるが，しだいに右下腹部に限局する．発熱がみられ，進行するとマックバーニー圧痛点付近の圧痛が著明となり，反跳圧痛や筋性防御が明らかになると急性腹膜炎への移行も疑われる．好中球の増加を伴う白血球増多がみられる．診断がはっきりしないときには腹部超音波検査や腹部CT検査も役立つ．

左下腹部痛 (lt-lower abdominal pain)

この部位の疼痛では大腸疾患が最も考えられる．急性大腸炎は，下痢やしぶり腹を伴い，過敏性大腸症候群では下痢と便秘を繰り返す交代性便通異常を呈する．粘血性下痢便を伴う場合には潰瘍性大腸炎が，血便では直腸癌やS状結腸癌が疑われ，内視鏡的検査が必要である．

その他の腹痛

急性腸閉塞(イレウス)は，閉塞の部位によって痛みの部位および随伴症状が異なる．典型的には痙攣性の疼痛で，便秘，腹部膨満感を伴い，嘔吐がみられることもある．立位の腹部X線写真で腸管ガスの鏡面像(ニボー像)が診断的意義がある．悪性腫瘍による閉塞性，癒着性，麻痺性と腸閉塞の原因によって治療法が異なる．

急性腹症とは

急性腹症(acute abdomen)とは，緊急性手術が必要かどうかの判断が迫られるような急激な腹痛を呈する状態をいう．胃・十二指腸潰瘍の穿孔，小腸・大腸・虫垂穿孔，胆嚢の穿孔，子宮外妊娠破裂，腹部大動脈瘤破裂などの臓器の穿孔・破裂，絞扼性イレウスや腸間膜動脈血栓症などの臓器の血行障害，急性虫垂炎や急性胆嚢炎から波及した汎発性腹膜炎などの炎症，急性膵炎などがこの範疇に入る．

12 腹　水

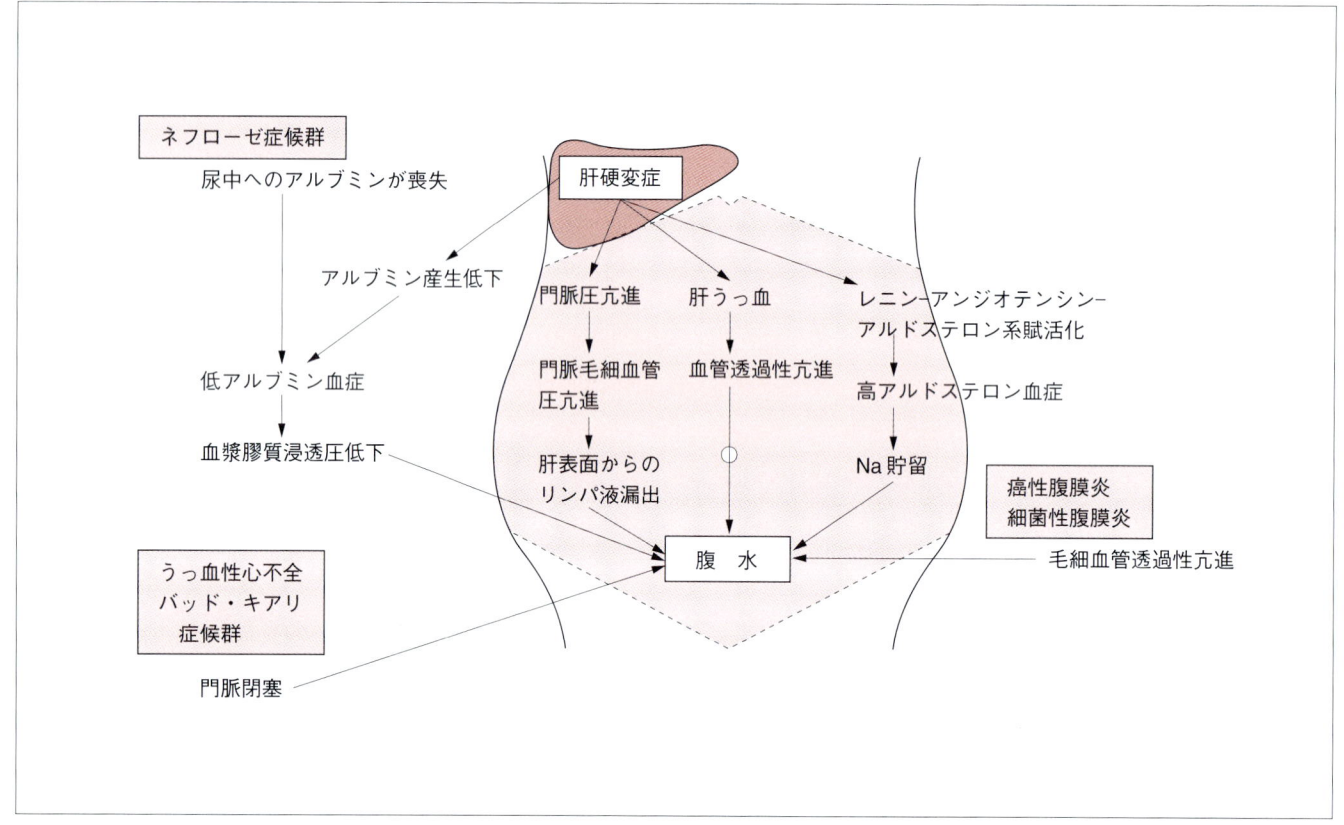

図 12-1　腹水をきたすおもな疾患の腹水発生機序

腹水とは

腹腔内には正常でも30〜40 ml程度の体液が存在する．これは，門脈循環系および腹部リンパ管系から腹腔内への体液の流入と，逆に両系への吸収によって一定のバランスが保たれており，1時間に40〜80％が入れ替わるとされている．このバランスが破綻して腹腔内の体液が増加したものを腹水（ascites）という．

腹水の診断

自覚症状としては，ズボンがきつくなったり，腹部膨満感として訴えることが多い．診察所見としては，1 l以上の大量の腹水が貯留した場合には，患者を仰臥位にさせて腹部の片側に左手掌を当て，対側の側腹部を右中指で強く打つと左手掌に波動（fluctuation）を感じることで腹水の存在を判断できる．また，仰臥位時の打診による濁音界が，側臥位にしたときに移動する体位変換現象（shifting dullness）も腹水の存在診断に用いられる．少量の腹水の診断には，患者を数分間肘膝位（四つん這い）にさせ，打診により臍部を中心とした濁音界が認められる水たまり現象（puddle sign）も有用である．

腹水があると，腹部X線写真で肝臓側縁や上行結腸ガス像の正中方向への移動，肝角（hepatic angle）の消失，側腹部線条影（flank stripes），腸腰筋線（psoas margin）の消失などが認められる．胸部X線写真でも横隔膜の挙上や肝角の消失がみられる．

少量の腹水の存在診断には，腹部超音波検査および腹部CT検査が有用である．超音波検査では境界鮮明な無エコー帯（echo-free space）として描出され，100 ml以下の少量の腹水の検出も可能とされる．少量では仰臥位で肝臓の外側や腹膜直下に，大量になると肝臓周囲で検出される．腹部CT検査では，少量の場合は低吸収域が肝臓の側面に，貯留量が増えると肝臓の前面や脾臓の周囲などにも認められる．

腹水貯留の仕組み

腹腔と血管内液では腹膜下毛細血管を通じて体液の交換が行われている．腹水の生成には，門脈毛細管圧と腹水の膠質浸透圧が促進因子として働いている．正常状態では，血漿の

膠質浸透圧と腹水の膠質浸透圧の差は，門脈毛細管圧と腹腔内体液浸透圧の差とほぼ等しく均衡がとれている．しかし，各種疾患によりこれらの因子に異常が起こり，腹腔内へ流入する水分量が再吸収される水分量よりも多くなると腹水が貯留することになる．

腹水をきたす疾患のなかで最も頻度が高い肝硬変症を例にとって，腹水貯留の仕組みを述べる．肝硬変症では，肝細胞でのアルブミン産生の低下による低アルブミン血症により，膠質浸透圧が低下して血管内液がthird space（サードスペース）へ漏出しやすくなる．さらに門脈域の線維化によって肝静脈が機械的に圧迫され，門脈圧が亢進して類洞からリンパ液の漏出が増加する．さらに肝うっ血により血管透過性の亢進も加わる．

また，肝硬変症では心拍出量と循環血液量は増加しているものの，毛細血管の拡張や動静脈シャントの形成によって有効循環血液量は減少しており，レニン-アンジオテンシン-アルドステロン系が賦活化されるため，遠位尿細管でのNa再吸収が促進され，Naおよび水の貯留が増加することも腹水の増加に関与している．このようにいくつかの異常の複合によって腹水の貯留が起こることになる（図12-1）．

ネフローゼ症候群では，尿中にアルブミンが喪失することによる低アルブミン血症が浮腫の出現とともに腹水の発生にかかわっている．また，癌性および細菌性腹膜炎では，毛細血管の透過性亢進が関与している（図12-1）．

腹水の鑑別

腹水をきたす疾患には表12-1のようなものがあるが，この鑑別には腹水穿刺によって得られた腹水の性状が役立つ．まず肉眼所見では，肝硬変症の場合は通常透明で，やや黄色を帯びている．混濁している場合には好中球の増加が考えられ，好中球が5,000/μl以上になると混濁し，50,000/μl以上では膿性となり，細菌性腹膜炎が疑われる．

また，得られた腹水が血性である場合には，まず穿刺による外傷性のものかどうかの確認が必要である．外傷性であれば，最初は明らかな血性であってもしだいに色調が薄くなるのに対して，真の血性であれば色調は均一である．血性腹水

表12-1 血清-腹水アルブミン濃度較差による腹水の分類

≧1.1 g/dl	<1.1 g/dl
・肝硬変症 ・アルコール性肝炎 ・うっ血性心不全 ・劇症肝炎 ・バッド・キアリ症候群 ・門脈血栓症 ・肝静脈閉塞症 ・粘液水腫	・癌性腹膜炎 ・結核性腹膜炎 ・膵性腹水 ・ネフローゼ症候群

（荒牧，1999による）

では肝癌やその他の癌の腹膜転移（癌性腹膜炎）が最も考えられる．また，牛乳様の乳び腹水は，リンパ管が圧迫されて漏出した中性脂肪の増加によるもので，原因は悪性腫瘍によることが多い．

腹水の鑑別には総蛋白濃度の測定が有用で，2.5 g/dl以下を漏出液（transudate），4.0 g/dl以上を滲出液（exudate）として大別する．通常，漏出液の外観は水様透明ないし淡黄色で，比重は1.015以下，リバルタ反応（Rivalta reaction）陰性で，線維素の析出はないかあっても微量である．肝硬変症，ネフローゼ症候群，うっ血性心不全，バッド・キアリ症候群（Budd-Chiari syndrome）などでみられる腹水がこれに属する．

一方，滲出液の外観は比較的濃い黄色で，ときに膿性，血性ないし乳び性で，比重が1.018以上，リバルタ反応は陽性，LDHは高値で，とくに癌性腹水では著明である．線維素の析出は多量で，沈渣の細胞成分では好中球，リンパ球，赤血球，癌細胞などを認める．これに属する疾患としては，細菌性腹膜炎，結核性腹膜炎，癌性腹膜炎，急性膵炎後などの腹水があげられる．

しかし，胸水の場合の漏出液，滲出液の鑑別ほどは明確ではなく，うっ血性心不全やネフローゼ症候群，および肝硬変症の一部では総蛋白濃度が2.5 g/dl以上の場合もある．最近では，血清と腹水のアルブミン濃度の差である血清-アルブミン濃度較差が1.1 g/dl以上と，1.1 g/dl未満の2群に分ける分類も提唱されている（表12-1）．

略語

CT：computed tomography

13 吐 血

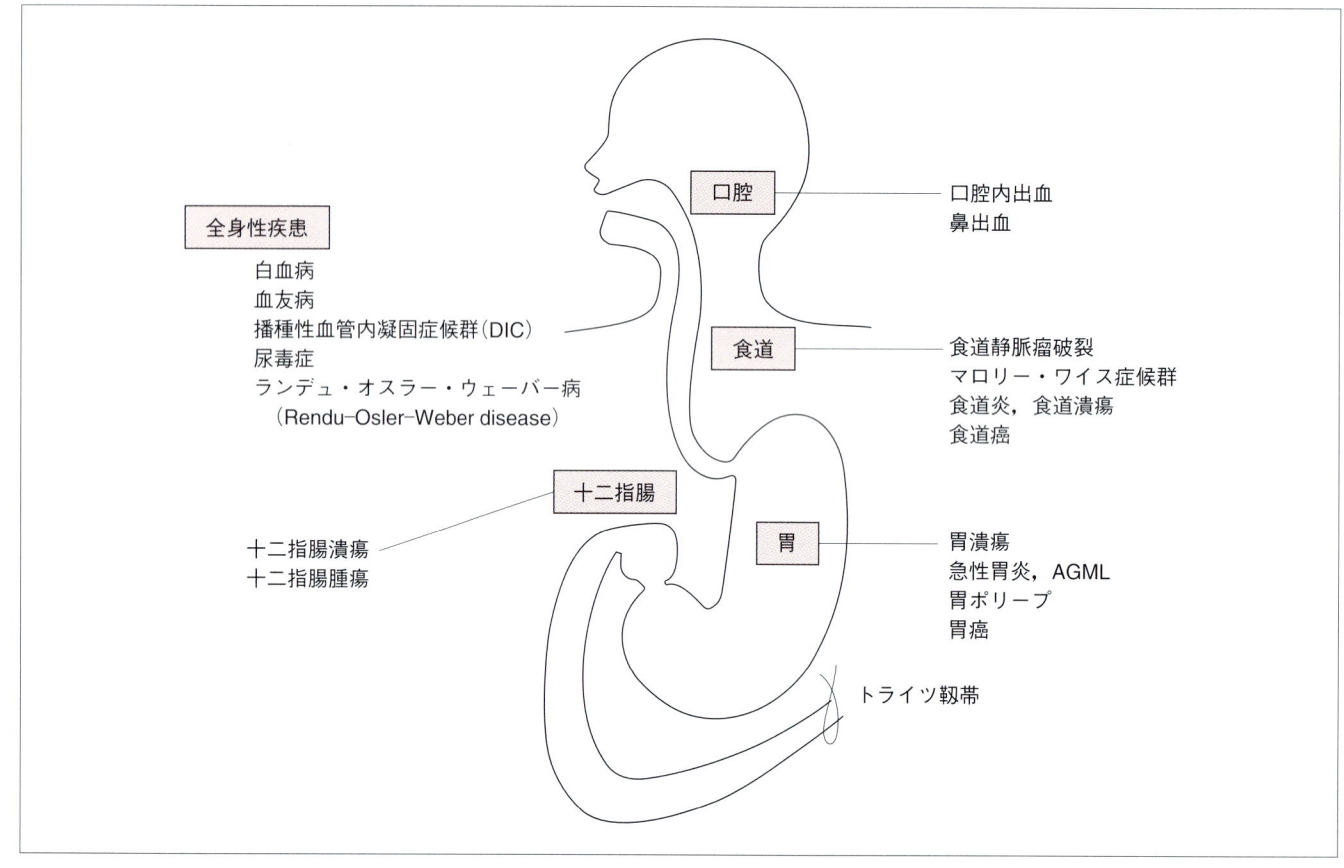

図 13-1 吐血をきたす疾患

吐血とは

消化管内に出血した血液成分の嘔吐を吐血(hematemesis)という．通常，十二指腸のトライツ靱帯(Treitz ligament)のところで締められているので，これよりも口側の口腔，食道，胃，十二指腸からの出血と考えられる．これらのトライツ靱帯までの消化管からの出血を上部消化管出血という．しかし，大量の鼻出血があるとその血液を飲み込んで胃にたまったあと，吐血として吐き出すこともあるので，非消化管性の出血にも留意する必要がある．また，まれではあるが，空腸以下に閉塞があると空腸上部の出血でも吐血をきたすこともある．

一方，口から肛門までの消化管からの出血があって，便とともに肛門から排泄されるのを下血(melena)という．

吐血が出現する仕組み

上部消化管から出血があっても，胃腸で正常な蠕動運動が行われていると，小腸，大腸，肛門へと血液成分が下降するため吐血にはいたらない．小腸への下降の速度を超える大量の出血のため，胃内に貯留する血液成分が一定の量を超えたり，胃粘膜の刺激で嘔吐反射機序が働くと吐血が起こることになる．

胃内に血液が貯留されている間に，血液の赤血球内のヘモグロビン(血色素)が胃液中の塩酸によって塩酸ヘマチンに変化するため，黒褐色ないし暗褐色のいわゆる"コーヒー残渣様"といわれる色調に変化する．しかし，同じ吐血でも食道静脈瘤の破裂による大量の出血の場合には比較的鮮血に近いことがある．

吐血とまちがわれやすいのは喀血(hemoptysis)である．喀血とは，血液あるいは血性痰を喀出することである．同じように口から血液成分を排出するという共通点があるためまちがわれやすいが，原因や対処方法がまったく異なることから，すみやかに鑑別する必要がある．喀血では咳や痰，胸痛など何らかの呼吸器症状を伴っていることが多く，泡沫が混じって鮮血色であることで鑑別される．

吐血の患者をみた場合には，まず出血部位を明らかにするとともに，出血量がどの程度か，輸血が必要か，手術など外科的処置が必要かなどを迅速に判断する必要がある．出血量の推定には赤血球数，ヘモグロビン濃度，ヘマトクリットなどの血液検査は必ずしも有効ではない．出血によって循環血

液量が減少すると，それを補うように組織から体液が流入して循環血漿量を増加させ，はじめて検査上貧血が認められる．これにはおよそ24時間を要するとされる．つまり，出血の程度と検査上の貧血の進行との間には時間のずれがあり，出血直後は検査結果のみで出血量を推定すると過小評価することになる．

むしろ，出血量の推定には脈拍の増加や血圧の低下などのバイタルサインが役立つ．仰臥位から体位を変えて起座位としたときの脈拍や血圧の変化をみる挙上試験(tilt test)が役立つ．この体位の変化によって脈拍数が20/分以上増加したり，収縮期血圧が10 mmHg以上低下すれば，すくなくとも1,000 ml以上の出血が考えられる．

また，脈拍数/収縮期血圧の比であるショック指数も用いられる．この指数が1.0であれば，有効循環血液量の23％(1,000 ml)の出血が疑われ，1.5では33％(1,500 ml)，2.0では43％(2,000 ml)程度の出血が疑われる．

吐血の鑑別

吐血では，色調や回数および量などの吐血の性状と，冷汗の有無や意識状態などそのときの状況を聴取することが重要である．下血を伴っているか否かも聞く必要がある．ときには，本人以外のまわりの人に聞いたほうがよい場合もある．しかし，吐血量は必ずしも出血量を反映しない．これは出血した血液の多くは消化管内にあり，下血の形で排泄されるためである．同じコーヒー残渣様であっても動脈からの大量の出血ほど鮮赤色に近い色になり，凝血塊が混じるようならば，止血しかけていることを予想させる．

肝硬変症の既往があれば，食道静脈瘤が出血の原因である可能性が考えられる．また，血友病などの出血性疾患の家族歴や既往歴により，出血傾向の一つとして上部消化管出血が起こった可能性がある．飲酒歴および摂取アルコール量の聴取も重要である．ワルファリンなどによる抗凝固療法，アスピリンなどによる抗血小板療法，あるいは非ステロイド系抗炎症薬などの副作用によっても出血傾向を呈し，上部消化管出血をきたす可能性がある．

身体所見では，血圧・脈拍数などのバイタルサインのほか，皮下出血，関節内出血などの出血傾向の有無，眼球結膜での黄疸の有無などのチェックが必要である．くも状血管腫(vascular spider)，腹壁静脈怒張，手掌紅斑や腹水の存在は肝硬変症の存在を示唆している．胃・十二指腸潰瘍や急性胃炎では心窩部に圧痛を認めることが多い．

吐血が重症の消化管出血によると考えられれば，出血部位の診断と治療をかねて緊急の内視鏡検査を行うのが望ましい．胃潰瘍で動脈性の出血がつづいていれば止血クリップなどの処置，食道静脈瘤からの出血にはエタノール局所注射などの処置で止血をはかることができる．

表13-1 わが国での吐血の原因疾患

（1）	胃潰瘍	34.2%
（2）	食道・胃静脈瘤	14.6
（3）	胃炎・急性胃粘膜病変(AGML)	13.7
（4）	十二指腸潰瘍	12.2
（5）	マロリー・ワイス症候群	5.6
（6）	胃悪性腫瘍	5.4
（7）	食道炎・潰瘍	1.8
（8）	吻合部潰瘍	1.1
（9）	食道癌	0.3
（10）	その他	11.1
	総計	4,754例

(信田，浅香：全国集計，1966による)

吐血をきたすおもな疾患

吐血をきたす疾患には図13-1のようなものがあり，わが国での頻度は胃潰瘍，食道・胃静脈瘤，胃炎・急性胃粘膜病変(AGML)，十二指腸潰瘍が上位を占める(表13-1．信田，浅香ら)．

胃・十二指腸潰瘍

心窩部痛などの痛みを伴うことが多いが，患者が疼痛に気づいていないこともあり，吐血あるいはタール便などの出血が初発症状のこともある．胃潰瘍では，ときに潰瘍底に太い動脈が露出して出血していることがあり，これをデュラフォイ潰瘍(Dieulafoy ulcer)という．胃体上部後壁に多く，止血しにくいため内視鏡下の止血処置が必要である．

急性胃粘膜病変(AGML)

これはストレス，アルコール，非ステロイド系消炎・鎮痛薬などの薬物が誘因となり，胃および上部消化管に多彩な粘膜病変を引き起こし，激しい心窩部痛とともに出血するものである．

食道・胃静脈瘤

突然で大量の出血が特徴で，多くは肝硬変症を基礎としており，肝機能検査が診断の助けとなる．

マロリー・ワイス症候群(Mallory-Weiss syndrome)

嘔吐などによる急激な食道や胃の内圧の上昇が引き金となり，食道・胃境界部付近に亀裂ができ出血するもので，内視鏡検査により診断される．

略語

AGML : acute gastric mucosal lesions, DIC : disseminated intravascular coagulation

14 下血

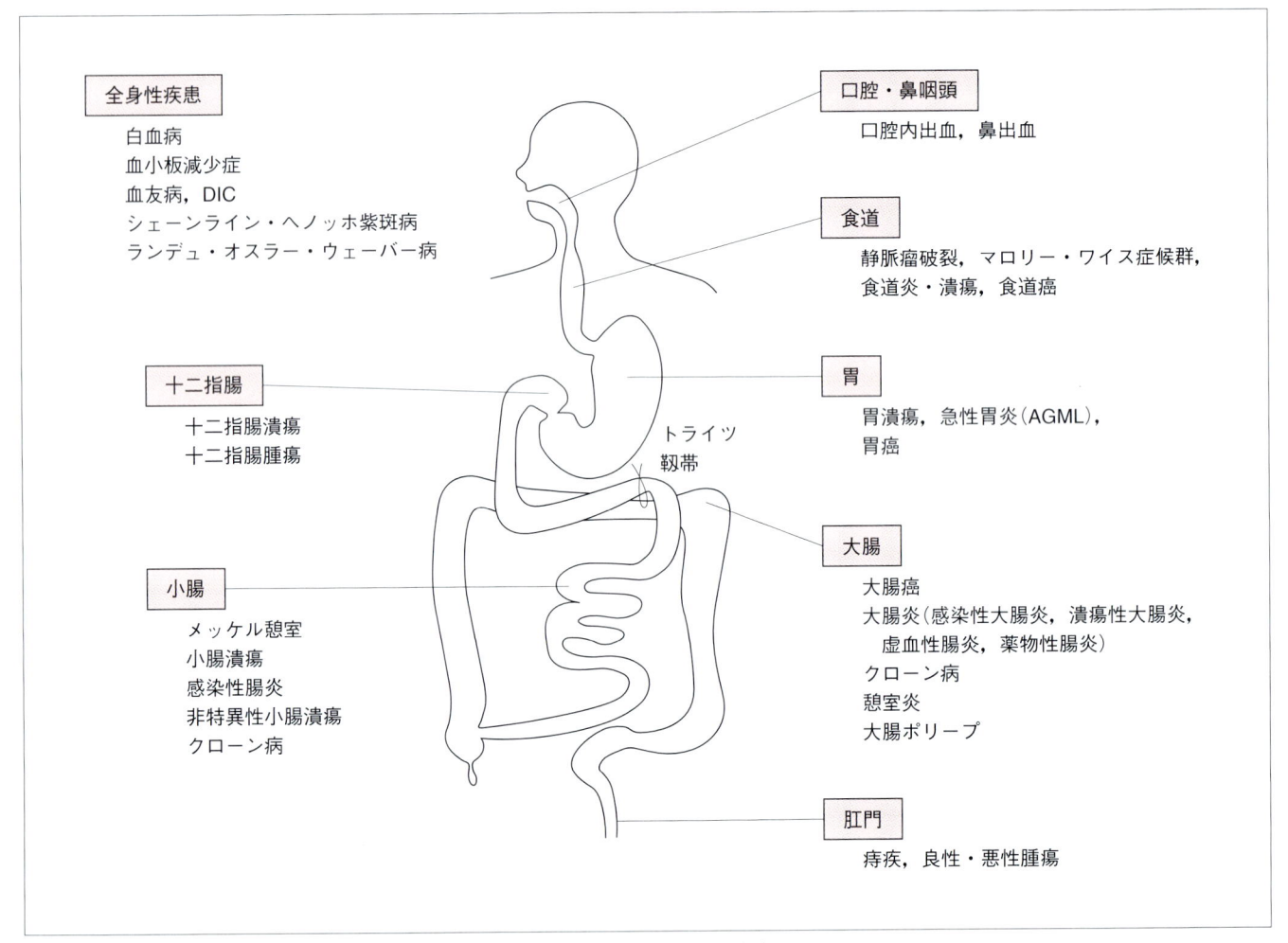

```
全身性疾患
  白血病
  血小板減少症
  血友病，DIC
  シェーンライン・ヘノッホ紫斑病
  ランデュ・オスラー・ウェーバー病

口腔・鼻咽頭
  口腔内出血，鼻出血

食道
  静脈瘤破裂，マロリー・ワイス症候群，
  食道炎・潰瘍，食道癌

十二指腸
  十二指腸潰瘍
  十二指腸腫瘍

胃
  胃潰瘍，急性胃炎(AGML)，
  胃癌

小腸
  メッケル憩室
  小腸潰瘍
  感染性腸炎
  非特異性小腸潰瘍
  クローン病

大腸
  大腸癌
  大腸炎（感染性大腸炎，潰瘍性大腸炎，
    虚血性腸炎，薬物性腸炎）
  クローン病
  憩室炎
  大腸ポリープ

肛門
  痔疾，良性・悪性腫瘍

トライツ靱帯
```

図14-1 下血をきたす疾患

下血とは

下血(melena)とは，口からトライツ靱帯(Treiz ligament)までの上部消化管，およびトライツ靱帯から肛門までの下部消化管からの出血で，血液が混じった便が肛門から排泄されたものをいう．また大量の鼻出血でも，出血した血液を飲み込むことによって下血の原因となることもある．

出血の部位および出血量によって排泄物の色調は異なる．胃よりも上部の出血では胃内に停滞し，胃液中の塩酸との接触が長くなるほどヘモグロビンのヘマチン化が強く，光沢のある黒色の粘着性便となる．これはコールタールに似ているので，タール便(tarry stool, melena)という．また，十二指腸からの出血でも，その後腸内を通過する際に血中ヘモグロビンが腸内細菌によって分解変性されることで，やはり黒色調を呈する．しかし，十二指腸や空腸からの出血であっても大量ならば，腸内の通過が促進されて血液の変性が進まず，より赤色が強い傾向がある．

これに対して下部消化管からの出血では鮮血色が強く，血便(bloody stool)という．肛門近くからの出血になると，新鮮血そのものの出血となる．

下血の検出法

消化管からの大量の出血があると，上記のように肉眼的に判断できるが，少量の出血の場合には肉眼的には判断できず，便潜血反応によって診断される．便潜血反応は，生化学的方法と免疫学的方法に大別される．

生化学的方法は便中のヘモグロビンの存在を生化学的に検出する方法で，オルトトルイジン法，グアヤック法などがある．本法は食物中の牛肉やマグロの刺身などに含まれる血液成分とも反応して偽陽性を呈する可能性がある点が問題である．これを避けるには，食物中に血液成分を含まない潜血食を食べさせたあとに検査をするか，後述する免疫学的方法で検査する．

免疫学的方法は，ヒトヘモグロビンに対するモノクローナル抗体を用いた抗原抗体反応を利用するので，ヒトヘモグロビン以外の血液成分とは反応しない利点がある．しかし，上部消化管出血では出血後長時間腸管内を通過するため，ヘモグロビンに変化が起こり，ヒトヘモグロビンに対するモノクローナル抗体との反応性が低下して，偽陰性となる可能性が問題である．

両法の利点を考えると，上部消化管出血の検出には生化学的方法，大腸癌などの下部消化管出血の検出にはモノクローナル抗体を用いた免疫学的方法が適していると考えられる．

下血の鑑別

下血をきたす疾患を出血部位別に図14-1に示した．これらの疾患を鑑別するために，病歴，身体所見ならびに諸検査のポイントを以下に述べる．下血とともに発熱，腹痛，下痢などの症状があるか否か，吐血があるかどうかなどの病歴が重要である．吐血も伴っていれば，上部消化管からの出血の可能性が高いことになる．

身体所見としては，まずおおよその出血量を知るために血圧や脈拍数などのバイタルサインが重要となる．臥位から座位や起立位にしたときの収縮期血圧が10 mmHg以上低下したり，脈拍数が1分間に20以上増加した場合には，1,000 ml以上の出血をしている可能性がある．皮膚にくも状血管腫や手掌紅斑があったり，眼球結膜に黄疸があると肝硬変症の可能性が高い．また顔面，手掌，足底，頬や鼻粘膜に血管拡張の所見があるとランデュ・オスラー・ウェーバー病(Rendu-Osler-Weber disease)が疑われる．点状出血や溢血斑などの皮下出血は出血傾向による下血を疑わせる．

血小板数，プロトロンビン時間(PT)，活性化部分トロンボプラスチン時間(APTT)などの凝固検査で血小板減少症，および血友病などの出血傾向の有無を鑑別する．各種の肝機能検査によって肝硬変症を，BUNやクレアチニンなどの腎機能検査によって腎不全による出血傾向の存在の有無を判断する．

下血をきたすおもな疾患

大腸癌

下血をきたす疾患のうち臨床的に最も重要なものが大腸癌である．大腸癌のなかでは直腸癌とS状結腸癌の頻度が高いが，最近はS状結腸癌の割合が増加してきている．直腸癌やS状結腸癌などの左側大腸癌では，便に血液が付着したり混入したりすることが多く，便通が変化し1日数回の少量ずつの排便となり，残便感が気になる人が多い．

これに対して，回盲部癌や上行結腸癌などの右側大腸癌では，出血していても血便として気づかず，便潜血反応陽性が持続して高度の貧血から気づく人が多く，完全狭窄が起こるまで便通異常がみられないことも多い．大腸ポリープではまったく症状がみられないことが多く，便潜血反応陽性で疑われ，内視鏡検査および生検で診断される．

大腸炎

感染性大腸炎は突然発症し，発熱，腹痛とともに水様性ないし血性下痢を主症状とする．感染の契機が明らかになる場合もあり，同時に複数の人が感染することもある．通常，数日から1週間前後の潜伏期を経て症状が出現する．糞便の細菌検査が重要で，O 157などの病原性人腸菌感染が疑われた場合にはベロ(bero)毒素の検出も必要である．

潰瘍性大腸炎は頻回の粘血性下痢，腹痛，発熱などを主症状とする慢性炎症性疾患で，内視鏡検査ではびまん性の発赤，浮腫，血管びらんなどがみられる．20歳前後の若年者に好発し，直腸からはじまり再燃を繰り返しながら大腸全般に及ぶ．

虚血性腸炎は限局性の虚血によって生じた腸炎で，高齢者に好発し，左結腸に多発する．突然の腹痛，血便，下痢が三大症状で，内視鏡では発赤，びらん，長く縦走する潰瘍像などがみられる．

薬物性腸炎は，抗生物質の投与によって腸内細菌が破綻することで生じる腸炎で，急性出血性腸炎と偽膜性腸炎とに大別される．前者は血性下痢が主症状で，便培養では *Klebsiella oxytoca* が検出され，後者は水溶性下痢が主症状で，培養では *Clostridium difficile* が検出される．内視鏡検査では，前者はびまん性の発赤が特徴なのに対し，偽膜性腸炎は大腸粘膜に黄白色の偽膜の形成が認められる．

小腸からの出血

下血が黒色便ないし暗褐色から赤褐色で，大腸に明らかな出血源がみつからないときには小腸出血が疑われる．診断には小腸造影，血管造影，出血シンチなどが行われるが，確定がむずかしいことも多い．

上部消化管からの出血

タール便ないし黒色便がみられた場合，胃・十二指腸潰瘍を疑って内視鏡検査が必要である．肝疾患の既往があったり，肝機能異常があれば食道静脈瘤からの出血が考えられる．

その他

白血病や特発性血小板減少性紫斑病(ITP)などの血小板減少症，血友病や播種性血管内凝固症候群(DIC)などの凝固異常，あるいはシェーンライン・ヘノッホ紫斑病(Schönlein-Henoch purpura)やランデュ・オスラー・ウェーバー病などの全身性血管性疾患による出血傾向では，種々の消化管粘膜からのウージング(oozing，毛細血管性出血)により下血をきたすことがある．

略語

AGML : acute gastric mucosal lesion, APTT : activated partial thromboplastin time, BUN : blood urea nitrogen, DIC : disseminated intravascular coagulation, ITP : idiopathic thrombocytopenic purpura, PT : prothrombin time

15 悪心・嘔吐

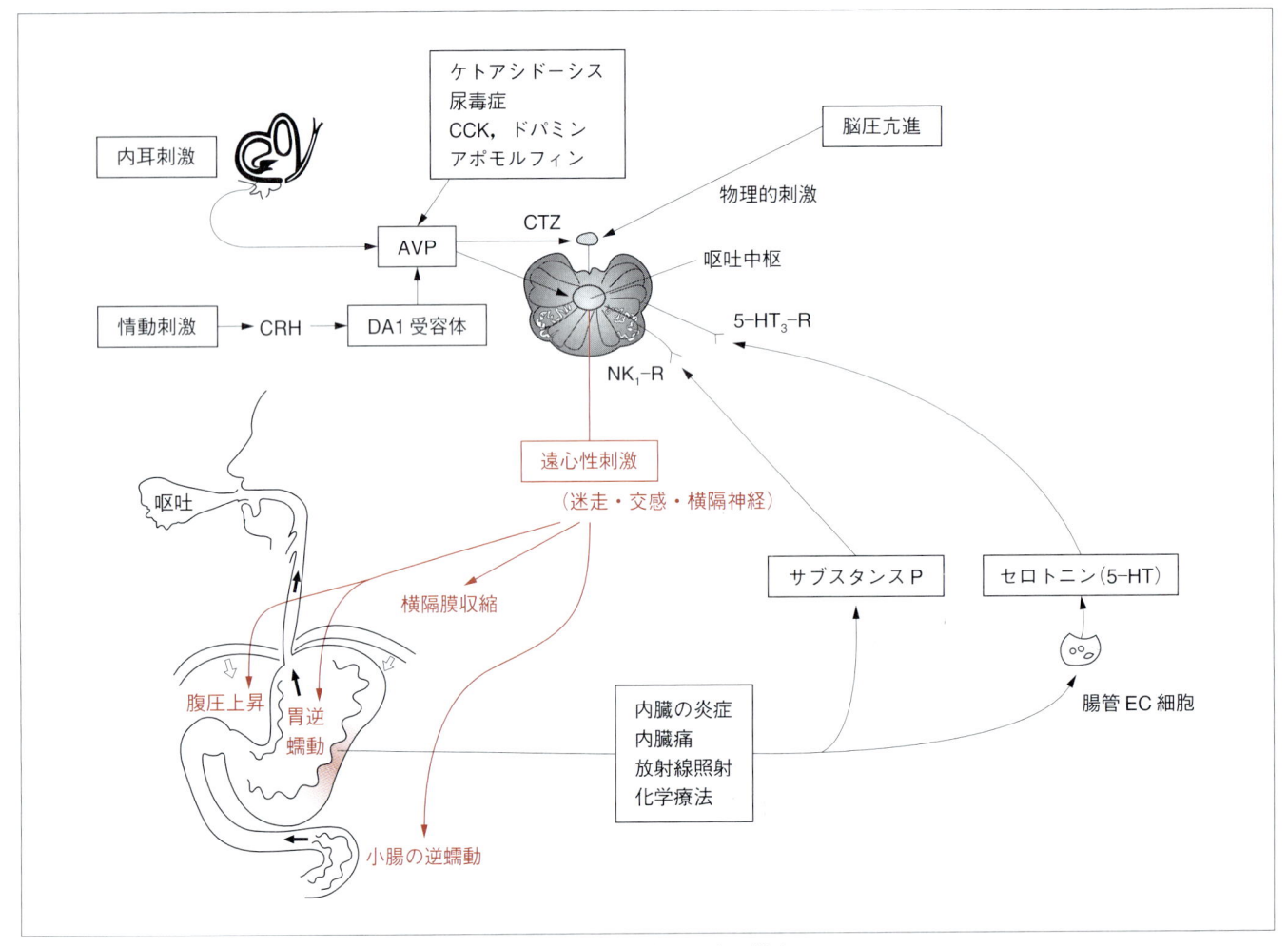

図 15-1 悪心，嘔吐の機序

悪心，嘔吐とは

悪心(nausea)とは，「むかむかする」とか「吐きそうだ」，「気持ちが悪い」など嘔吐しそうな差し迫った感覚をいう．嘔吐(vomiting)とは，胃内容物が食道，口腔を介して排出されることをいう．

悪心，嘔吐の仕組み

悪心，嘔吐は延髄毛様体にある嘔吐中枢，および第4脳室底にある化学受容器引き金帯(CTZ)が刺激されることによって惹起される．そして嘔吐中枢の周辺には呼吸中枢，血管運動中枢，消化運動中枢，唾液分泌中枢，前庭神経核などが存在する．そのため悪心，嘔吐に伴ってこれらの中枢が刺激され，発汗，唾液分泌，顔面蒼白，脈拍微弱，徐脈，頻脈，血圧の変動，めまいなどの症状が現れる．

嘔吐中枢やCTZの刺激としては，脳圧の亢進による物理的刺激，強い心理情動刺激，生理活性物質による直接の刺激，末梢からの求心性神経刺激などがある．

現在，悪心，嘔吐を起こす機序として，中枢におけるアルギニンバソプレッシン(AVP)やコレシストキニン(CCK)-B受容体刺激を介した反応と，末梢におけるセロトニン3(5-HT$_3$)受容体を中心とした反応が考えられている(図 15-1)．

中枢性変化による悪心，嘔吐

強い情動刺激は，コルチコトロピン放出ホルモン(CRH)を分泌させ，ドパミンDA$_1$受容体を介してAVPの分泌を促す．乗り物酔いのような視覚刺激や内耳刺激を介した悪心でもAVPは上昇することから，AVPを介した悪心発現が推定されている．

ケトアシドーシスや電解質異常，あるいは尿毒症などの血漿の化学的変化，あるいはCCK，ドパミンのような生体内活性物質，アポモルフィンや強心配糖体などの薬物によってもAVPの放出が増加する．また，CCK$_4$やCCK$_8$はCCK-B受容体を直接刺激して悪心を誘発すると考えられている．

このほかエンドトキシンなどのリポ多糖類は，中枢でのインターロイキン1β(IL-1β)放出を促進し，プロスタグランジンE_2(PGE_2)を介して胃運動の抑制とともに悪心，嘔吐を惹起する．

末梢性変化による悪心，嘔吐

腹部内臓に対する種々の刺激により，セロトニンやサブスタンスP，グルタミンを介して求心性神経を刺激し，悪心，嘔吐を引き起こす．また，腹部臓器の炎症では炎症性サイトカインやその他の生理活性物質により末梢神経の知覚閾値の低下が惹起され，嘔吐中枢への刺激を増大する．

腹部悪性腫瘍への放射線照射は，腸管のEC細胞からセロトニン(5-HT)の放出を促し，放出されたセロトニンは迷走神経求心路の$5-HT_3$受容体を刺激し，孤束核最後野への刺激となって悪心を誘発する．したがって，$5-HT_3$受容体選択的阻害薬は化学療法時などの悪心の治療に用いられている．

腹部臓器への刺激はセロトニン以外にもサブスタンスP放出も促し，ニューロキニン1(NK_1)受容体を介して嘔吐を惹起する．

悪心，嘔吐患者の診察

悪心ならびに嘔吐は日常頻繁にみられる症状の一つで，多くの疾患で出現し（表15-1)，中枢性と末梢性の嘔吐に分けられる．病歴では，腹痛などの腹部症状や悪心を伴う嘔吐では一般的に末梢性が，突然の嘔吐では中枢性が考えられる．

嘔吐の時間も情報を与えてくれる．尿毒症や妊娠，慢性アルコール中毒などでは早朝の嘔吐が多い．食直後は胃の機能性嘔吐であることが多く，食後数時間では胃・十二指腸潰瘍が，下痢を伴った嘔吐は黄色ブドウ球菌などによる毒素型食中毒が疑われる．また，食後24時間の下痢，発熱，腹痛を伴った嘔吐はサルモネラなどの感染型食中毒が考えられる．

吐物の性状も嘔吐の原因診断に役立つ．吐物の性状が胆汁性であればファーター(Vater)乳頭部よりも肛門側の閉塞，非胆汁側であればファーター乳頭部よりも口側の閉塞ないし胆汁流出障害が考れる．吐物が糞便臭を帯びている場合には下部小腸の閉塞が疑われる．血液が混入していると吐血(hematemesis)という（13章 吐血を参照）．ときに吐物中に寄生虫が存在することもあり，寄生虫症の診断につながる．

頭痛や視力障害がある場合には，脳圧亢進を疑って眼底検査が必要で，うっ血乳頭を認めれば脳腫瘍などの可能性が高い．頭部外傷などの疑いでは頭部X線写真やCT検査が，髄膜炎ならば髄液検査も必要である．

悪心，嘔吐をきたすおもな疾患

消化管疾患による悪心，嘔吐

悪心，嘔吐をきたす疾患のうち最も頻度が高いのは急性胃炎

表15-1　悪心，嘔吐をきたす疾患

中枢性嘔吐
1. 脳圧亢進
   脳腫瘍，頭部外傷，脳内出血，くも膜下出血
2. 脳循環障害
   ショック，低酸素血症，脳梗塞，一過性脳虚血，髄膜炎
3. 中毒
   ジギタリス，モルヒネ，アミノフィリン，アポモルフィン，抗癌剤
4. 代謝異常
   尿毒症，糖尿病性ケトアシドーシス，肝不全，妊娠中毒
5. 内耳障害
   メニエール病，乗り物酔い
6. 精神的要因
   ヒステリー，神経症，神経性食思不振症

末梢性嘔吐
1. 消化器疾患
   急性胃炎，急性胃粘膜病変(AGML)，胃潰瘍，十二指腸潰瘍，胃癌，急性虫垂炎の初期，食中毒，腸閉塞，急性肝炎，急性膵炎
2. 心疾患
   急性心筋梗塞，狭心症，うっ血性心不全
3. 婦人科疾患
   子宮付属器炎，月経前症候群，更年期障害
4. 泌尿器科疾患
   尿管結石，腎結石
5. 眼疾患
   緑内障

であり，下痢や発熱を伴う急性胃腸炎の場合もある．非ステロイド性消炎鎮痛薬(NSAID)や，抗生物質による急性胃粘膜病変(AGML)でも悪心，嘔吐の頻度は高い．胃幽門部潰瘍，十二指腸潰瘍，胃癌などで幽門狭窄を起こすと，吐物に大量の食物残渣を認めるのが特徴である．急性虫垂炎の初期には腹痛よりも悪心が前景に立つことがあり，急性肝炎では黄疸が極期になるまえに食欲不振を伴う悪心が持続することがある．

消化器疾患以外の悪心，嘔吐

脳腫瘍や脳出血，髄膜炎による脳圧亢進時には頭痛，徐脈，意識障害を伴った嘔吐がみられる．めまい，耳鳴を伴えばメニエール病(Ménière's disease)を，眼痛を伴えば緑内障が疑われる．

アルコール，モルヒネ，睡眠薬，重金属などの薬物中毒でも悪心，嘔吐が出現する．妊娠可能年齢の女性の悪心では妊娠性悪阻も考えなければならない．ヒステリーや神経性食思不振症などでは精神性嘔吐もみられる．

略語

AGML：acute gastric membranous lesion, AVP：arginine-vasopressin, CCK：cholecystokinin, CRH：corticotropin-releasing hormone, CT：computed tomography, CTZ：chemoreceptor trigger zone, 5-HT：5-hydroxytryptamine, IL：interleukin, NK_1：neurokinin 1, NSAID：non-steroidal anti-inframmatory drug, PGE_2：prostaglandin E_2

16 下痢

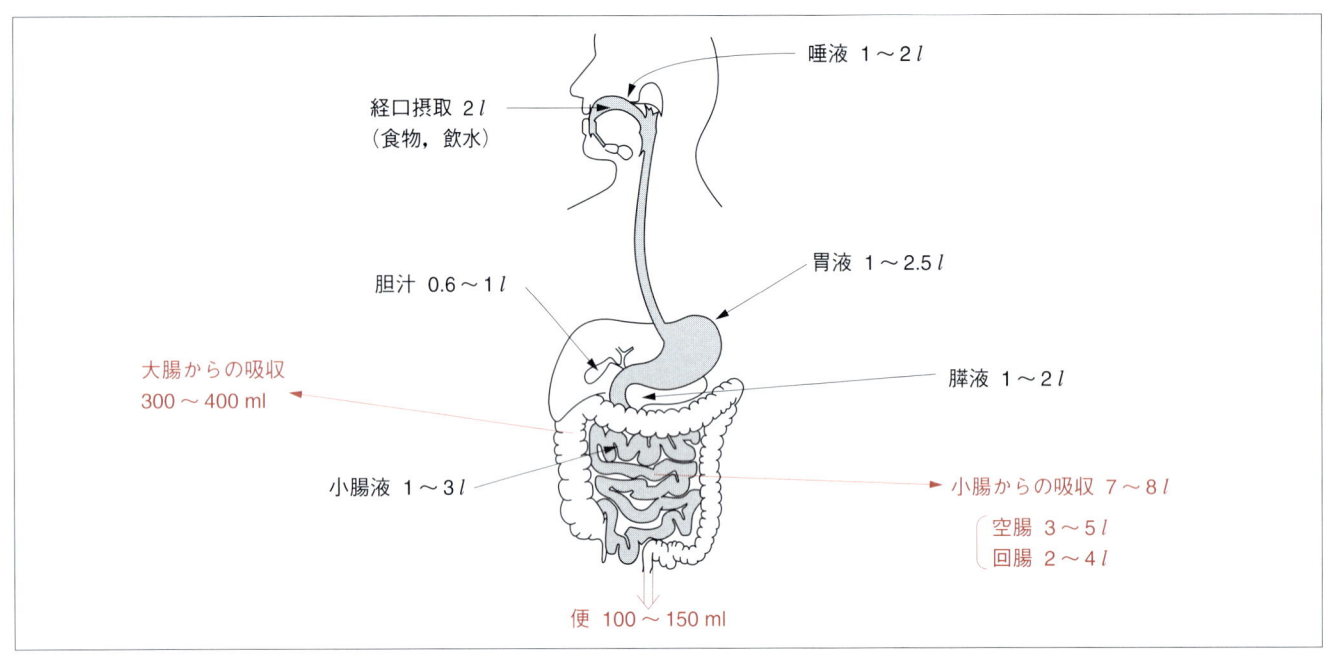

図 16-1 消化管における水の吸収と分泌

下痢とは

健康成人の1日の排便は1～2回，糞便量はおよそ100～200 gで，100～150 mlぐらいの水分を含んでいる．下痢 (diarrhea)とは，1日の糞便量が250 g (湿重量) 以上に増加し，便が液状ないしはそれに近い状態で，頻回の排便がある状態をいう．

臨床的に急性と慢性の下痢に分けられる．急性下痢はしばしば腹痛を伴って急激に発症し，通常1日4回以上の排便があり，7～10日程度で改善する．これに対して，慢性下痢は2～3週間以上，下痢が持続するものである．

腸管における水の吸収と分泌の仕組み

下痢の病態理解には腸管における水の吸収と分泌の仕組みを知る必要がある．消化管では1日におよそ10 lの大量の水の出納が行われている．通常，健康成人では食事および飲水により約2 lの水分を摂取している．これに加えて唾液1～2 l，胃液1～2.5 l，胆汁0.6～1 l，膵液1～2 l，小腸液1～3 lが外分泌液として腸管腔内に入ることになる．これにはNa$^+$ 600～1,100 mEq，K$^+$ 75～100 mEqと各種の栄養素が含まれている．

水分の70～80％は小腸で吸収され，回腸末端では泥状となり，約500 mlのみが大腸に移行する．残りの20～30％ (300～400 ml) が結腸で再吸収され，糞便中には約1％ (100～150 ml) が排泄されるにすぎないことになる (図16-1)．

腸管の運動は自律神経に支配されており，これに消化管ホルモンや心身医学的因子も関与すると考えられる．腸管の機能が正常であれば水分吸収能には余裕があり，飲水量や分泌量が増加しても糞便中の水分量は変わらず下痢をきたすことはない．

表 16-1 下痢の原因別分類

浸透圧性下痢	塩類下剤 (酸化マグネシウムなど)，ラクツロース，ソルビトール，鉄剤 ブドウ糖吸収障害，ガラクトース吸収障害 ダンピング症候群 腸管バイパス，短腸症候群
分泌性下痢	ゾリンジャー・エリソン症候群 コレラ，病原性大腸菌，ブドウ球菌 小腸クローン，胆嚢摘除 慢性膵炎，下剤 (センナ)
滲出性下痢	潰瘍性大腸炎，クローン病 細菌性下痢 (赤痢，サルモネラ，ブドウ球菌，大腸菌，ビブリオなど) ウイルス性腸炎 虚血性腸炎，偽膜性腸炎，腸結核，放射線性腸炎 寄生虫性疾患 (アメーバ赤痢など)
腸管運動異常による下痢	過敏性大腸症候群，甲状腺機能亢進症 糖尿病，アミロイドーシス
透過性亢進による下痢	肝硬変症，特発性門脈圧亢進症 悪性リンパ腫による腸管リンパ管閉塞

下痢をきたす機序

腸管における水分の出納が乱れ，便中の水分量が増加すると下痢になる．次のような原因が考えられる．

浸透圧性下痢

食物は消化液と混和されながら腸管を進み，上部小腸は水

表 16-2　おもな細菌性食中毒

病原菌	おもな分布	潜伏期間	おもな症状
黄色ブドウ球菌	手指の化膿巣，鼻前庭，動物	1〜6時間	悪心，嘔吐，下痢，腹痛
腸炎ビブリオ	魚介類，海水	4〜28時間	下痢，腹痛，悪心，嘔吐
ウェルシュ菌	家畜，ペット，ヒト，土壌，食肉	5〜24時間	下痢，腹痛
サルモネラ属菌	食肉，家畜，ペット，淡水魚	6〜72時間	下痢，腹痛，発熱，悪心
病原性大腸菌	ヒト，家畜，河川，井戸水	6〜72時間	下痢，腹痛，発熱，悪心（病原菌により粘血便〜血便）
ボツリヌス菌	土壌，河川，魚介類，土の入る可能性のある食品	12〜36時間	神経麻痺（複視，嚥下困難，発声困難，呼吸困難）
キャンピロバクター菌	家畜，ペット，食肉	1〜7日	下痢，腹痛，発熱，頭痛

電解質に対する透過性が高いため，内腔と血液間の浸透圧勾配はほぼ平衡状態にある．もし腸管内に高い浸透圧をもつ物質が存在すると，体液が血管内から腸管に移行して腸管内容液が増加し浸透圧性下痢が起こる．

原因としては，第一に消化管で吸収されにくい高浸透圧性物質の摂取がある．酸化マグネシウムなどの塩類下剤，ラクツロース，ソルビトールなどの非吸収性糖質，鉄剤などが含まれる．第二は酵素欠損があるために食物中の栄養素が消化・吸収されず高浸透圧状態になるもので，ラクターゼ欠損による乳糖不耐症では，牛乳製品を摂取するとそこに含まれる乳糖が消化されず，腸管内に浸透圧の高い乳糖が増加し下痢をきたす．

第三は腸管内に急速に高張な食物が流入した場合に起こるもので，胃切除後のダンピング症候群がこれにあたる．消化液が十分に混和されていない食物が急速に腸管内に送り込まれるため浸透圧が高くなり下痢をきたす．第四は腸管の吸収面積が減少したため摂取された食物が十分に吸収できないもので，腸管のバイパス手術後や短腸症候群がこれに該当する．

分泌性下痢

消化管粘膜の分泌が異常亢進して水分量が増大したために下痢が起こるものである．原因としては，第一に消化管の分泌を促進するホルモンが過剰に産生されるために起こるもので，ガストリン産生腫瘍であるゾリンジャー・エリソン症候群（Zollinger-Ellison syndrome）では胃液の過剰分泌により下痢をきたす．第二は細菌の産生するエンテロトキシンが腸腔内吸収細胞膜の受容体に結合して，cAMPの生成などの情報伝達系を介してNaの吸収不良と腸管の水分過剰をきたし下痢となる．コレラ菌，大腸菌，ブドウ球菌などは毒素産生によりこのような分泌性下痢を起こす．これに対し赤痢菌は，直接腸管粘膜に侵入して粘膜障害を起こし下痢をきたす．

第三は胆汁酸が過剰に結腸へ排出された結果下痢になるもので，小腸クローン病，回腸切除後，胆摘後などで起こる．多量の胆汁酸が結腸に排出すると，腸内細菌によって脱抱合を受け電解質と水分の過剰分泌を起こすため下痢を惹起することになる．第四は大量の脂肪酸の影響で下痢となるもので，脂肪性下痢といわれる．慢性膵炎などによる膵外分泌機能不全で起こり，脂肪酸が結腸での水分と電解質の分泌を促進するため下痢を惹起することになる．このほかセンナなどの下剤を大量に投与すると，腸管からの水分分泌を刺激するため下痢となる．

滲出性下痢

炎症などで腸管粘膜が障害されると吸収能力が低下し，腸管壁の透過性が亢進して下痢となるものである．潰瘍性大腸炎やクローン病などの炎症性腸疾患，赤痢菌，キャンピロバクター菌，大腸菌，ブドウ球菌，サルモネラ菌などによる細菌性腸炎，ウイルス性腸炎，虚血性腸炎，偽膜性腸炎，腸結核などの下痢が該当する．

腸管運動異常による下痢

腸管運動が亢進して腸管内容物の通過時間が短縮すると，水分を含む食物の吸収が悪くなり下痢となるもので，過敏性大腸症候群や甲状腺機能亢進症の下痢がこれにあたる．また，逆に腸管内容物の通過時間が延長しても小腸内で細菌が増殖して，脱抱合型胆汁酸や水酸化脂肪酸が産生され，結腸での水分分泌が促進されて下痢となる．糖尿病やアミロイドーシスではこの機序で下痢が起こる．

透過性亢進による下痢

腸管粘膜の絨毛内毛細血管の静水圧が亢進し，腸管から水分が漏出して下痢となるもので，肝硬変症や悪性リンパ腫による腸管リンパ管閉塞などがこれにあたる．

下痢の患者の診察

病歴で重要なのは，下痢出現の時期や回数，持続期間，腹痛や発熱，嘔吐などの随伴症状の有無で，それとともに水様性か粘血便かなどの便の性状，発酵臭などの臭いなどである．食中毒が疑われるときには，食物摂取と発症との間隔（潜伏期間）が原因菌の手がかりとなる（表16-2）．

赤痢アメーバ，サルモネラ，ランブル鞭毛虫感染症，熱帯性スプルーなどでは海外渡航歴，居住歴が重要である．また，既往歴では腹部手術，放射線治療，薬物服用の有無などに注意する必要がある．

身体所見としては，全身状態では発熱，脱水の有無が大事で，腹部では圧痛，腸グル音，筋性防御の有無などが重要である．

便の検査では肉眼的所見も重要で，とくに鮮紅色の血液を混じている場合には直腸，S状結腸，下行結腸の活動性炎症の存在を示唆している．細菌性腸炎が疑われる場合には，抗生物質の投与前に便の細菌培養検査が必要である．抗生物質投与後に下痢の発症をみた場合には，偽膜性腸炎を疑って Clostridium difficile 毒素の検査が必要である．

略語

cAMP：adenosine 3′,5′-cyclic monophosphate

17 嚥下困難

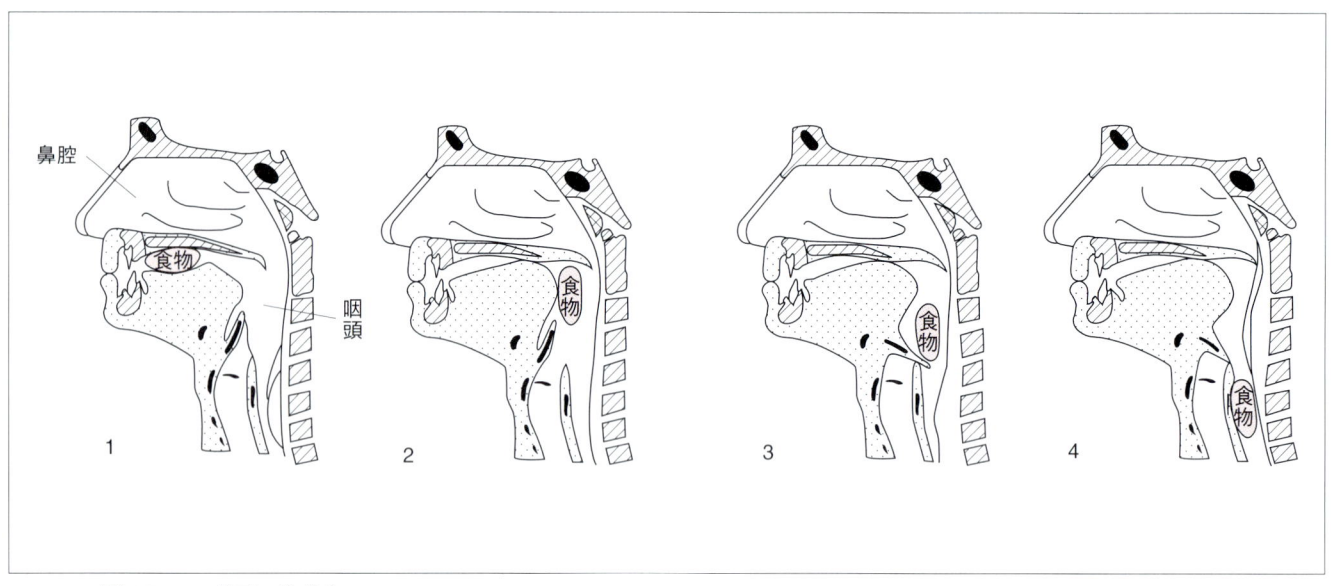

図 17-1 嚥下の仕組み
1. 口が閉じられ，舌が口蓋側にあがり，後退するように動いて食物を咽頭に押し込む（口腔側が遮断）．
2. 咽頭の上部の筋肉が収縮し，軟口蓋があがる（鼻腔側が遮断）．その後，咽頭の上部および中部の筋肉が収縮し，食物が中央のスリット状の溝を下行する．
3. 声門が閉じ，頸部の筋肉が収縮して喉頭が前方にあがり，咽頭蓋が翻転して気道が閉鎖される．
4. 喉頭が挙上して上食道括約筋が開く．咽頭の筋肉の収縮で食物が食道に入ると，蠕動運動で胃への移動が始まる．

器質的障害

口腔
　口内炎

咽頭・喉頭
　舌炎，舌癌
　咽頭炎，咽頭癌
　扁桃炎

食道
　食道癌
　食道炎
　良性腫瘍
　食道異物
　外部からの圧迫
　　（肺癌，縦隔腫瘍，
　　　大動脈瘤など）
　食道潰瘍
　食道裂孔ヘルニア
　胃噴門癌

機能的障害

嚥下中枢
　出血，血栓症，腫瘍，外傷など

舌咽神経
　重症筋無力症などの筋力低下

迷走神経

上部食道括約筋（UES）
　UES圧低下
　筋萎縮性側索硬化症

食道蠕動低下
　進行性全身性硬化症

下部食道括約筋（LES）
　LES圧亢進
　アカラシア

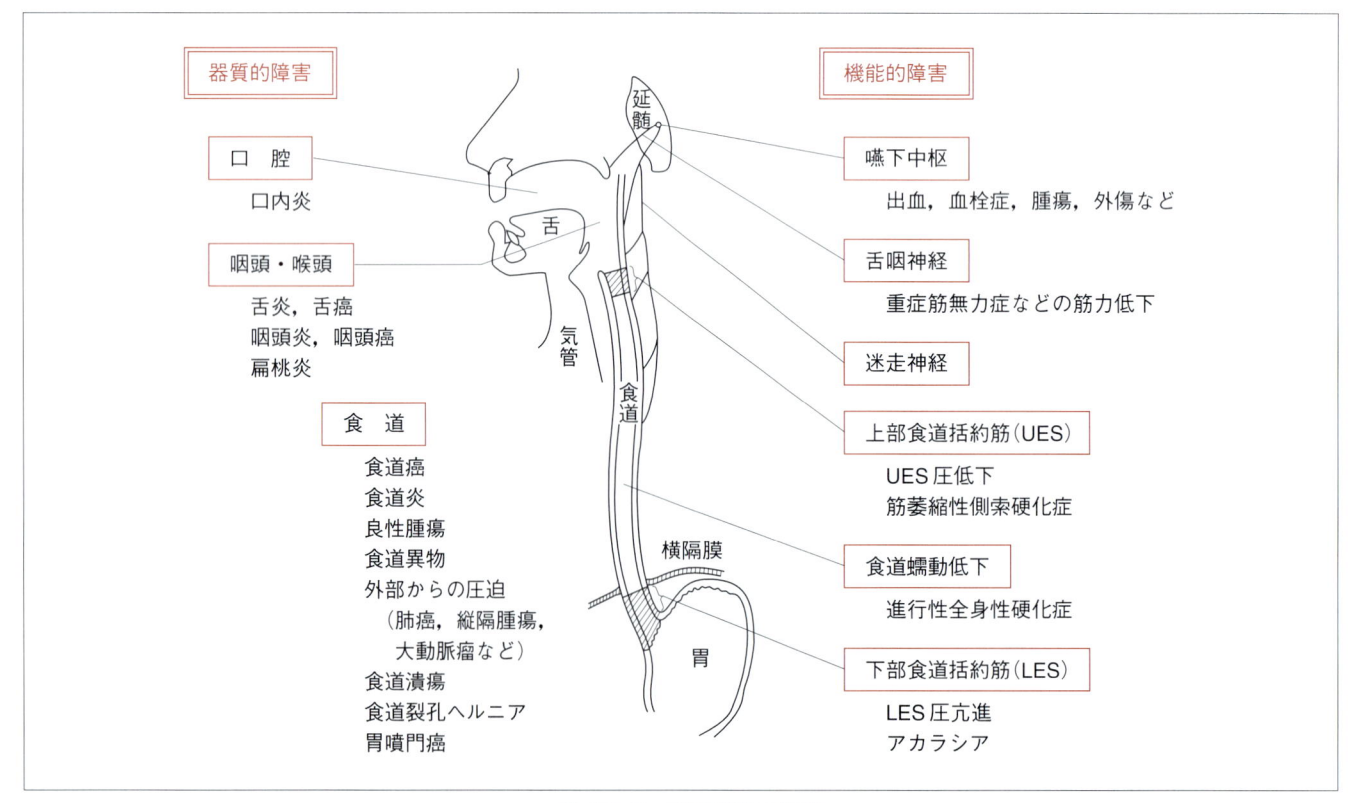

図 17-2 嚥下困難の機序

嚥下困難とは

嚥下とは，口に入れた食物を咽頭，食道を経て胃に送り込む一連の過程をいう．嚥下は反射的に行われ，反射の中枢は延髄にある．嚥下運動は口腔期，咽頭期，食道期の3期に分けられる．

口腔期は，口腔から主として舌の動きによる随意運動で食物を咽頭まで送り込む過程をさし，三叉神経，顔面神経，副神経の支配を受けている．

咽頭期は，咽頭から反射的に食物を食道入口まで送り込む過程で，舌咽神経，迷走神経の支配を受けている．反射により不随意運動が連続して起こり，食物が喉頭に入り込まないようになっている．

最後の食道期は，食道入口から不随意運動の蠕動によって食物を胃の噴門部まで送り込む過程で，迷走神経の支配を受けている．

嚥下困難(dysphagia)とはこの過程のどこかに障害があり，食物の通過が円滑に行われない状態をさしている．患者は「うまく物が飲み込めない」，「食物が途中でつかえる感じがする」，「物を飲み込むときにむせる」などの訴えで表現する．

嚥下の仕組み

食物が舌の運動によって口腔から咽頭腔に送られると，咽頭粘膜の神経受容体が刺激され，その刺激は舌咽神経と迷走神経を介して延髄にある嚥下中枢を興奮させ，咽頭筋の収縮を起こさせる．この収縮は食道に向かう連続的な蠕動性の収縮で，ついで輪状喉頭筋の弛緩が起こり，"ゴクン"と飲み込む感じで食物は食道に移送される(図17-1)．食道上端には上部食道括約筋(UES)が存在し，食道内容物の咽頭への逆流を防いでいる．

食道に入った食物は重力と蠕動運動によって下部へと送られる．蠕動運動は一次蠕動と二次蠕動に分けられ，一次蠕動は嚥下運動によりUESから生じて下部食道へ向かう収縮波である．これに対して二次蠕動は，嚥下運動とは無関係に拡張した食道の近位から生じる．食道下端には下部食道括約筋(LES)があり，胃内容逆流防止機構として働いている．二次蠕動波がこのLESに達するとそのすぐ上の部分が膨らみ，圧が一定以上に上昇するとLESは弛緩して食物が胃内に放出されることになる．

嚥下困難の機序

上記の嚥下運動のいずれかの過程に障害が起こると，いわゆる嚥下困難の症状が現れる．嚥下困難の原因は器質的障害と機能的障害に大別され，さらに障害の部位別にそれぞれ中枢性障害と口腔・咽頭・食道の障害に分けられる(図17-2)．また，精神的要因によっても生じる．

器質的障害

口腔・咽頭の障害 口内炎，舌炎，咽頭炎，扁桃炎などの炎症では嚥下痛を伴った嚥下困難をきたす．また，舌癌や咽頭癌，喉頭癌，甲状腺癌による浸潤や圧迫による通過障害によっても嚥下困難を起こす．

食道の障害 食道内腔の狭窄によって嚥下困難が起こるもので，食道癌，胃噴門癌の食道浸潤，食道炎，魚骨などの食道異物，食道裂孔ヘルニア，肺癌，縦隔腫瘍，胸部大動脈瘤，あるいは大血管の走行異常による圧迫などによって症状が出現する．流動物よりも固形物のほうが通過障害が強くみられる．中高年者の嚥下困難では，まず食道癌を疑ってバリウム検査や内視鏡検査を行う．

強い鉄欠乏性貧血では，鉄欠乏によって上部食道粘膜の萎縮が起こり嚥下困難をきたす．この場合には食道バリウム検査で膜様狭窄(web)を認める．

機能的障害

中枢神経系，筋の障害 中枢神経系障害としては，嚥下中枢のある延髄の出血，血栓症，腫瘍，外傷，進行性球麻痺，仮性球麻痺，パーキンソン病，多発性硬化症，ボツリヌス中毒などが知られている．末梢性神経障害ではジフテリアや糖尿病による嚥下困難がある．

筋疾患では重症筋無力症，咽頭筋ジストロフィー症などの筋力低下や多発性筋炎で嚥下困難が出現する．

食道の機能的異常 筋力の低下や筋肉の過緊張によって運動異常をきたし，食物の移送が妨げられ嚥下困難が起こる．筋萎縮性側索硬化症ではUES圧が低下して嚥下困難が現れる．食道下端が拡張不全をきたす食道アカラシア，LESの機能不全と一次蠕動波が減弱する進行性全身性硬化症(PSS)，嚥下により非蠕動性の反復性収縮波が出現する汎発性食道痙攣などがこれに含まれる．固形物でも流動物でも嚥下困難をきたし，ときには流動物でより通過しにくいのが特徴である．

精神的要因

ヒステリー患者では，ときにのどないし胸部に食物塊がたまっている感じを訴えることがあり，"ヒステリー球"という．これは嚥下とは関係しないことが多く，食物や液体の通過は悪くないことで真の嚥下困難と鑑別できる．

種々の検査でも異常は認めないのに強い嚥下困難感が持続する場合があり，咽喉頭異常感症としてまとめられる．固形物や流動物の嚥下は問題なく，唾液の嚥下に違和感を訴えるのが特徴である．咽喉頭運動の異常を検出できないような場合には，精神的な要因が考えられる．

嚥下困難患者の診察

病歴では嚥下困難の現れた時期(急性か慢性か)，疼痛を伴っているか，固形物と流動物とで嚥下困難がみられるかなどの情報が重要である．

身体所見としては貧血，るい痩などの全身状態や，甲状腺腫の有無，運動障害などの神経症状が関連するが，嚥下困難の原因に対する診断的価値は低い．

嚥下困難の診断では，バリウム嚥下が最も価値のある検査である．食道癌では造影により腫瘤，鋸歯状，らせん状，漏斗状，表在型などの病変が認められる．アカラシアでは高度の拡張所見と，それにつづく噴門部の狭窄が特徴である．食道粘膜病変では内視鏡検査が重要で，生検も必要である．肺癌，縦隔腫瘍，大動脈瘤などの圧迫については，胸部X線写真ないしCT検査が有効である．

略語

LES : lower esophagus sphincter, PSS : progressive systemic sclerosis, UES : upper esophagus sphincter

18 高血圧

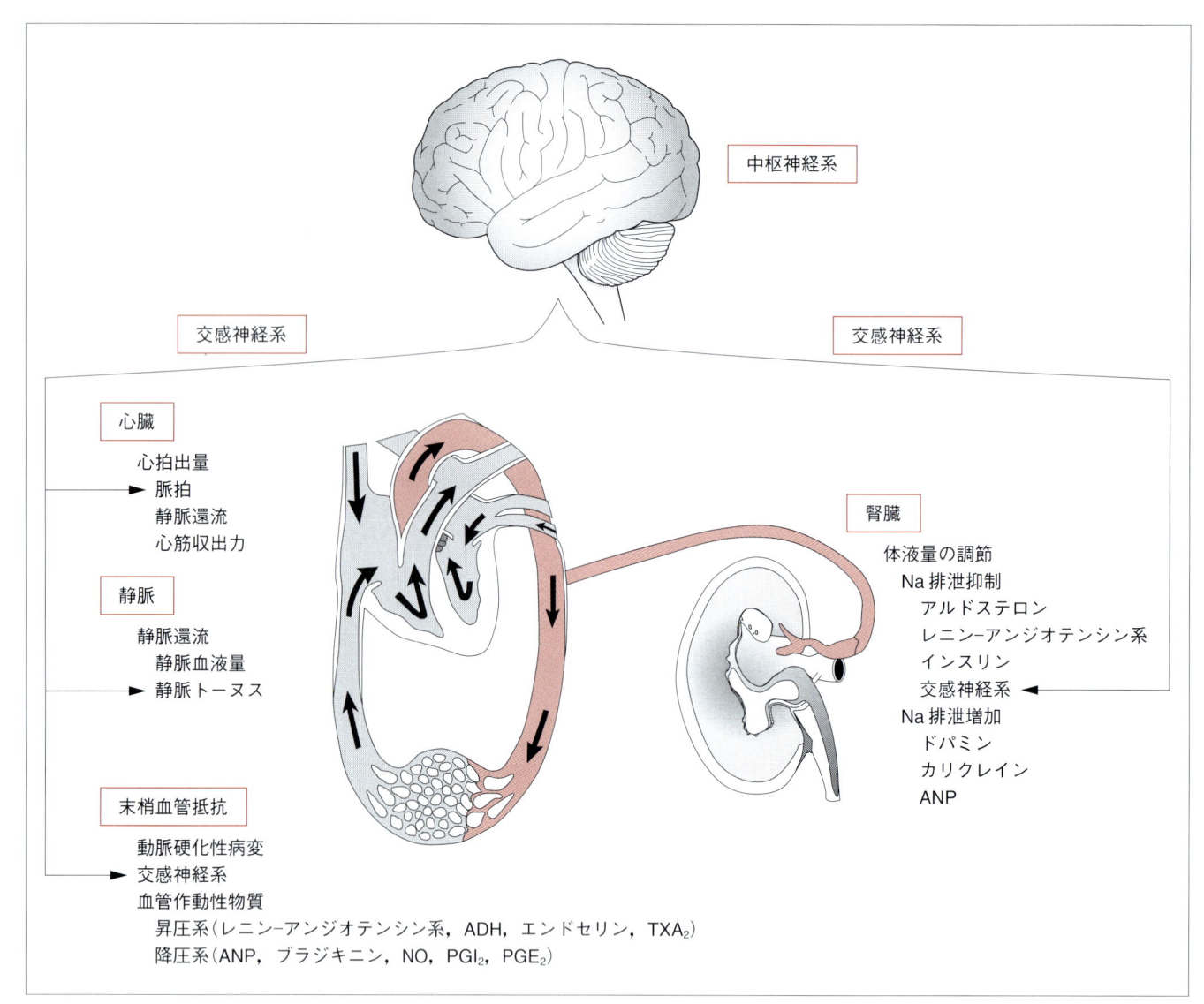

図 18-1 血圧調節の仕組み

高血圧とは

　血液は心臓の収縮によって全身を循環し，赤血球中のヘモグロビンが全身の諸臓器に酸素を運搬している．この血液の循環中に血管腔内に生じる圧力を血圧（blood pressure）という．

　高血圧（hypertension）は全身の動脈血圧の慢性的な上昇と定義され，一般には数回測定した収縮期血圧が140 mmHg以上，あるいは拡張期血圧が90 mmHg以上のいずれかを満たした場合に高血圧と判断する．最近のWHOの高血圧治療ガイドラインによると，収縮期血圧が130 mmHg未満，拡張期血圧が85 mmHg未満を正常血圧とし，高血圧を表18-1のように軽症，中等症，重症の3段階に分類している．

表 18-1 WHOによる高血圧の分類と血圧レベル

分　類	収縮期血圧 （mmHg）	拡張期血圧 （mmHg）
至適血圧	＜120	＜80
正常血圧	＜130	＜85
正常高値血圧	130〜139	85〜89
軽症高血圧	140〜159	90〜99
境界域高血圧	140〜149	90〜94
中等症高血圧	160〜179	100〜109
重症高血圧	≧180	≧110
収縮期高血圧	≧140	＜90
境界域収縮期高血圧	140〜149	＜90

収縮期血圧と拡張期血圧が異なった区分に入る場合はより高い分類を採用（WHO/ISH高血圧治療ガイドライン，1999より）

血圧調節の仕組み

血圧は心拍出量と末梢血管抵抗の積で決定される．心拍出量は心拍数と1回心拍出量の積であり，1回心拍出量は循環血液量などの体液量，静脈還流，心筋の収縮力によって決定される．また，心拍数は交感神経系，副交感神経系によって調節される．さらに，体液量は食事などによるNa摂取量と腎におけるNa排泄量によって影響される．

一方，末梢血管抵抗は動脈硬化などの末梢血管の形態学的変化と，交感神経系，レニン-アンジオテンシン系，抗利尿ホルモン（ADH），エンドセリン，トロンボキサンA_2（TXA_2）などの昇圧系と，心房性利尿ホルモン（ANP），ブラジキニン，一酸化窒素（NO），プロスタグランジン（PG）I_2，PGE_2などの降圧系の血管作動性物質の増減，およびそれに対する反応性によって規定される（図18-1）．

血圧の測定

血圧は大変動揺しやすく，測定時間，測定時の環境や体位によって影響を受けやすい．膀胱充満，寒冷，食事，喫煙などの血圧に影響を与える状態を避け，5～10分間の安静ののち，できるだけ一定の条件で測定する．衣服などで上腕を圧迫しないようにし，カフはマンシェットの中央部が上腕動脈にかかり，しかも肘窩にかからないような位置で，指が1～2本入るくらいのきつさで巻く．カフの位置は心臓の高さにする．

外来での血圧測定は通常座位で行うが，ときに臥位あるいは立位での測定も必要である．通常，血圧に左右差はないが，差がある場合には血管狭窄の可能性があり，精査が必要である．

高血圧の原因

本態性高血圧症（EHT）

後述するような明らかな原因のある二次性高血圧を否定できれば本態性高血圧症と診断されるが，これは高血圧患者のおよそ90％を占める．両親や同胞，祖父母などに高血圧を有する者が多く，加齢とともに頻度が増してくる．放置すると動脈硬化が進行し，脳血管障害，うっ血性心不全や虚血性心疾患，腎障害，大動脈瘤，末梢循環不全などをきたしてくる．

本態性高血圧症では，二次性高血圧症とは異なり，遺伝因子，食塩の過剰摂取，交感神経系の関与，インスリン抵抗性など多くの因子がかかわっている．遺伝因子としては，レニン-アンジオテンシン系遺伝子や，インスリン抵抗性に関与する遺伝子など多数の遺伝子異常が推定されている．

たとえば，昇圧系に主たる働きをしているレニン-アンジオテンシン系カスケードの出発点にあるアンジオテンシノゲン遺伝子の，エクソン2に存在する235番目のメチオニンがスレオニンに変異しているM235T多型で高血圧の頻度が高いとされている．

1日の食塩摂取量が3g未満では高血圧の発症が少ないことから，食塩過剰摂取は高血圧発症の重要な要因と考えられる．高血圧では腎でのNa排泄能が低下しているが，これを補うように視床下部などからジギタリス様物質が放出されて腎でのNa利尿に働く．しかし，同時にNa/Ca交換系を抑制するため血管平滑筋などの細胞内Ca濃度は上昇し，血圧の上昇をきたすものと考えられている．

ストレスなどにより交感神経系が亢進すると，心臓でのβ受容体が刺激されて心拍数と1回心拍出量の増加が起こり血圧は上昇する．また，腎でのレニン遊出によってアンジオテンシンⅡ，アルドステロンが活性化し，尿細管での再吸収が促進され，水およびNaの貯留が起こり血圧は上昇する．さらに，動脈系のα受容体の刺激によって血管の収縮が起こり，静脈系では静脈圧の上昇によって静脈還流量が増加し，いずれも血圧上昇に働く．

インスリン非依存性糖尿病や肥満でみられるインスリン抵抗性は高インスリン血症をきたし，これは交感神経系を刺激するとともに，Na貯留に働き高血圧をまねくと考えられている．

腎性高血圧症

慢性糸球体性腎炎などの腎疾患による高血圧で，二次性高血圧症のなかでは最も頻度が高い．これは腎からのNaおよび水の排泄が障害され体液量が増大し，血圧が上昇するもので，浮腫や蛋白尿が認められる．

腎血管性高血圧

腎動脈の主幹部ないし分岐部に狭窄があると灌流圧が低下し，レニン分泌が亢進して血圧が上昇するものである．血漿レニンが高値を呈し，アンジオテンシン変換酵素（ACE）阻害薬であるカプトプリルの投与で血漿レニン活性の上昇がみられること（カプトプリルテスト陽性）で本症が疑われる．確定診断は腎動脈造影による狭窄の証明でなされる．

原発性アルドステロン症（primary aldosteronism）

副腎からのアルドステロンの過剰分泌による高血圧で，副腎の腫瘍や両側性の過形成による．アルドステロンは，遠位尿細管に作用しNa再吸収を促進してNa貯留が起こり，循環血液量が増加し高血圧を呈する．低カリウム血症と血漿レニン活性の低下が特徴的である．

褐色細胞腫（pheochromocytoma）

副腎髄質のクロム親和性腫瘍から分泌されるカテコールアミンの分泌過剰による高血圧である．心悸亢進や頭痛，発汗などを伴い，ときに発作性の高血圧を呈し，代謝亢進や高血糖も伴う．カテコールアミンの代謝産物であるバニリルマンデル酸（VMA）の尿中での高値や，血中および尿中のカテコールアミンの高値によって診断される．

クッシング症候群（Cushing syndrome）

コルチゾールの過剰分泌による高血圧で，副腎皮質の腺腫や癌によるものと，下垂体ないし異所性腫瘍からの副腎皮質刺激ホルモン（ACTH）分泌亢進による副腎過形成によるものとがある．コルチゾールによる体液量の増加，レニン-アンジオテンシン系の活性化，血管反応性の亢進により血圧が上昇する．

略語

ACE : angiotensin converting enzyme, ACTH : adrenocorticotropic hormone, ADH : antidiuretic hormone, ANP : atrial natriuretic peptide, EHT : essential hypertension, NO : nitric oxide, PG : prostaglandin, TXA_2 : thromboxane A_2, VMA : vanillylmandelic acid

19 ショック

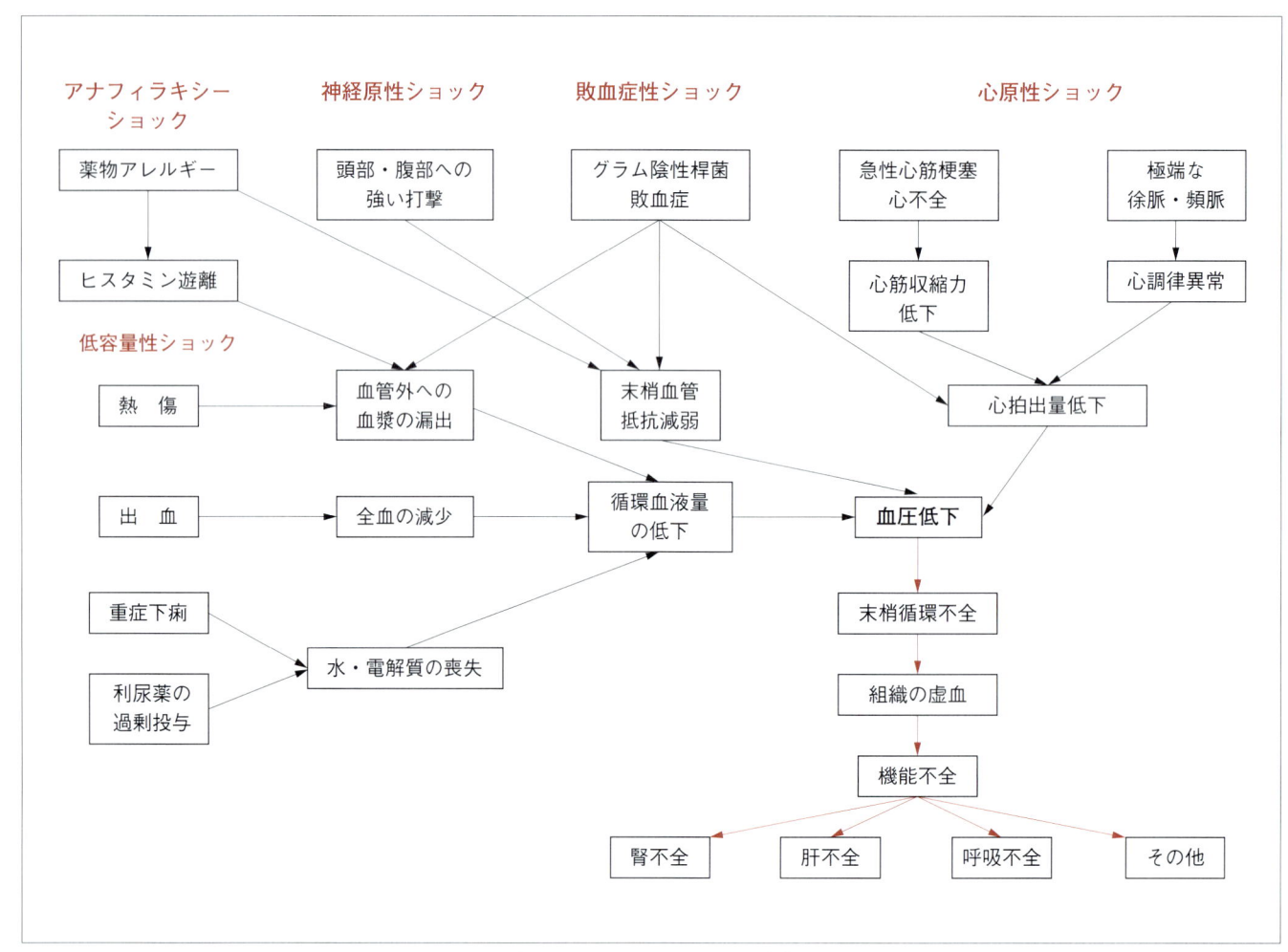

図 19-1 ショックの原因と病態

ショックとは

種々の原因によって急激な血圧の低下が起こり，循環不全のために諸臓器が必要とする血流が得られず酸素不足，すなわち虚血状態をきたし，機能不全に陥った状態をショック（shock）という．さらに進行すると不可逆的な障害を起こし生命を脅かす危険性が高いため，迅速な病態の判断と適切な救急処置が必要である．

ショックの原因

ショックは，何らかの原因によって動脈圧が低下して全身の循環不全が起こったものである．動脈圧は循環血液量，心拍出量，末梢血管抵抗によって規定されるため，それぞれの因子の障害によって急激な血圧の低下からショック状態を引き起こすと考えられる．

循環血液量の減少によるショック

循環血液量の減少によって急激な血圧低下を起こし，ショック状態にいたるもので，原因として大量の出血による血液量の減少，熱傷や敗血症での細菌毒素による血漿成分の血管外への漏出，および重症の下痢や利尿薬の過剰投与などによる水・電解質の減少などによって起こる．出血の場合，循環血液量の10％程度の喪失に対しては代償機転が働くが，20～25％以上の急激な出血では低容量性ショック（hypovolemic shock）を起こす．

心原性ショック

心臓のポンプ機能の低下によって心拍出量が減少し，血圧の急激な低下をきたしたもので，急性心筋梗塞による心筋収縮力の低下や，心タンポナーデによる心臓圧迫，極端な徐脈や頻脈による心調律異常によるものなどがある．心筋梗塞では，心筋の35～40％以上が壊死に陥ると心原性ショック（cardiogenic shock）を起こすと考えられる．

末梢血管抵抗低下によるショック

薬物によるアナフィラキシーショック（anaphylaxy shock）で

表19-1 ショックをきたす原因疾患

低容量性ショック	
出血	胃潰瘍，食道静脈瘤破裂
	大動脈瘤破裂などによる大量出血
熱傷	広範囲の熱傷
その他	重症の下痢，利尿薬の過剰投与
心原性ショック	
心筋収縮力の低下	急性心筋梗塞，心筋炎，心タンポナーデ
心調律の異常	極端な徐脈，頻脈
敗血症性ショック	グラム陰性桿菌敗血症など
アナフィラキシーショック	薬物アレルギー（ペニシリン，造影剤，鎮痛薬）
	蜂毒
神経性ショック	強い疼痛，恐怖，興奮，脊髄損傷

は，抗原抗体反応によって放出されたヒスタミンによって血管透過性が亢進するとともに，血管抵抗が減弱して血圧が低下する．また，グラム陰性桿菌などによる敗血症性ショック（septic shock）では，循環血液量の減少と心臓ポンプ作用の低下に加えて，末梢血管抵抗の低下によって重篤な血圧低下を引き起こす．腹部や頭部への強い打撃や強い精神的衝撃による神経原性ショックでは全血液量は変化しないが，末梢血管抵抗が低下することによって有効循環血液量が減少し，意識喪失，徐脈とともに血圧が低下する．

ショックの症状

ショックに共通の症状として，蒼白（pallor），虚脱（prostration），冷汗（perspiration），脈拍触知不能（pulselessness），呼吸不全（pulmonary deficiency）という"5つのP"が知られている．

循環不全に陥ると循環血液量分布の中心化が起こり，脳，肝臓，腎臓などの重要臓器への血液循環を保つため，皮膚への血液量が激減し皮膚の蒼白がみられる．また，血圧下降により虚脱状態となり，血圧を維持しようとして交感神経系が働くため発汗が起こり，皮膚は低温のため冷汗となる．浅い頻脈となり，脈拍は触れにくくなるが，激痛を伴うような場合には迷走神経反射によって徐脈を呈することもある．呼吸は，意識障害が中等度以下の場合には呼吸促迫となり，さらに進行すると深い呼吸となる．

通常，収縮期血圧が90 mmHg以下，あるいは通常の血圧よりも30 mmHg以上低下した場合にショックと考える．すなわち，ショックの重症度に比例して収縮期血圧は低下する．極端に血圧が低下し，しかも末梢の動脈が収縮していると血圧測定が困難なことがある．こういった場合には，動脈にカテーテルを挿入し直接動脈圧をモニターする．

全身所見としては神経症状および意識レベルの低下が重要である．ショックが軽症の場合には，不安感，倦怠感，立ちくらみ，耳鳴などの症状が現れ，重症になるに従って不穏状態，胸内苦悶，眼前暗黒感，錯乱，痙攣，意識消失にいたる．

意識レベルが低下した状態で搬送された場合には，付添いの人あるいは発症の状態を目撃した人から，その状態を起こした前後の様子や虚血性心疾患，不整脈，ペースメーカー埋め込みの既往などを詳しく聞く必要がある．

ショック状態では尿量のチェックが重要である．これは血圧が低下して腎血流量が減少すると乏尿（oliguria）を呈するからである．収縮期血圧が80 mmHg程度まで維持されていると腎動脈血流は比較的保たれているが，70 mmHg以下になると急速に腎血流量は減少する．一般に25 ml/時未満の乏尿となった場合にはショックの可能性が高い．バルーンカテーテルを膀胱に挿入し，30分あるいは1時間ごとに尿量を測定することによって尿量減少の推移を正確に知ることができる．

通常のショックでは皮膚温は低下する．たとえば出血性ショックでは循環血液量が減少し，交感神経系の作用によって血管の収縮が起こり，末梢循環不全となって，皮膚は冷たくなる．これをcold shockとよぶ．これに対して敗血症性ショックでは，初期にhyperdynamic stateといわれる状態となり，心拍出量は増大，末梢血管抵抗は減弱し，発熱も伴うため皮膚はむしろ暖かい．これをwarm shockという．

20 胸　痛

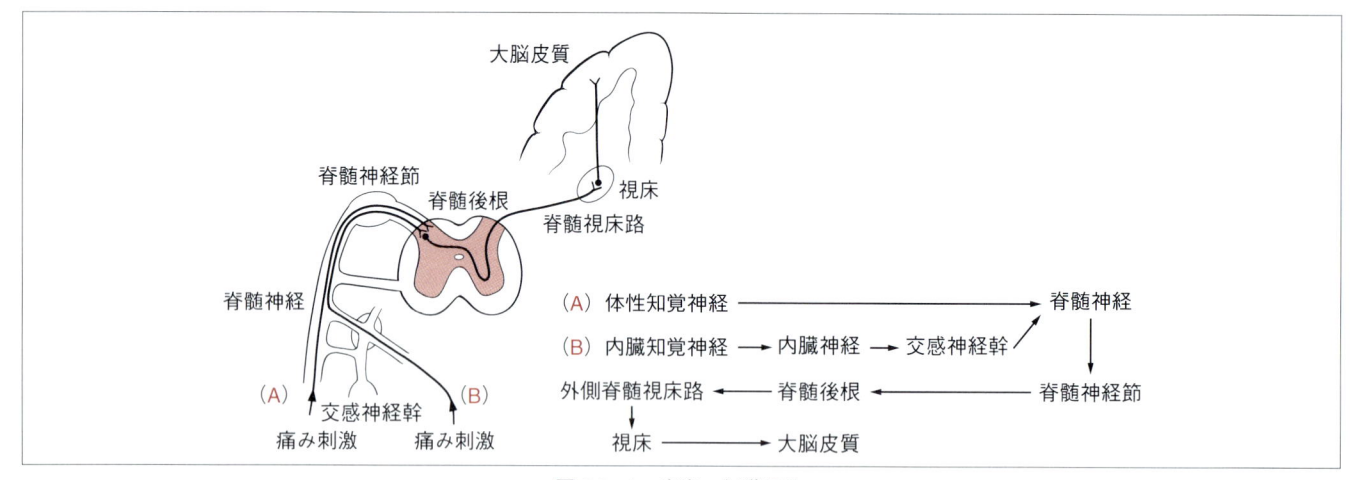

図 20-1　疼痛の伝導経路

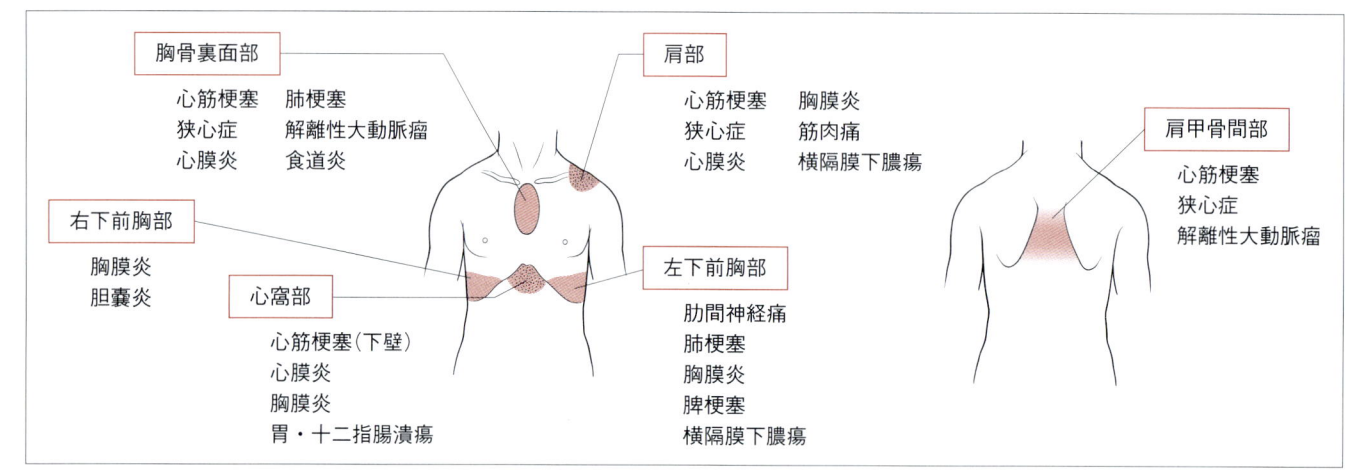

図 20-2　胸痛の部位と主な疾患

胸痛とは

　胸痛(chest pain)とは，主として心臓や肺などの胸腔内臓器や胸郭，同部の筋肉骨格構造に由来する疼痛であるが，ときに上腹部の内臓に由来することもある．また心因性の痛みもあるほか，肋間神経痛のような軽症のものから，急性心筋梗塞や肺梗塞などのように一刻を争う緊急処置が必要な重大な疾患までが含まれる．

胸痛が出現する仕組み

　胸痛は，主として胸郭内の臓器の神経末端受容器が機械的刺激や化学的刺激を受けたときに，脊髄神経や自律神経を介して大脳皮質や視床に伝達されて出現する（図20-1）．胸痛は，その発生源から，表在性胸痛と内臓性胸痛に分けられる．

表在性胸痛

　胸郭を構成する皮膚，筋肉，骨，神経，血管などに分布する知覚神経に由来する疼痛であり，痛みの局在は明確で，比較的表面に近いところに鋭い痛みとして感じるのが特徴である．肋間神経痛は，部位によっては狭心症などの心臓疾患との鑑別が必要なこともあるが，心電図で異常がみられず，深吸気時に痛みが増強する傾向があり，肋間神経の走行に沿って圧痛がある．帯状疱疹が胸部で起こると，片側に表在性のチクチクした痛みがあり，しばらくすると帯状の水疱性発疹が現れる．発疹が改善したあとも神経痛が持続することがある．肋骨骨折が胸痛の原因であることもあるが，胸骨を上から押すと骨折部に痛みが生じることで鑑別できる．

内臓性胸痛

　心臓，肺，気管・気管支，胸膜，食道，大動脈などの胸腔内臓器に由来するものが多い．これらの臓器の炎症や虚血，物理的刺激による痙攣や強い伸展，拡張などが刺激となる．痛みの局在はあまり明瞭ではなく，しばしば原因臓器から離れた皮膚に関連痛が生じることがある．これは，腹痛の場合と同様に内臓痛の刺激が同じ脊髄神経支配領域の他の伝導路にまで及び，離れた場所に痛みを感じるものである．たとえば，心筋梗塞などの虚血の痛み刺激は交感神経節を経て脊髄

(T_1〜T_2)に入るが,この胸髄が支配する皮膚分節である胸骨裏面,左上肢の尺骨側,頸部や下顎などにも痛みが感じられることがある.

胸痛の鑑別

　胸痛の患者を診察するに当たって,最も留意すべきことは,胸痛の原因が急性心筋梗塞,肺梗塞,解離性大動脈瘤などの生命の危険を伴う重篤な疾患かどうかの迅速な判断である.とくに患者が苦悶状を呈していたり,チアノーゼやショック状態であればただちに入院させ,治療が必要である.

　病歴では,痛みの程度,部位,放散痛,悪心・嘔吐,呼吸困難,発熱,咳・痰などの随伴症状の有無が大事である.胸痛の部位別のおもな疾患を図20-2に掲げた.同じ前胸部の圧迫感でも安静にしていると5分以内で軽快するようであれば狭心症が疑われるし,それ以上持続し,ニトログリセリン(nitroglycerin)の舌下服用にても無効であれば急性心筋梗塞が疑われる.

　身体所見では,血圧,脈拍,呼吸数などのバイタルサインが非常に重要である.心雑音や心膜摩擦音の有無,および起座呼吸や心音ギャロップ,湿性ラ音,頸静脈怒張などの心不全の有無が診断の助けとなる.

　胸痛の原因診断には心電図が重要である.典型的な急性心筋梗塞ではST上昇がみられ,時間の経過とともに異常Q波が出現する(図20-3).しかし,すべての急性心筋梗塞でこれらの心電図変化がみられるわけではないことに留意する必要がある.これに対して,狭心症の典型例では発作時にSTは下降し,症状の軽快とともに正常化する(図20-3).急性心膜炎でもSTの上昇を認めるが,心筋梗塞とは異なり上に凹であり,aV_RとV_1誘導を除くすべての部位で上昇している.肺梗塞ではQRSの右軸偏位と$Q_{II} T_{III}$の異常を示すが,心電図の変化がみられないこともある.

　胸部X線写真も胸痛の原因の診断に有用である.縦隔内大動脈陰影の拡大が認められると解離性大動脈瘤が疑われ,コンピュータ断層撮影(CT)検査や磁気共鳴映像法(MRI)検査で確定診断および解離の部位の診断を行う.また胸水の貯留は急性胸膜炎が,巾着様の心陰影の拡大は急性心膜炎が疑われる.もちろん肺野の腫瘍陰影を認めた場合は肺癌を疑って検査を進める必要がある.肺梗塞の診断に胸部X線像の有用性は低いが,広範な梗塞では近位肺動脈の拡張を認めることがある.

　検査所見としては,急性心筋梗塞のCPK(CK),GOT(AST),LDH,HBDの上昇が診断に用いられる.これらは障害された心筋から血中に遊離したもので,単に心筋梗塞の診断のみならず,心筋の障害された程度を知るのに有用である.最近ではCK-MB,ミオシン軽鎖やトロポニンTが,より心筋に特異性が高く臨床的な有用性が高い.

胸痛をきたすおもな疾患

心筋梗塞

　冠動脈の血栓による閉塞によって心筋の虚血壊死が起こるもので,広範囲の心筋が障害されると突然死を起こす可能性があり,これを切り抜けても心不全となる危険性がある.突

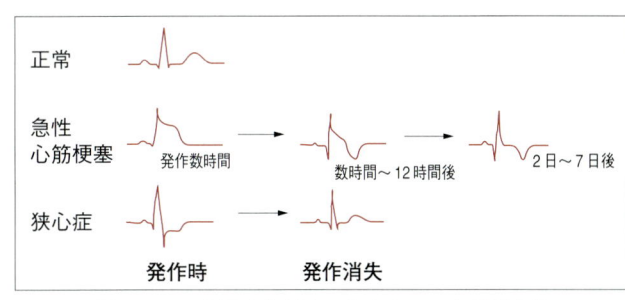

図20-3 急性心筋梗塞,狭心症での心電図変化

然の胸骨裏面の激しい胸痛,圧迫痛が起こり,30分から数時間持続することがある.冷汗を伴い,ときに悪心・嘔吐を伴うことがある.しかし高齢者では,はっきりした胸痛を自覚することなく発症することがあることに注意を要する.狭心症の数回の発作のあとに心筋梗塞を起こすこともある.

狭心症

　典型的には労作時の胸骨裏面の圧迫感,絞扼感で,安静によって軽快する.とくにニトログリセリンの舌下服用が有効であることが多い.改善がみられず持続する場合には心筋梗塞の可能性もある.

急性心膜炎

　感冒様症状が先行して前胸部痛を訴える.仰臥位や深呼吸によって痛みは増強する.初期には聴診で心膜摩擦音を聴取することがある.進行すると心タンポナーデを起こすこともある.

肺梗塞

　肺動脈が血栓や脂肪,腫瘍塞栓などによって閉塞するもので,典型的には激しい胸痛と呼吸困難で発症する.大きな塞栓では,突然ショック状態に陥り,死にいたることもある.動脈血の酸素分圧の低下が診断の手がかりとなり,確定診断には肺血流シンチが有用である.

解離性大動脈瘤

　突然の切り裂かれるような激烈な胸痛で発症し,痛みが背部へ放散することが多い.動脈壁の解離が進行するとともに痛みは移動する.解離の部位によって,失神,昏睡,片麻痺,失明,乏尿,心筋梗塞,腸間膜動脈閉塞による腹痛やイレウス,下肢の循環不全などのさまざまな症状を呈する.血圧を下げるとともに,手術の可能性を探る.

肺炎

　咳・痰・発熱などで発症することが多く,胸痛の頻度は高くないが,炎症が胸膜にまで波及すると出現する.

胸膜炎

　片側の胸痛ないし側胸部の圧迫感と乾性咳があり,診察で吸気時に片側に摩擦音を聴取する.胸水が増えると摩擦音が消失する.

気胸

　突然,呼吸困難を伴う胸痛で発症し,診察では患側で呼吸音が減弱し,打診で鼓音を呈する.立位の胸部X線写真で,胸壁の内側に肺の外側の細い線を認め,その外側では肺血管陰影を認めないことで,診断できる.

略語

CT : computed tomography, MRI : magnetic resonance imaging

21 咳嗽

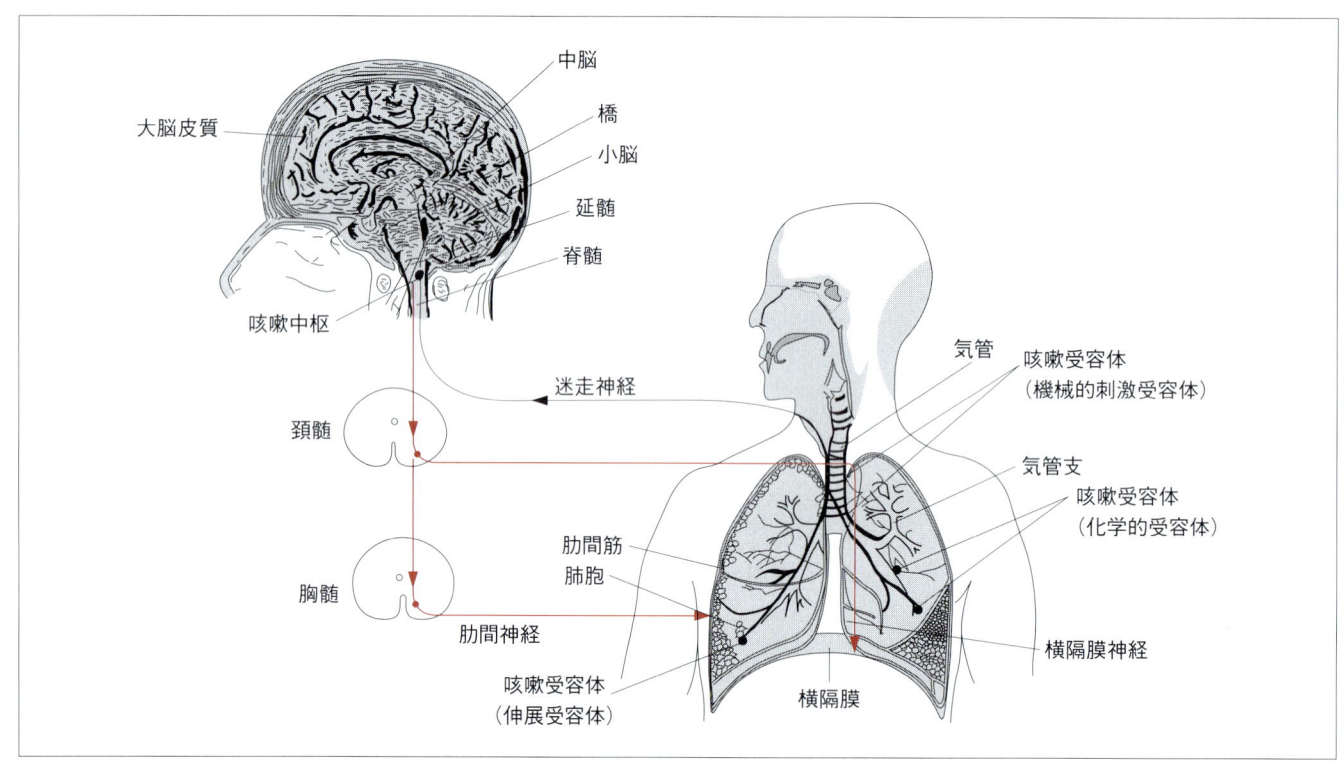

図 21-1 咳嗽刺激の伝わり方

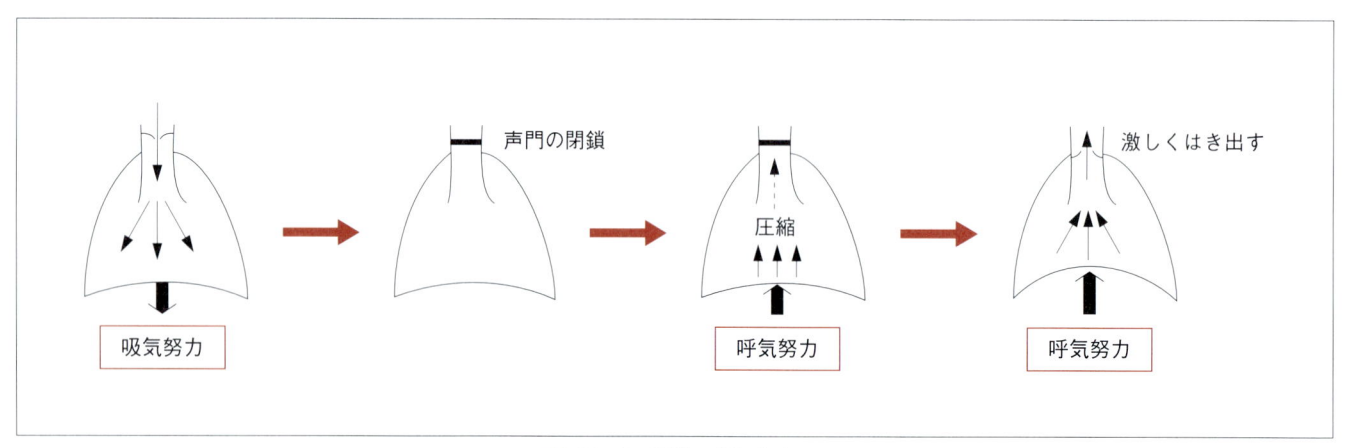

図 21-2 咳嗽の起こり方

咳嗽とは

咳嗽ないし咳（cough）とは，気道内の分泌物や異物などを体外へ排出するために，急速に激しい空気の流れを生じさせる生理的な防御反射である．異物あるいは腫瘍などによる機械的刺激，刺激性ガス吸入などの化学的刺激，気道の炎症による分泌物の増加による刺激などで咳嗽が起こり，これらの異物を排除しようとするものであるが，この病態解析によって咳嗽の原因となった疾患診断の手がかりとなる．また，咳嗽の原因によってその治療法も異なってくる．

咳嗽が起こる仕組み

咽頭，気管，気管支，肺胞には機械的あるいは化学的刺激を認識して反応するいくつかの受容体の存在が知られている．機械的刺激受容体（irritant receptor）は気管分岐部や太い気管支などの上部気道壁に存在し，周囲からの圧迫や伸展などの種々の機械的刺激に対して高感度に反応する．化学的受容体

(chemoreceptor)は細めの末梢気管支や細気管支などの下部気道壁に存在し，刺激性ガスやタバコの煙などの化学的刺激を受容する．伸展受容体(stretch receptor)は終末細気管支や肺胞に存在して，吸気で肺の伸展を認知して呼気を誘発し，肺線維症などの乾性咳嗽の発生に関与していると考えられる．また，肺の毛細血管周囲にはJ受容体(juxtra capillary receptor)が存在する．

これらの受容体は気道内の異物や分泌物，肺の強い圧迫や伸展などに反応し，その刺激は迷走神経の知覚枝を上行して延髄にある咳嗽中枢に達する．そこから横隔膜神経や肋間神経などの運動神経を経て，横隔膜や呼吸筋などの収縮を惹起するとともに，声門が閉鎖されて気道内圧は上昇する．その後，一気に声門が開放されて咳嗽として空気が急速に呼出される（図21-1, 2）．これによって声門を通過する空気のスピードは50〜120 m/秒にも及び，暴風の速度に相当する．

咳嗽の分類

咳嗽は，喀痰を伴わない乾性咳嗽(dry cough, unproductive cough)と，喀痰を伴う湿性咳嗽(productive cough)に大別される．乾性咳嗽は上気道の炎症，埃など異物の吸入，刺激性ガス，タバコの煙，冷たい空気などを吸い込んだときに，機械的刺激受容体や化学的受容体が刺激され，また間質性肺炎，肺線維症，気管支喘息や心不全による肺水腫などで伸展受容体が刺激されて引き起こされる．喀痰を伴わないため"コンコン"という乾いた感じの咳で，"から咳"とか"刺激性の咳"などともいわれる．

これに対して湿性咳嗽は，喀痰を伴うため"ゴホンゴホン"という湿った濁った感じの咳となる．急性気管支炎や急性肺炎などの炎症の際に分泌物が増加し，喀痰量が増すことによって各種の咳嗽受容体が刺激されて咳が出るものである．

咳嗽の鑑別

咳嗽には前述の乾性と湿性のほかに，急に起こった急性の咳嗽か，徐々に起こった慢性の咳嗽か，また胸痛，発熱，咽頭痛，呼吸困難，喘鳴などの随伴症状を伴っているかなどが原因の鑑別に有用である．

発熱，咽頭痛などの上気道症状を伴う咳嗽

最も高頻度にみられるのは感冒（かぜ症候群）である．種々のウイルスや細菌によって急性咽頭炎，急性喉頭炎，急性気管支炎などの炎症が起こると，最初は粘膜の炎症自体の刺激で乾性咳嗽が起こる．炎症が進んで滲出液や粘液の分泌が増加すると喀痰が出はじめ，湿性咳嗽に移行する．

発熱と呼吸促進を伴う咳嗽

発熱，悪寒，全身倦怠感を伴う湿性咳嗽では急性肺炎が疑われる．ときに胸痛を伴うこともある．細菌性肺炎では聴診上，湿性ラ音の聴取が診断に役立ち，胸部X線写真によって診断される．

胸痛を伴う咳嗽

胸痛を伴う急性の乾性咳嗽は，自然気胸や結核性などの胸膜炎を疑わせる．自然気胸では胸部圧迫感および呼吸困難を，胸膜炎では発熱，寝汗などを伴うことが多い．両者とも胸部X線写真が診断に有用である．

喘鳴を伴う咳嗽

気管支喘息では喘鳴を伴う咳嗽と粘液性の喀痰が特徴的で，痰の喀出が困難なことが多い．そのほか，慢性気管支炎や肺気腫でも喘鳴を伴った繰り返す咳嗽が出現する．

膿性痰と発熱を伴う咳嗽

慢性気管支炎，気管支拡張症やびまん性汎細気管支炎などの慢性気道感染症の増悪時に多くみられるもので，とくに早朝から午前中に多く，喀痰が出てしまうと軽減する．肺膿瘍でも同様の咳嗽がみられ，胸部X線写真が診断に有用である．

血痰を伴う咳嗽

血痰を伴う咳嗽は肺癌，肺結核，気管支拡張症，肺梗塞のほか，原因不明の特発性気管出血でみられる．

長期につづく乾性咳嗽

から咳が改善することなく長期間持続する場合には特発性間質性肺炎が疑われる．この咳は体動に伴って増強し，胸部X線写真で異常がみられるよりも先に，胸部聴診で捻髪音〔ベルクロラ音(Velcro rale)ともいう〕の聴取が特徴的である．

乾性咳嗽から湿性咳嗽への移行

から咳が1〜数か月続いたあと喀痰が現れるような経過の場合には，肺癌や肺結核などの重大な疾患が隠されている可能性があるので注意を要する．胸部X線写真で異常陰影が認められれば，細胞診や結核菌培養，気管支鏡検査などを行う．

喀痰を伴う慢性の咳嗽

慢性の咳嗽とともに漿液性痰を伴う場合には細気管支肺胞上皮癌が疑われる．また，粘液性痰を伴う慢性咳嗽では気管支喘息，慢性気管支炎，肺気腫などの可能性がある．

その他

薬物性の咳嗽としては，降圧薬として汎用されているアンジオテンシン変換酵素(ACE)阻害薬で起こる頻度が高い．肺に多く存在しているACEはブラジキニンを分解する作用をもつが，ACE阻害薬の投与によって気道系のブラジキニン濃度が上昇し，これが迷走神経知覚枝を刺激して，乾性咳嗽が起こると考えられている．

略語

ACE : angiotensin converting enzyme

22 喀　痰

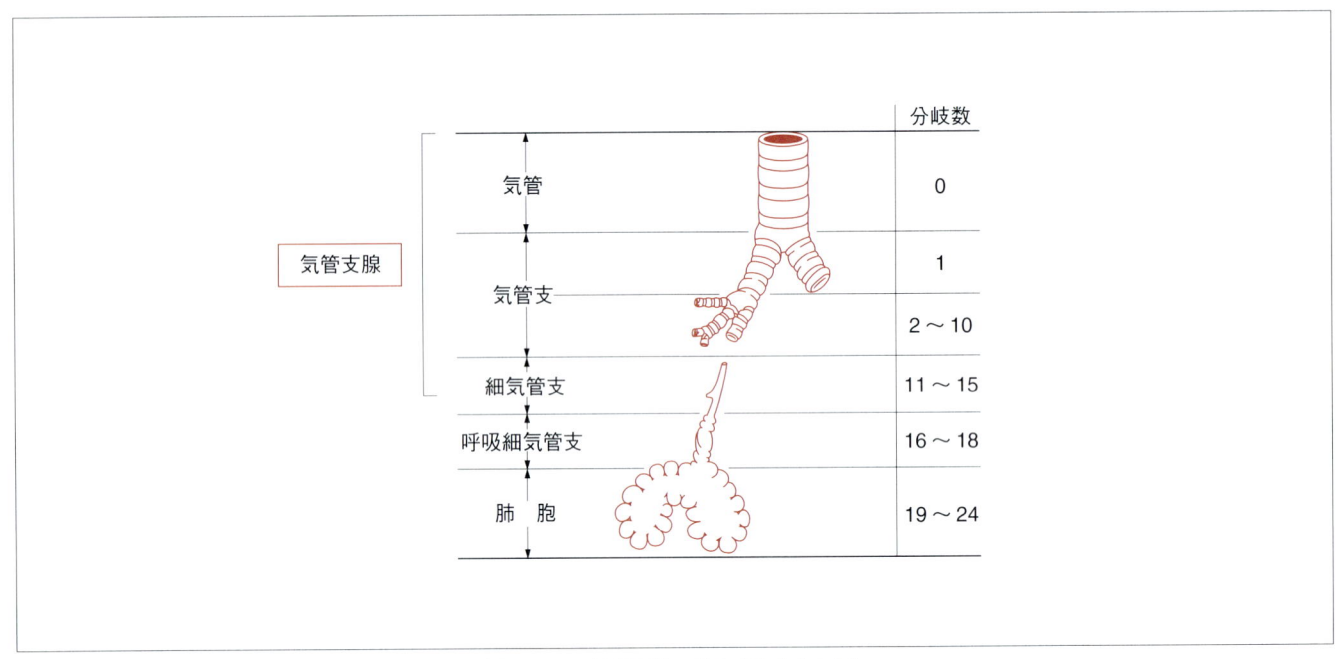

図 22-1　気管支腺の分布（Weibel より）

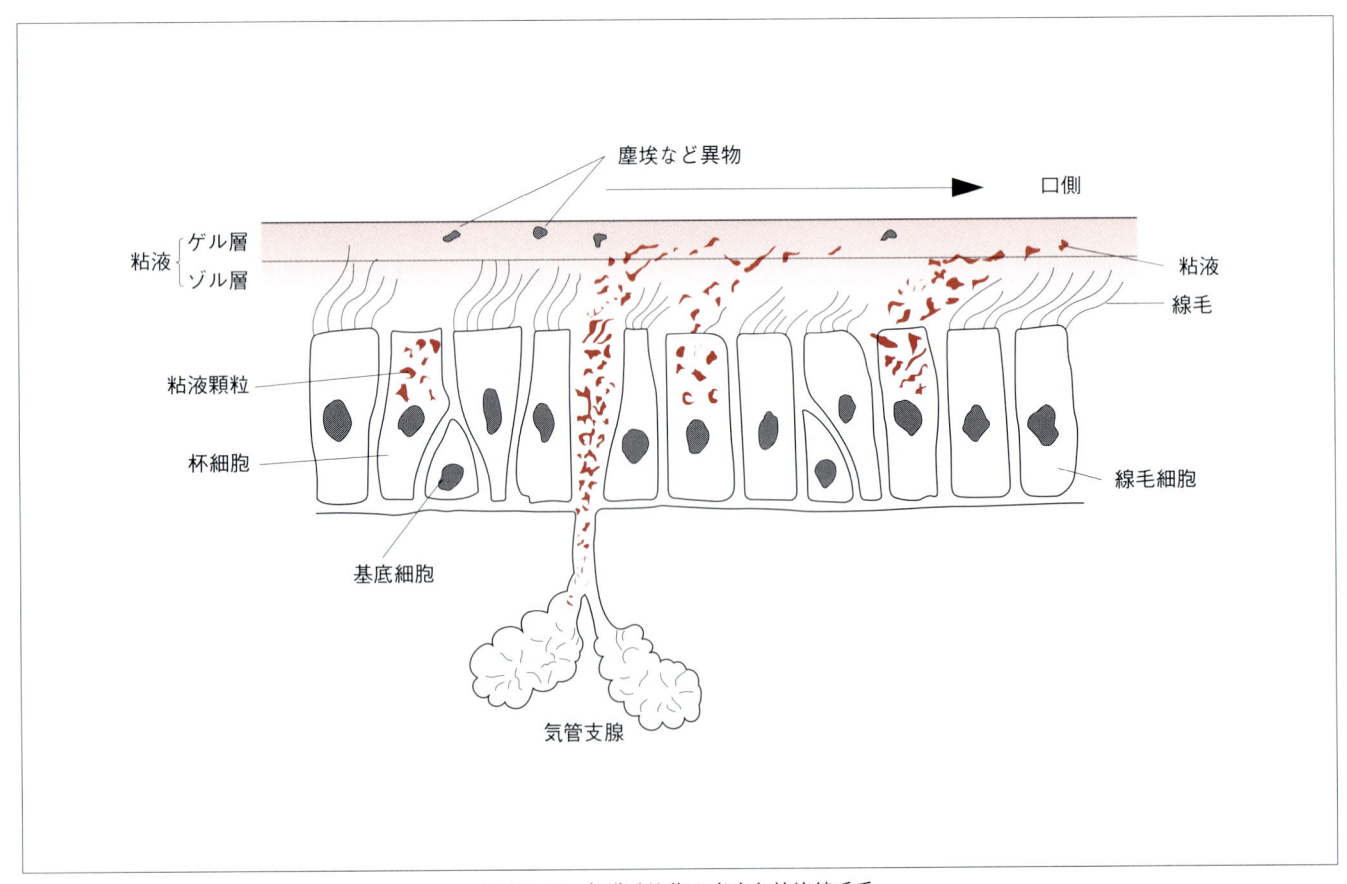

図 22-2　気道分泌物の産生と粘液線毛系

喀痰とは

喀痰あるいは痰(sputum)とは，気道の杯細胞や気管支腺から分泌される粘液性分泌物を主体とし，これに炎症やうっ血などによって生じる滲出物や肺胞内容物，外界から吸入した細菌や埃などの異物，上気道分泌物や唾液などが加わったものをいう．

通常，この量は1日100 ml以下であり，気道の線毛による輸送系によって喉頭まで運ばれ，無意識のうちに咽頭から嚥下される．これが一定量を超えると喀痰として認識され，咳嗽刺激となって咳嗽によって気道外に喀出されることになる．

喀痰生成の仕組み

気道内の粘液は，気管支上皮に存在する杯細胞から産生される粘液顆粒が気腔へ放出される形で生成される場合と，気管支粘膜下にある気管支腺から分泌される場合とがある．

杯細胞は気管および太い気管支に分布するが，慢性感染症や喫煙の常習によって増生し，より細い小気管支にまで認められるようになる．この結果，粘液の産生量が増して喀痰として喀出されるようになる．

気管支腺は通常，気管および気管支，一部の細気管支に存在し，小葉内の細気管支になると消失する（図22-1）．気管支腺は漿液腺と粘液腺からなる混合腺で，気道内の粘液の大部分はここで分泌される（図22-2）．気道の感染症が持続すると気管支腺が肥大・増生して，気道内の分泌が増加する．

喀痰の分類

喀痰は肉眼的所見によって泡沫性，漿液性，粘液性，膿性，血性などに分類される．

泡沫性痰
泡を混じている喀痰で，しばしば血性である．肺循環系から漏出する液が多い肺水腫などでみられる．

漿液性痰
サラサラした水様あるいは唾液様の喀痰で，肺胞や気管支壁の透過性が亢進している気管支喘息や細気管支肺胞上皮癌などでみられる．

粘液性痰
半透明でネバネバした粘稠性の強い喀痰で，最も多くみられる．気道の分泌腺から過剰の粘液性分泌があった場合で，慢性気管支炎などの慢性の気道炎症や気管支喘息などで認められる．

膿性痰
黄色から黄緑色のドロッとした痰で，多数の好中球が含まれており，急性気管支炎，急性肺炎，感染性気管支拡張症などの細菌感染症を示唆する．起炎菌が緑膿菌の場合はより濃い緑色を呈する．また，悪臭のある膿性痰の場合には，嫌気性菌による肺化膿症や肺膿瘍が疑われる．

血性痰
少量の血液を混じた喀痰で，肺癌や気管支拡張症などでみられる．血液のみ喀出の場合は喀血(hemoptysis)という．血痰の性状をよく観察することによって原因に迫ることができる．

線状の血液を認める場合は病変が新しく，気道の出口に近い部位から出血している可能性が高い．血痰の色調が桃色ないし暗赤色で流動性に欠ける場合は，慢性で気道深部の病変のことが多い．肺癌ではしばしば塩辛色を呈し，うっ血性心不全では泡沫状でピンク色を呈することが多い．血痰が流れ出るような鮮血の場合は重症で，多量の出血が疑われる．

喀血とは

喀血とは，ほとんど血液そのものに近い血性痰を気道から喀出することである．喀血の原因としては表22-1のようなものがあり，おもな疾患を以下に述べる．

気管支拡張症
反復する肺炎や気管支炎の既往があり，特徴は悪臭のある喀痰が長期にわたって出現することである．身体所見ではしばしば口臭とばち状指(clubbed finger)がみられる．

グッドパスチャー症候群 (Goodpasture's syndrome)
腎不全および貧血を合併しており，胸部聴診ではびまん性ないし限局性のラ音が聴取される．尿検査では腎炎の所見がみられ，喀痰検査ではヘモジデリンを取り込んだマクロファージがみられる．

肺動静脈奇形
多数例で家族歴があり，喀血のほか鼻出血や吐血を伴うことがある．身体所見ではばち状指，チアノーゼ，皮膚粘膜の毛細血管拡張がみられる．胸部X線写真では直径1〜5 cmで境界明瞭な円形陰影がみられ，血管影と連続性がある．

その他
このほか原発性肺癌，肺結核，急性肺炎，肺梗塞などでも認められる．

表22-1 喀血をきたす疾患

1. 感染症
    - 急性ないし慢性気管支炎
    - 気管支拡張症
    - 結核
    - 急性肺炎
    - 肺化膿症
    - 肺真菌症
    - 肺寄生虫症
2. 腫瘍
    - 肺癌（原発性，転移性）
    - 気管支腺腫
3. 循環器疾患
    - 肺梗塞
    - 心不全，肺水腫
4. その他
    - グッドパスチャー症候群
    - 肺動静脈奇形
    - 異物
    - 外傷

23 呼吸困難

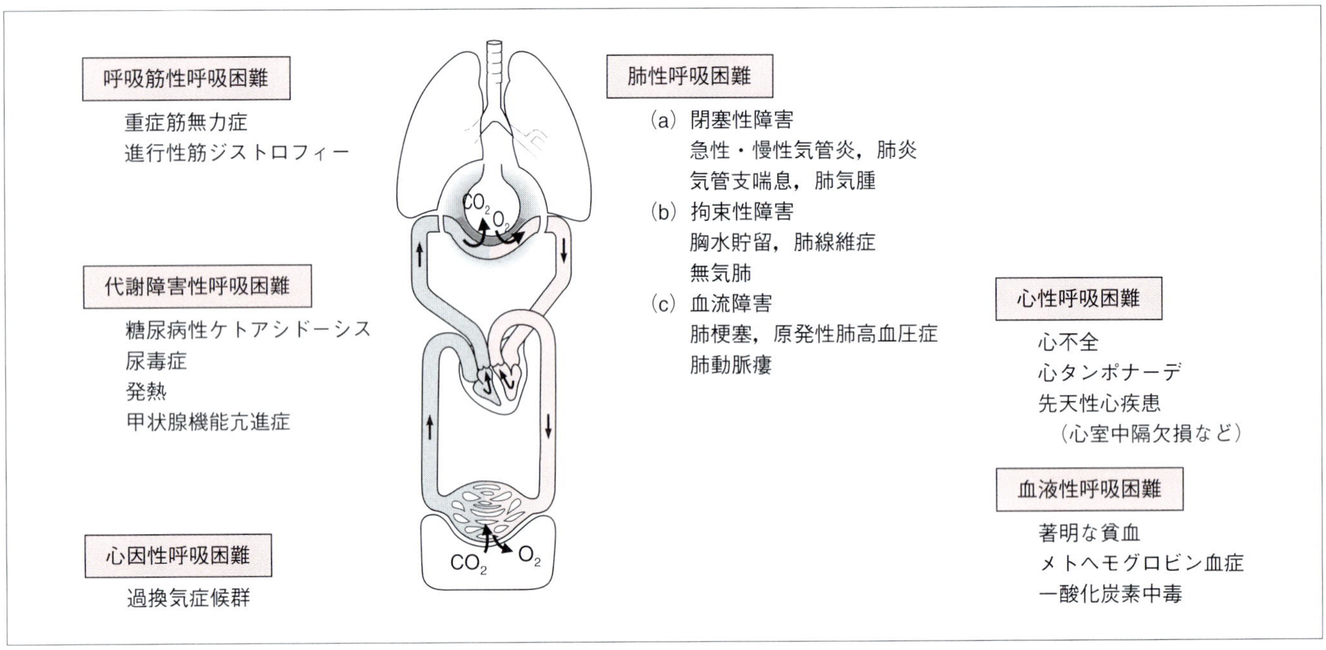

図 23-1　呼吸困難を生じる病態

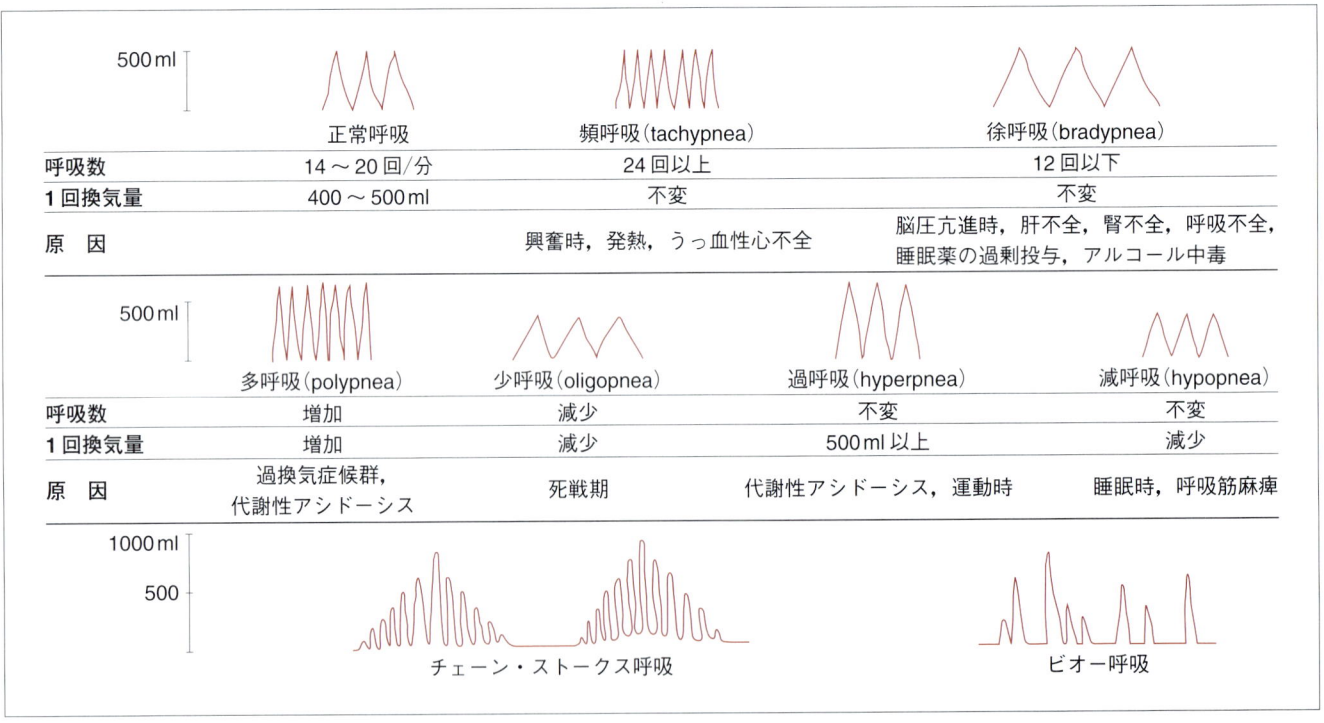

呼吸筋性呼吸困難
- 重症筋無力症
- 進行性筋ジストロフィー

代謝障害性呼吸困難
- 糖尿病性ケトアシドーシス
- 尿毒症
- 発熱
- 甲状腺機能亢進症

心因性呼吸困難
- 過換気症候群

肺性呼吸困難
- (a) 閉塞性障害
  - 急性・慢性気管炎，肺炎
  - 気管支喘息，肺気腫
- (b) 拘束性障害
  - 胸水貯留，肺線維症
  - 無気肺
- (c) 血流障害
  - 肺梗塞，原発性肺高血圧症
  - 肺動脈瘻

心性呼吸困難
- 心不全
- 心タンポナーデ
- 先天性心疾患
  （心室中隔欠損など）

血液性呼吸困難
- 著明な貧血
- メトヘモグロビン血症
- 一酸化炭素中毒

図 23-2　正常呼吸と異常呼吸パターン

	正常呼吸	頻呼吸（tachypnea）	徐呼吸（bradypnea）
呼吸数	14〜20回/分	24回以上	12回以下
1回換気量	400〜500ml	不変	不変
原因		興奮時，発熱，うっ血性心不全	脳圧亢進時，肝不全，腎不全，呼吸不全，睡眠薬の過剰投与，アルコール中毒

	多呼吸（polypnea）	少呼吸（oligopnea）	過呼吸（hyperpnea）	減呼吸（hypopnea）
呼吸数	増加	減少	不変	不変
1回換気量	増加	減少	500ml以上	減少
原因	過換気症候群，代謝性アシドーシス	死戦期	代謝性アシドーシス，運動時	睡眠時，呼吸筋麻痺

チェーン・ストークス呼吸

ビオー呼吸

呼吸困難とは

呼気や吸気時に不快感を伴ったり，努力を要する自覚症状を呼吸困難（dyspnea）という．過呼吸（hyperpnea），頻呼吸（tachypnea），多呼吸（polypnea）は異常な呼吸状態をさす他覚症状であるが，呼吸困難と表裏の関係にある．また，労作時に伴った一過性の息苦しさを息ぎれ（breathlessness）というが，これも一種の呼吸困難と考えられる．

患者の訴え方としては「息がきれる」，「息ができない」，「息苦しい」，「息が詰まる」，「息が吐けない」，「空気がたりない」，「空気が吸えない」，「喉がつかえる」などさまざまである．

呼吸困難が起こる仕組み

呼吸困難の発生機序には不明の点が残されているが，現在次のような説が提唱されている．

長さ-張力不均衡説

Campbellらによって提唱されたもので，呼吸中枢の要求度（張力）と，実際に行われる換気（長さ）との間の不均衡によって呼吸困難が生じるとの考えである．張力は呼吸筋の筋紡錘というセンサーで感知される．

気道内受容体説

肺や気道に存在する刺激受容体，伸展受容体，J受容体，I受容体などが感知した刺激が迷走神経を介して呼吸中枢に伝えられ，呼吸困難を感じさせるというものである．

呼吸筋疲労説

呼気の抵抗が長期間つづくことによって，呼吸筋が疲労して呼吸困難を感じるというものである．

低酸素血症によるとする説

低酸素が呼吸困難を引き起こすというもので，運動によって起こる低酸素で呼吸困難が現れ，酸素吸入によって解除されることを根拠としている．

持続的吸気刺激説

延髄の呼気中枢へ向かう吸気性ニューロン刺激が，肺の膨張によって起こる迷走神経抑制インパルスによって抑えられず，むしろ過度になるために呼吸困難を感じるとするものである．

呼吸困難を生じる病態

呼吸困難をきたす病態について原因別に述べる（図23-1）．

肺性呼吸困難

急性および慢性気管支肺炎，気管支喘息，肺気腫などでは閉塞性障害を起こし，気流抵抗の増大に対して肋間筋の張力が増加し，努力呼吸によって換気量を維持しようとするため呼吸困難を感じる．気管支喘息では吸気，呼気ともに抵抗が増加し，肺気腫では主として呼気の抵抗が増大する．喘鳴を伴い，呼気が延長する．

胸水貯留，肺線維症，無気肺などの拘束性障害では肺・胸郭の拡張が妨げられて呼吸困難が起こる．気道自体には抵抗が少なく，速くて浅い呼吸となる．過換気状態を呈し，動脈血ガス分析では二酸化炭素分圧は低下する．気胸も肺が膨らまない点で共通であるが，突然呼吸困難を呈する点が異なる．

肺梗塞では肺動脈の血栓形成により，突然の胸痛を伴った呼吸困難で発症し，低酸素血症を呈する．何らかの原因によって肺細小動脈の内腔が狭小化する原発性肺高血圧症でも，同様に低酸素血症で呼吸困難が出現する．また，肺動静脈瘻では解剖学的に動脈と静脈のシャントが起こって低酸素血症をきたし，呼吸困難を呈する．

呼吸筋性呼吸困難

重症筋無力症や進行性筋ジストロフィーなどの呼吸筋麻痺による呼吸困難では，化学的あるいは機械的刺激で中枢神経は刺激されるが，呼吸筋の張力の増加が起こらず，呼吸停止時間が延長して肺胞低換気となる．

心性呼吸困難

心不全では労作時に動悸とともに息ぎれを訴える．これは心機能の低下により，労作量に見合った心拍出量の増加ができないため，これを代償するように換気を増して酸素分圧を上げようとするもので，これが息ぎれの自覚につながる．さらに進行すると左心室の収縮低下により肺うっ血が起こり，呼吸困難が強くなる．とくに臥位になると心臓への血液還流が低下するため呼吸困難が強くなるが，起き上がると還流が容易になり肺血管内圧が下がって呼吸が楽になるものを起座呼吸（orthopnea）という．

心嚢炎などで心嚢液が急速に貯留すると心タンポナーデを起こし，心室は不完全な拡大しかできず肺うっ血を呈し，呼吸困難をきたす．さらに，肺血流の低下による低酸素血症も呼吸困難を増強させる．

先天性心疾患でも，短絡量の多い心室中隔欠損などでは肺血流量が増加して肺血管内圧が上昇し，呼吸困難を生じる．

血液性呼吸困難

急激に貧血が進行すると，酸素運搬不足により組織が虚血となるが，これを代償するように換気量と心拍数の増加が起こり，息ぎれと動悸が現れる．一酸化炭素（CO）中毒では，ヘモグロビンは強くCOと結合するため酸素運搬能力が低下し，組織の酸素不足を起こし息ぎれを呈する．メトヘモグロビン血症も同様の病態であり，ヘモグロビンが酸化されてメトヘモグロビン化して酸素運搬能が低下するため，チアノーゼと息切れが出現する．

代謝障害性呼吸困難

糖尿病性ケトアシドーシスや尿毒症では，換気が増加してゆっくりとした深い呼吸になるが，これをクスマウル大呼吸（Kussmaul's respiration）という．甲状腺機能亢進症や発熱時には，生体の酸素需要が亢進して相対的酸素不足から軽度の呼吸困難を呈することがある．

心因性呼吸困難

強い恐怖や不安感などから過呼吸を伴う呼吸困難を訴えることがあるが，これを過換気症候群（hyperventilation syndrome）という．過呼吸のため動脈血CO_2分圧が低下しアルカローシスとなり，呼吸困難とともに手足がしびれ，テタニー様に手足がつってくる．

異常な呼吸

健常者の1分間の呼吸数は14〜20回程度で，24回以上を頻呼吸（tachypnea），12回以下を徐呼吸（bradypnea）という．呼吸の回数，深さがともに増加した呼吸を多呼吸（polypnea），ともに減少したものを少呼吸（oligopnea），回数に変化はなく深さが増したものを過呼吸（hyperpnea），減少したものを減呼吸（hypopnea）といい，それぞれ種々の病態で起こる（図23-2）．

このほか，比較的疾患に特異的な異常呼吸が知られている（図23-2）．チェーン・ストークス呼吸（Cheyne-Stokes respiration）は，弱い緩徐な呼吸がしだいに深さと数を増し，最大になるとそれから徐々に呼吸の深さおよび数が減少して無呼吸になるという異常呼吸を繰り返すもので，中枢神経系の障害や重篤疾患の末期にみられる．

ビオー呼吸（Biot respiration）は，弱い頻呼吸と大きく緩徐な呼吸を不規則に繰り返すもので，脳出血や髄膜炎などでみられる．クスマウル大呼吸は深くゆっくりとした呼吸で，糖尿病性ケトアシドーシスや尿毒症などでみられる．

24 チアノーゼ

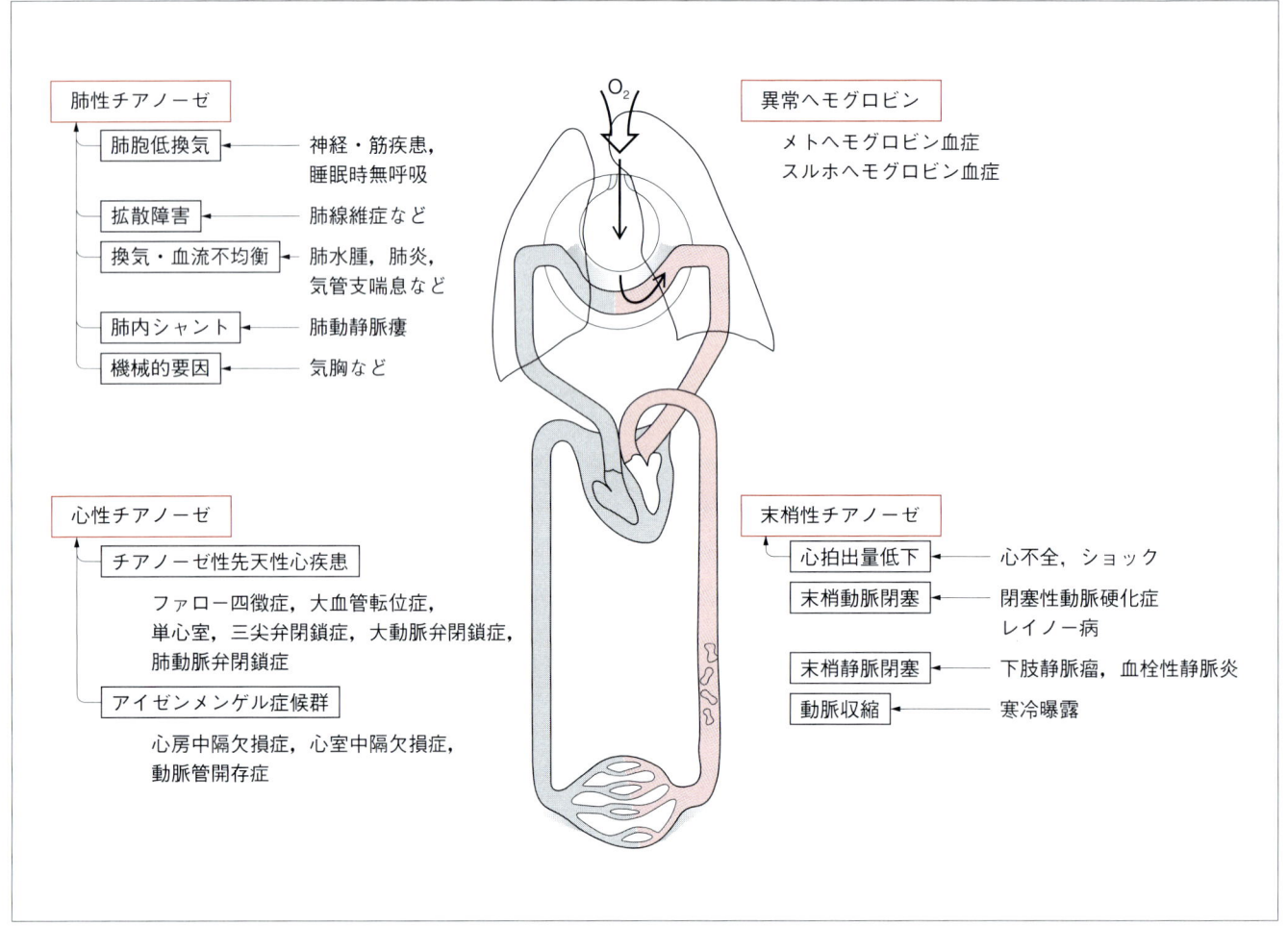

図 24-1 チアノーゼの機序と原因

肺性チアノーゼ
- 肺胞低換気 ― 神経・筋疾患，睡眠時無呼吸
- 拡散障害 ― 肺線維症など
- 換気・血流不均衡 ― 肺水腫，肺炎，気管支喘息など
- 肺内シャント ― 肺動静脈瘻
- 機械的要因 ― 気胸など

異常ヘモグロビン
- メトヘモグロビン血症
- スルホヘモグロビン血症

心性チアノーゼ
- チアノーゼ性先天性心疾患
  - ファロー四徴症，大血管転位症，単心室，三尖弁閉鎖症，大動脈弁閉鎖症，肺動脈弁閉鎖症
- アイゼンメンゲル症候群
  - 心房中隔欠損症，心室中隔欠損症，動脈管開存症

末梢性チアノーゼ
- 心拍出量低下 ― 心不全，ショック
- 末梢動脈閉塞 ― 閉塞性動脈硬化症，レイノー病
- 末梢静脈閉塞 ― 下肢静脈瘤，血栓性静脈炎
- 動脈収縮 ― 寒冷曝露

チアノーゼとは

チアノーゼ(cyanosis)とは皮膚や粘膜が紫色を呈する徴候で，皮膚・粘膜の小血管内に酸素を結合していない還元型ヘモグロビン〔デオキシヘモグロビン(deoxyhemoglobin)〕が一定以上増加した場合に起こる．表皮が薄く毛細血管が豊富な口唇，爪床，手足の先，耳朶，鼻，頬，口腔粘膜などで認められる．自覚的にも他覚的にもわかりやすい症状であるが，低酸素血症(hypoxemia)を示す重要な所見であり，臨床的意義は大きい．

チアノーゼが起こる機序

チアノーゼは末梢毛細血管内で還元型ヘモグロビンが5 g/dl以上に増加した場合に認められる．血中ヘモグロビン濃度が15 g/dlの患者であれば，酸素飽和度が66％以下に低下すると還元型ヘモグロビンは5 g/dl以上となる．

血中のヘモグロビンは，酸素と結合した酸素化ヘモグロビン(oxyhemoglobin)では鮮紅色であるが，酸素を離した還元型ヘモグロビンでは暗赤色となる．したがって，還元型ヘモグロビンが増加すると表皮が薄い口唇や爪下，頬部粘膜では色が通常のピンク色から紫色を呈するようになる．強い貧血があると，ヘモグロビンの総量が少ないため低酸素血症があってもチアノーゼははっきりせず，逆に赤血球増多症ではチアノーゼが顕著に現れる傾向がある．

チアノーゼには中枢性チアノーゼ(central cyanosis)と末梢性チアノーゼ(peripheral cyanosis)とがある．中枢性チアノーゼは動脈血の酸素飽和度の低下や，異常ヘモグロビンの存在によって全身にチアノーゼを呈するものである．一方，末梢性チアノーゼは，動脈血酸素飽和度は正常であるが，末梢における毛細血管内の血液うっ滞により，組織に多量の酸素が放出されて還元型ヘモグロビンが増加し，局所にのみチアノーゼがみられるものである(図24-1)．

中枢性チアノーゼ

中枢性チアノーゼには，動脈血酸素飽和度の低下する真性チアノーゼと，メトヘモグロビンなどの酸素運搬能が低下した異常ヘモグロビンが存在する仮性チアノーゼとがある．

真性チアノーゼは，動脈血酸素飽和度が低下し，還元型ヘモグロビンが増加して起こる．これには肺胞内におけるガス交換が十分にできないための肺性チアノーゼと，心臓や大血管に右左シャントが存在し，静脈血が動脈血に混入するため動脈血の酸素飽和度が低下して生じる心臓性チアノーゼがある．

肺性チアノーゼの原因としては，神経・筋疾患などによる肺胞低換気，肺線維症などによる拡散障害，肺水腫や肺炎などによる換気・血流不均衡，肺動静脈瘻による肺内シャント，気胸などによる機械的原因などがあげられる．

心臓性チアノーゼの原因としては，先天的に右左シャントが存在し，生後まもなくからチアノーゼを認めるチアノーゼ性先天性心疾患であるファロー四徴症(Fallot tetralogy)，大血管転位症，単心室，三尖弁閉鎖症，大動脈弁閉鎖症，肺動脈弁閉鎖症などがある．

心房中隔欠損症(ASD)，心室中隔欠損症(VSD)および動脈管開存症(PDA)では左右シャントがあるのでチアノーゼはみられないが，肺血流量の増加により成長とともにしだいに肺高血圧症を引き起こすと右左シャントを惹起しチアノーゼを呈するようになる．この状態をアイゼンメンゲル症候群(Eisenmenger syndrome)という．

仮性チアノーゼは，異常ヘモグロビンの存在により酸素運搬能が低下し，中枢性チアノーゼを呈するものである．異常ヘモグロビンが0.5 g/dl以上になるとチアノーゼが生じる．典型的な異常ヘモグロビンであるメトヘモグロビンは，ヘモグロビン中の2価の鉄が酸化されて3価の鉄になったもので，酸素結合能を欠くため，これが血中で増加したメトヘモグロビン血症ではチアノーゼを呈することになる．

これには先天性のものと，後天性で亜硝酸化合物(nitrates)，フェナセチン，キノン，スルホンアミドなどの薬物によるものとがある．このほか，スルホヘモグロビン血症も同様で，先天性とアセトアニリドやフェナセチン中毒などによる薬物性がある．

末梢性チアノーゼ

末梢性チアノーゼは，動脈血酸素飽和度は正常ないし軽度の低下であるのに，末梢性の循環不全によって局所的にチアノーゼがみられるものである．末梢の毛細血管内で血液のうっ滞が起こると組織に多量の酸素が取り込まれ，結果として還元型ヘモグロビンの割合が増え，四肢末梢や顔面などに局所的なチアノーゼが生じるものと考えられている．

末梢性チアノーゼの原因としては，心不全やショックなどによる心拍出量の減少，閉塞性動脈硬化症(ASO)，レイノー病(Raynaud disease)などによる末梢動脈の閉塞，下肢静脈瘤や血栓性静脈炎などによる末梢静脈の閉塞，寒冷曝露による動脈収縮などがあげられる．

チアノーゼの診断

中枢性チアノーゼの存在は，頬部粘膜と口唇で最もわかりやすいが，自然光下では認識できても，青色系の室内光線下では見落とすこともあり注意を要する．チアノーゼ出現の経過もその原因の推定に役立つ．慢性に経過したチアノーゼでは先天性心疾患，慢性閉塞性肺疾患(COPD)などが疑われるのに対して，急性のチアノーゼの出現は肺炎，肺梗塞症，急性左心不全，急性呼吸促迫症候群(ARDS)などを疑わせる．

中枢性チアノーゼが疑われる場合には，血液ガス分析を行う．動脈血酸素分圧が50 mmHg以下で酸素飽和度も低下している場合には100％の酸素を吸入させ，酸素分圧が改善すれば肺でのガス交換の障害が，改善がみられなければ右左シャント性の心疾患が考えられる．全身性のチアノーゼがあり，動脈血酸素分圧が50 mmHg以上あるが酸素分圧が低下している場合には，異常ヘモグロビンの存在が疑われる．

末梢性チアノーゼで，四肢を温めたりマッサージをしてチアノーゼが改善する場合には，末梢循環不全や静脈うっ滞が原因と考えられる．

略語

ARDS：acute respiratory distress syndrome, ASD：atrial septal defect, ASO：arteriosclerosis obliterans, COPD：chronic obstructive pulmonaly disease, PDA：patent ductus arteriosus, VSD：ventricural septal defect

25 胸　水

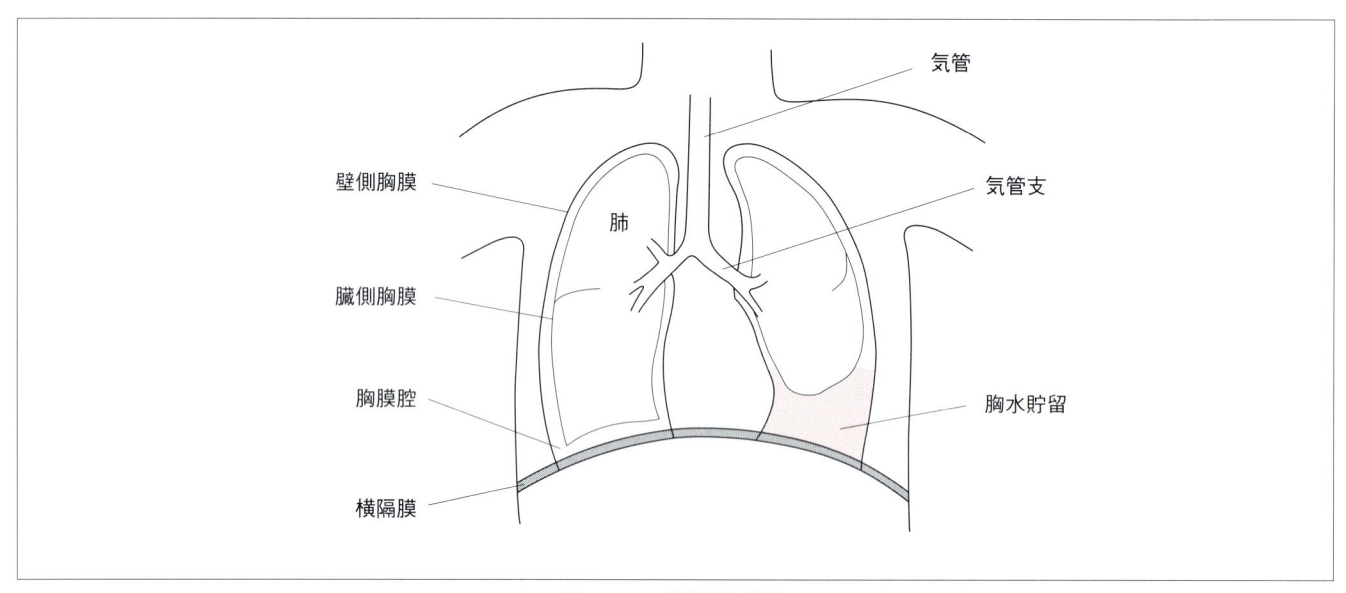

図 25-1　胸膜腔と胸水

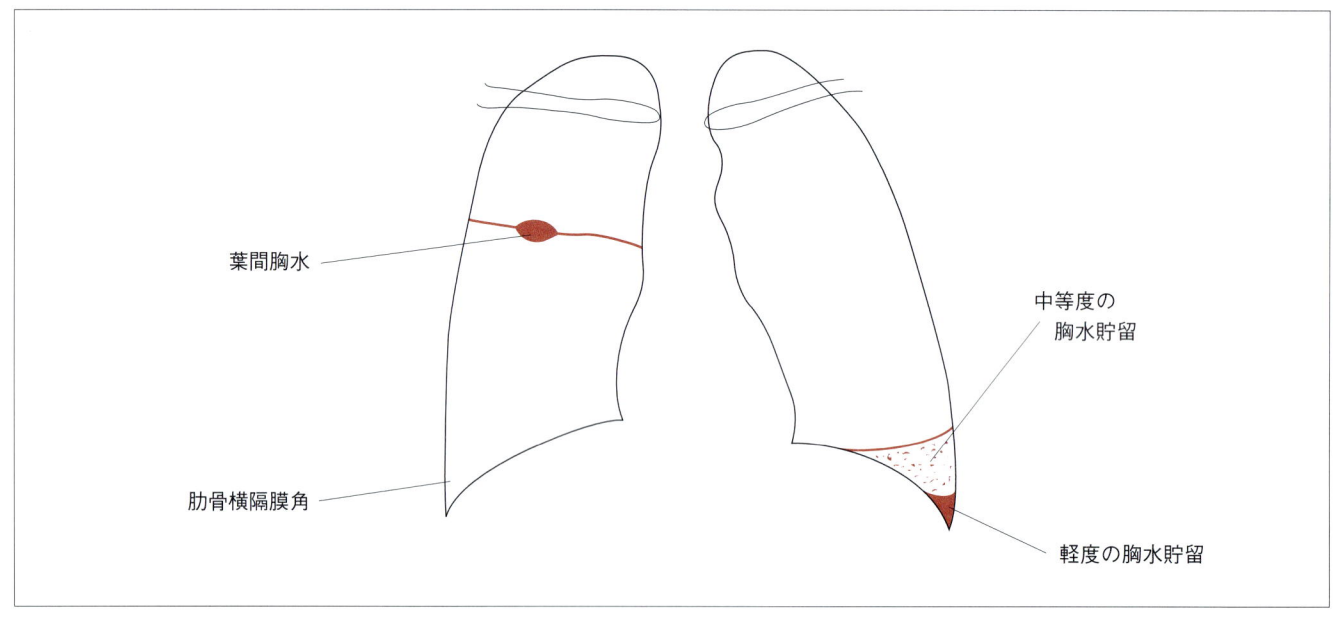

図 25-2　胸部正面X線写真による胸水貯留

胸水とは

　胸郭の内面を覆っている壁側胸膜(parietal pleura)と，肺の表面を覆っている臓側胸膜(visceral pleura)に囲まれている胸膜腔には，健常者でも10 ml程度の胸腔液が存在し，呼吸時の肺の動きを円滑にする潤滑油のような役割をしている(図25-1)．

　この胸腔液は壁側胸膜で産生・漏出し，臓側胸膜と壁側胸膜とで吸収され，ほぼ一定の量に保たれていると考えられている．この胸腔液の産生と吸収のバランスが崩れて胸腔液の量が増加したものを胸水(pleural fluid)という．

胸水の診断

　胸水が出現すると刺激性の乾性咳，胸部圧迫感，胸痛，発熱などの自覚症状が現れる．多量の胸水がたまると呼吸困難も出現するが，胸痛はむしろ軽減する傾向がある．

　身体所見としては，胸水が大量に貯留すると，患部(胸水貯

表 25-1　胸水をきたす疾患

1. 細菌感染症
   細菌性肺炎，肺結核，肺化膿症，細菌性胸膜炎
   結核性胸膜炎
2. その他の感染症
   ウイルス性肺炎，マイコプラズマ肺炎，真菌性感染症
3. 悪性腫瘍
   原発性肺癌，転移性肺癌（胃癌，乳癌，大腸癌など），悪性胸膜中皮腫，悪性リンパ腫，白血病
4. 心血管性疾患
   うっ血性心不全，肺塞栓症
5. 低蛋白血症
   肝硬変症，ネフローゼ症候群
6. 自己免疫疾患
   全身性エリテマトーデス（SLE）
   慢性関節リウマチ（RA）
7. 消化器疾患
   膵炎，膵仮性嚢胞
8. その他
   気胸，胸部外傷，尿毒症，腹膜透析

表 25-2　胸水の漏出液と滲出液の鑑別

	漏出液	滲出液
外　観	黄褐色透明	多くは混濁（ときに血性や膿性）
蛋　白	3 g/dl 未満	3 g/dl 以上
比　重	1.015 未満	1.015 以上
リバルタ反応	陰性	陽性
フィブリン	微量	多量
LDH	低値	高値
おもな原因疾患	うっ血性心不全 肝硬変症 ネフローゼ症候群	細菌感染症 悪性腫瘍 肺塞栓症

留部）の肋間が拡大して胸郭は膨隆傾向を示す．聴診では患部で呼吸音が減弱する．胸膜炎の初期には胸膜摩擦音を聴取することがある．声音振盪は減弱し，打診では濁音を呈する．

上記の自覚および他覚症状がみられた場合には，胸水の存在を疑って胸部X線写真をとる必要がある．正常の胸部X線正面像では，左右に鋭い肋骨横隔膜角（costophrenic angle）を認めるが，胸水が貯留するとこの肋骨横隔膜角は鈍化し，さらに胸水の量が増えると消失する（図 25-2）．

胸水が 100 ml 程度になると肋骨横隔膜角は鈍化するとされている．少量の場合，正面像よりも側面像や側臥位正面像のほうがわかりやすい場合がある．そして，これ以上胸水が増えると明らかな陰影として認識できるようになり，胃泡（胃内の空気像）の下方への移動や，気管，縦隔や心陰影の健側への偏位がみられる．

胸膜に癒着があるようなときには，葉間などに限局して胸水がたまることがあり腫瘍様にみえる．とくに心不全に伴った葉間の胸水貯留の場合，心不全に対する治療で容易に消失することがあるため"消える腫瘍"（vanishing tumor），一過性葉間胸水貯留といわれる．胸部超音波検査や胸部CT検査も，胸水貯留の診断および周辺の病変の把握に有用である．

胸水貯留の機序

胸腔内は $-6 \sim -8\,\mathrm{cmH_2O}$ くらいの陰圧になっている．この胸腔の陰圧に毛細管圧が加わり，この圧（33 mmHg 程度）によって壁側胸膜から胸水が漏出する．臓側胸膜に分布する肺循環毛細管圧は 11 mmHg 前後と低いので，膠質浸透圧差によって胸水の吸収が起こる．これらの漏出と吸収の仕組みに次のような破綻が起こると胸水が貯留する．

① うっ血性心不全などでは体静脈圧の上昇と肺静脈圧の上昇が起こるため，胸水吸収が障害され胸水が貯留する．
② ネフローゼ症候群のように血清アルブミンの低下が起こると，膠質浸透圧が低下し，吸収の低下から胸水貯留が進行する．
③ 感染や癌などで胸膜炎が起こると，胸膜の毛細血管の透過性が亢進し，胸水の漏出が高まり胸水が貯留する．
④ 無気肺などによって胸腔内陰圧が上昇すると，壁側胸膜からの胸水の漏出が増加して胸水が貯留する．

胸水の鑑別

胸水の原因が明らかでない場合には試験的胸腔穿刺を行い，胸水の性状により原因を鑑別する．外観は通常，淡黄色透明であるが，暗赤色ないし暗褐色の血性である場合には癌性胸膜炎などの悪性腫瘍であることが多い．また，乳び状の場合にも悪性腫瘍が疑われる．黄色ないし黄白色の膿性の場合には細菌性胸膜炎が最も疑われる．

胸水は，その蛋白濃度によって漏出液（transudate）と滲出液（exudate）の二つに大別される．胸水の総蛋白濃度が 3 g/dl 未満の場合を漏出液といい，心不全や肝硬変症，ネフローゼ症候群などの低蛋白血症などによる胸水がこれに該当する．一方，胸水の総蛋白濃度が 3 g/dl 以上の場合を滲出液といい，細菌感染やウイルス感染などの胸膜炎や悪性腫瘍による癌性胸膜炎が該当する．

通常，漏出液ではリバルタ反応（Rivalta reaction）陰性でLDHは低値をとり，滲出液ではリバルタ反応陽性でLDHは高値をとる．

細胞数は結核性胸膜炎，細菌性胸膜炎，癌性胸膜炎などで増加する．とくに細菌性胸膜炎では好中球が著しく増加し，化膿性では $10,000/\mu l$ 以上にもなる．赤血球が増加して血性の場合には，悪性腫瘍，外傷性血胸，肺梗塞などが疑われる．細菌性および結核性胸膜炎が疑われるときには，胸水の培養（一般細菌，結核菌）が必要である．また，癌性胸膜炎が疑われたときには細胞診が重要である．

略語

CT : computed tomography, LDH : lactate dehydrogenase, RA : rheumatoid arthritis, SLE : systemic lupus erythematosus

26 蛋白尿

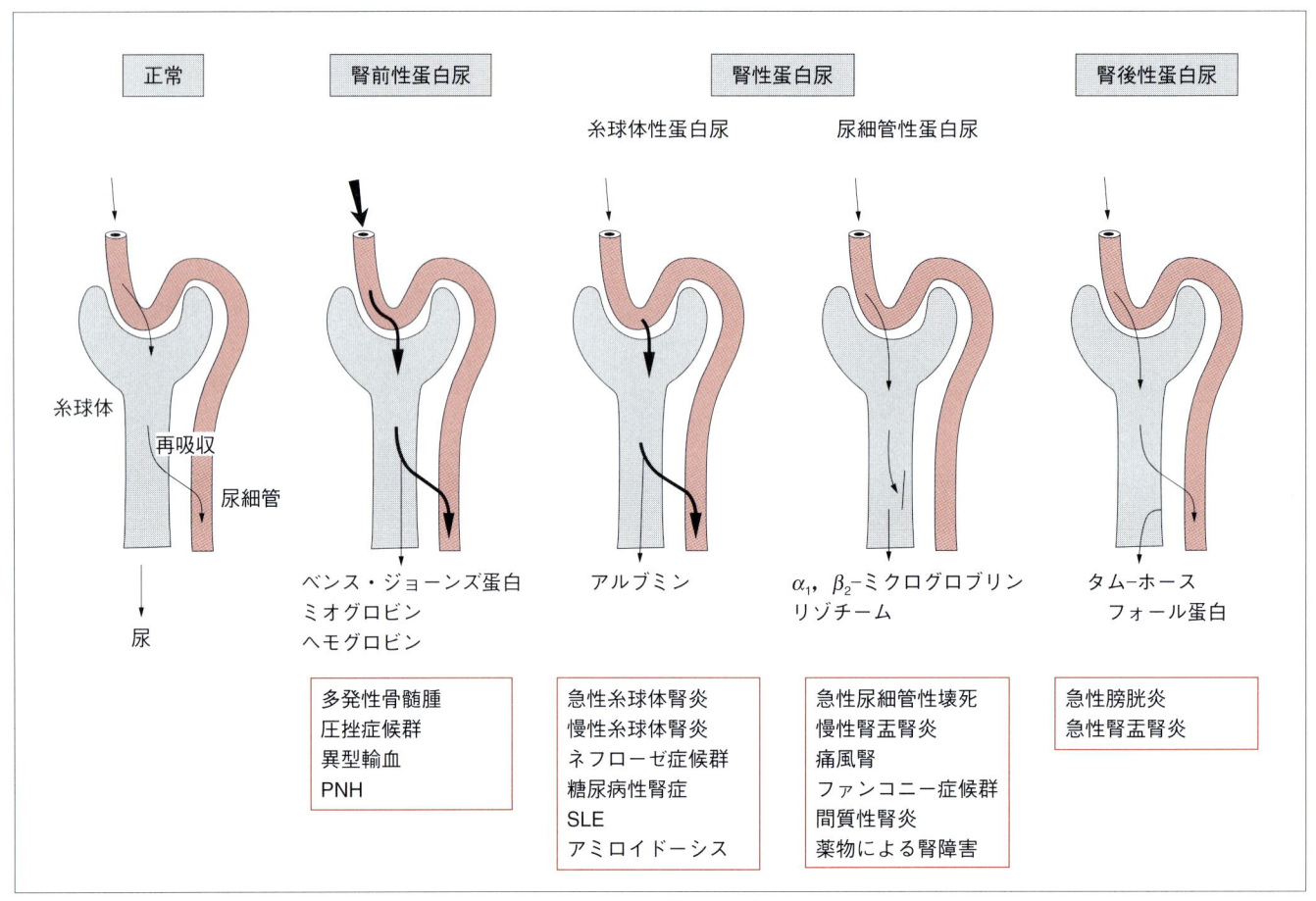

図 26-1 蛋白尿の病態

蛋白尿とは

健康でも尿中には1日20〜150 mg程度の蛋白が排泄されるが，1日150 mg以上の蛋白が尿中に排泄された場合に蛋白尿(proteinuria)とよぶ．1日の尿量が正常であれば，30 mg/dl以上の蛋白が排泄された場合に相当する．尿中蛋白の2/3はアルブミンで，残りは尿細管などの組織由来のムコ蛋白である．

発熱，大量の蛋白質の摂取，過激な運動や精神的緊張などによって尿中への蛋白排泄が一過性に増加することがあり，これを生理的蛋白尿とよぶ．また，若年者で間欠的にみられる体位性蛋白尿あるいは起立性蛋白尿がある．これは，立位をとることによって脊柱の前弯が強くなって，腎静脈を圧迫するためノルアドレナリンなどの分泌が亢進し，糸球体での蛋白の濾過性を高めるため，尿への蛋白の排泄量が増加するものと推定されている．安静臥床後の尿と起立運動後の尿とを比較し，前者では蛋白が陰性なのに，後者で陽性を示した場合に疑われる．多くは30歳くらいで消失することが多く，病的意義は低いとされる．

蛋白尿の診断法

尿中蛋白の検出には，試験紙法，スルホサリチル酸法，および煮沸法などがある．汎用されている試験紙法は，pH試薬であるブロムチモールブルー(BTB)による蛋白誤差を利用する方法で，簡便，容易で糸球体性疾患の診断に有用である．しかし，感度がやや劣り(検出感度：10〜20 mg/dl)，アルブミン以外の蛋白の検出ができず，強いアルカリ尿で偽陽性，強い酸性尿で偽陰性となりやすいなどの欠点がある．これに対してスルホサリチル酸法は，操作がやや煩雑だが検出感度は5 mg/dlと高い．

蛋白尿の病態

蛋白尿の出現する病態は大きく三つに分けて考えられる(図26-1)．

腎前性蛋白尿

血中に低分子蛋白が異常に増加すると，腎糸球体でそのまま濾過され，尿細管での再吸収能を超えると尿中に排泄される．これを腎前性蛋白尿とよぶ．多発性骨髄腫では尿中にベ

ンス・ジョーンズ蛋白 (Bence Jones protein) が排泄される．これは単クローン性免疫グロブリンの軽鎖で，血中に増加すると分子量約4万と低分子であるため容易に尿中に排泄される．この蛋白は試験紙法では検出できず，56℃の加熱で白濁し，100℃で沸騰させると溶解することで判断できる．

圧挫症候群 (crush syndrome) などの横紋筋融解症では，筋肉から血中に大量に遊離したミオグロビンが糸球体で沪過されて尿中に排泄される．また，異型輸血などによって血管内で大量の赤血球の破壊が起こると，血漿中にヘモグロビンが遊離し，尿中に排泄されてヘモグロビン尿（血色素尿）とよばれる．

腎性蛋白尿

この腎性蛋白尿は，糸球体の蛋白透過性の亢進によって正常の血漿蛋白が糸球体を通過して尿中に増加する糸球体性蛋白尿と，沪過された蛋白が尿細管の機能障害のため再吸収されずに尿中に出現する尿細管性蛋白尿に分けられる．

腎小体は糸球体とボーマン嚢 (Bowman's capsule) からなる．糸球体は，輸入動脈から輸出動脈にいたる毛細血管網からなり，糸球体を流れる血液の圧（糸球体内圧）により，水分や溶解している物質が糸球体からボーマン嚢に沪過される．これにより1日180 l の糸球体沪過液（原尿）がつくられるが，このうち約178 l は近位尿細管で再吸収され，約2 l の尿ができあがることになる．糸球体の基底膜は厚さ約300 nmで3層からなり，網目構造の小孔サイズに規定されて分子ふるい分けの機能を果たしている．炎症や自己抗体の出現などで糸球体の障害が起こると，小孔サイズが変化したり，糸球体係蹄壁の透過性制御に変化が起こり，病的な蛋白尿が出現する．これが糸球体性蛋白尿で，急性糸球体腎炎，慢性糸球体腎炎，ネフローゼ症候群，糖尿病性腎症，全身性エリテマトーデス (SLE)，アミロイドーシス，腎硬化症などがこれに含まれる．尿蛋白の主体はアルブミンである．

ボーマン腔 (Bowman's space) に排泄された原尿の99%が近位尿細管で再吸収される．この尿細管は抗生物質や抗癌剤などの薬物や，水銀，カドミウムなどの重金属などで障害されやすく，再吸収が影響を受け，血管透過性が亢進して蛋白尿が出現する．これが尿細管性蛋白尿で，急性尿細管壊死，慢性腎盂腎炎，痛風腎，ファンコニー症候群 (Fanconi syndrome)，カドミウム中毒，アミノグルコシドなどの薬物による腎障害，間質性腎炎などが含まれる．尿細管性蛋白尿で出現する蛋白には，β_2-ミクログロブリン，α_1-ミクログロブリン，リゾチームなどがある．

腎後性蛋白尿

尿路系の炎症などにより生じた蛋白が尿中に混入したものを腎後性蛋白尿とよび，急性腎盂腎炎や急性膀胱炎などの蛋白尿がこれに該当する．尿管や膀胱などの下部尿路から分泌される蛋白をタム-ホースフォール糖蛋白 (Tamm-Horsfall glycoprotein) という．

蛋白尿の鑑別

糖尿病やSLEなどの二次性腎疾患による蛋白尿の診断には病歴が重要である．またアミノグルコシド，ペニシリン，アムホテリシンBなどの薬物の使用歴も診断に有用である．

身体所見としては，まず高血圧の有無が重要である．高血圧症のみでも軽度から中等度の蛋白尿をきたすことがあるが，高度の蛋白尿を伴う場合には原発性腎疾患が疑われる．浮腫が著明であればまずネフローゼ症候群を考える．顔面の蝶形紅斑を含む紅斑があればSLEが疑われる．

尿沈渣で脂肪円柱，卵円形脂肪体がみられればネフローゼ症候群が疑われ，赤血球円柱は糸球体腎炎を示す重要な所見である．糖尿と蛋白尿の両者の存在は腎性糖尿あるいは糖尿病性腎症を示唆する．糖尿病性腎症の初期では，試験紙法では検出できないくらいの微量アルブミンが尿中に認められ，特異的抗アルブミン抗体を用いた免疫学的測定法にて測定が可能である．

γ-グロブリンの増加を伴った高蛋白血症では多発性骨髄腫が疑われ，血清および尿の電気泳動，免疫電気泳動が必要であり，ときに尿中へのベンス・ジョーンズ蛋白の出現のみで多発性骨髄腫がみつかることもある．低蛋白血症（低アルブミン血症）と高コレステロール血症が認められるとネフローゼ症候群が強く疑われる．

腹部X線写真で，腎臓のサイズの縮小を認めると慢性腎疾患の存在が示唆される．骨のX線写真で，骨の打ち抜き像 (punched-out lesion) を認めれば多発性骨髄腫が示唆され，手指骨や頭蓋骨の骨膜下骨吸収像は慢性腎不全に合致する．静脈性腎盂造影では閉塞性尿路障害や嚢胞腎の診断に，腎動脈造影は腎血管性高血圧症の診断に有用である．腎疾患の原因が不明の場合にはその解明を目的として，またときには予後判定を目的として腎生検が行われる．

略語
BTB : bromthymol blue, PNH : paroxysmal nocturnal hemoglobinuria, SLE : systemic lupus erythematosus

27 血尿

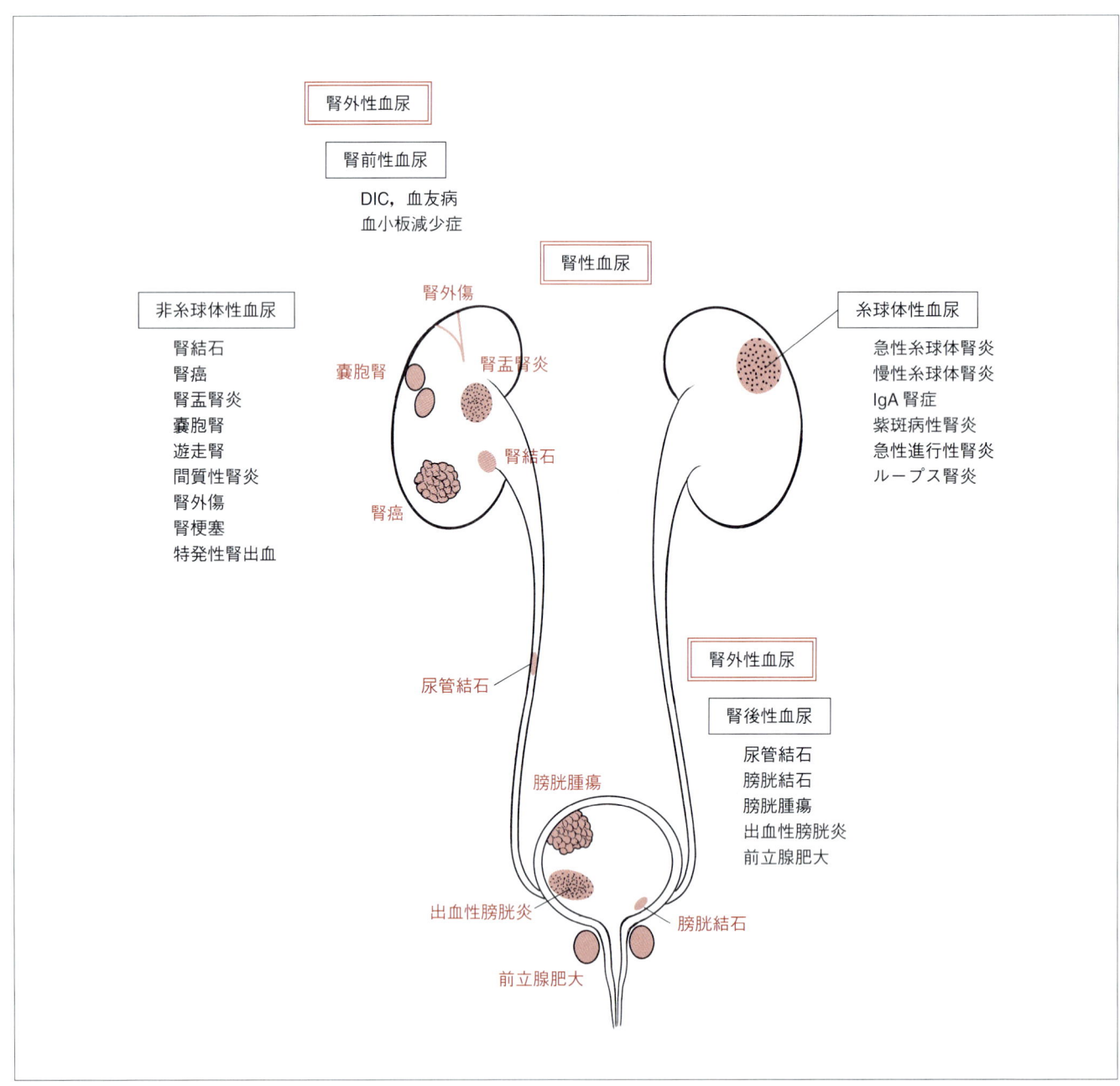

図 27-1 血尿をきたす疾患

腎外性血尿
- 腎前性血尿
  - DIC，血友病
  - 血小板減少症

腎性血尿

非糸球体性血尿
- 腎結石
- 腎癌
- 腎盂腎炎
- 嚢胞腎
- 遊走腎
- 間質性腎炎
- 腎外傷
- 腎梗塞
- 特発性腎出血

糸球体性血尿
- 急性糸球体腎炎
- 慢性糸球体腎炎
- IgA 腎症
- 紫斑病性腎炎
- 急性進行性腎炎
- ループス腎炎

（図中ラベル：腎外傷，嚢胞腎，腎盂腎炎，腎結石，腎癌，尿管結石，膀胱腫瘍，出血性膀胱炎，膀胱結石，前立腺肥大）

腎外性血尿
- 腎後性血尿
  - 尿管結石
  - 膀胱結石
  - 膀胱腫瘍
  - 出血性膀胱炎
  - 前立腺肥大

血尿とは

健常男性でも 1 ml の尿中にはおよそ 1,000 個，1 日にすると 100 万個前後の赤血球が排泄されている．これは尿沈渣を顕微鏡の強拡大で観察したときに数視野当たり 1～2 個の赤血球が認められる程度に相当する．

尿中にこれを超えた赤血球が出現した場合に血尿（hematuria）とよぶ．血尿はその程度により，尿中に赤血球が多数出現して鮮紅色～暗赤褐色を呈するものを肉眼的血尿（macroscopic hematuria, macrohematuria），尿の外観は正常であるが，顕微鏡の強拡大で 5 個以上の赤血球が認められるものを顕微鏡的血尿（microscopic hematuria, microhematuria）とよぶ．通常，尿 1,000 ml 中に 1 ml 以上の血液が含まれた場合に肉眼的血尿となる．

血尿の診断法

　血尿の検出は，試験紙法による尿潜血反応および尿沈渣の顕微鏡による観察によって行われる．試験紙法は尿中に逸脱したヘモグロビンのペルオキシダーゼ様活性の検出によって尿中の赤血球の増加をスクリーニングする方法である．試験紙による尿潜血反応の陽性は，尿中への赤血球の出現を示唆するが，その他ヘモグロビン尿やミオグロビン尿でも陽性となることに十分注意しなければならない．試験紙法で陽性であった場合，尿沈渣を鏡検し，1視野に5個以上の赤血球がみられる場合に血尿と判断する．

　これに対して尿潜血反応が陽性でも，沈渣で赤血球の増加がみられない場合はヘモグロビン尿が最も考えられる．発作性夜間ヘモグロビン尿症(PNH)，自己免疫性溶血性貧血(AIHA)の溶血発作時，行軍ヘモグロビン尿症，ABO不適合による新生児溶血性貧血，異型輸血などでヘモグロビン尿がみられる．

　また，圧挫症候群(crush syndrome)，横紋筋融解症，多発性筋炎，筋の大手術後，強い痙攣後，激しい運動後で大量の筋肉の破壊が起こると血中のミオグロビンが増加し，糸球体を通過して尿中に出現したのがミオグロビン尿である．尿は赤褐色を呈し，潜血反応は陽性となるが，沈渣には赤血球が出現しておらず，可視部の吸収をみるとヘモグロビンが582.5 nMなのに対してミオグロビンは576.5 nMであることで鑑別できる．ポルフィリン尿も暗赤色を呈するため血尿に似るが，潜血反応は陰性である．

血尿の病態

　血尿の病態は腎性と腎外性の二つに大別される．腎性血尿はさらに糸球体性血尿と非糸球体性血尿に，腎外性血尿は腎前性と腎後性に分けられる(図27-1)．

腎性血尿

糸球体性血尿　糸球体性血尿とは，糸球体疾患によって糸球体に由来する赤血球が増加した状態で，急性糸球体腎炎，慢性糸球体腎炎，免疫グロブリンA(IgA)腎症，紫斑病性腎症，急速進行性腎炎，ループス腎炎などがこれに属する．

非糸球体性血尿　糸球体以外で腎臓に由来する血尿で，腎結石，腎癌などの腎腫瘍，腎盂腎炎，嚢胞腎，遊走腎，間質性腎炎，腎外傷，腎梗塞，特発性腎出血などがこれに属する．

腎外性血尿

腎前性血尿　播種性血管内凝固症候群(DIC)や血友病などの凝固障害や著明な血小板減少症などによる出血傾向の一症状として血尿が出現することがある．

腎後性血尿　尿管結石，膀胱結石，膀胱癌などの膀胱腫瘍，出血性膀胱炎，前立腺肥大などの尿管，膀胱，尿道からの出血である．

血尿の鑑別

　血尿がみられた場合，疼痛を伴うかどうかが原因の鑑別に重要である．無痛性の血尿では，腫瘍，嚢胞腎，腎外傷と，急性糸球体腎炎などのような糸球体性血尿が考えられる．一方，有痛性血尿では腎および尿管結石，腎梗塞と，膀胱炎などの尿路感染症が考えられる．腎結石や尿管結石などの尿路結石による疼痛では疼痛部位がしだいに下降し，膀胱まで落ちたときには急に痛みが軽減することが多い．

　発熱を伴う場合には，腎盂腎炎，膀胱炎，腎結核および膀胱結核などの感染症が疑われる．とくに，頻尿，残尿感，下腹部膨満感，排尿時痛，排尿時違和感などを伴った場合には，急性膀胱炎が最も考えられる．排尿困難では前立腺肥大が疑われる．

　糸球体腎炎では高血圧を伴うことが多い．紫斑や溢血斑などの皮下出血，筋肉内出血，関節内出血のほか，消化管出血，肺出血などの臓器出血を伴った血尿は，DICや血友病などの出血傾向と関係があると考えられる．腎の双手法による触診で肥大した腎を触れた場合には腎癌や嚢胞腎などが疑われる．また，腎臓部に叩打痛があるときには腎盂炎や腎結石を疑う．

　グッドパスチャー症候群(Goodpasture syndrome)やウェゲナー症候群(Wegener syndrome)では血尿に肺病変を伴うので，胸部の聴診および胸部X線写真が重要である．前立腺肥大が疑われる場合には，直腸診による前立腺の触診が必要である．腎腫瘍や嚢胞腎などの診断は腹部超音波検査，腹部CT検査が有用であり，膀胱腫瘍の診断は膀胱鏡による観察および生検が重要である．

　尿検査では，トンプソン(Thompson)の2杯分尿試験が出血部位の推定に用いられる．排尿時に尿を2分割にして採取し，最初の40～50 mlの1杯目のみで血尿がみられる場合を排尿初期血尿とよび，前部尿道からの出血が疑われる．逆に2杯目の尿でのみ血尿がみられる場合を排尿終末期血尿とよび，膀胱頸部，三角部あるいは前立腺，後部尿道からの出血が疑われる．1杯目および2杯目ともに同様の血尿がみられる場合は排尿全期血尿とよび，腎および上部尿道での出血が考えられる．

　血尿とともに蛋白尿が認められると糸球体腎炎が疑われる．尿沈渣所見も鑑別に有用である．尿沈渣中の赤血球の形態を観察し，金平糖様や円盤状などの不整形を示す赤血球が多い場合には，糸球体性血尿が示唆される．これに対して，正常形状の赤血球が主体の場合には尿路由来などの非糸球体性血尿が考えられる．また，赤血球円柱が認められれば糸球体の活動性病変が示唆される．

略語

AIHA : autoimmune hemolytic anemia, CT : computed tomography, DIC : disseminated intravascular coagulation, IgA : immunoglobulin A, PNH : paroxysmal nocturnal hemoglobinuria

28 浮　腫

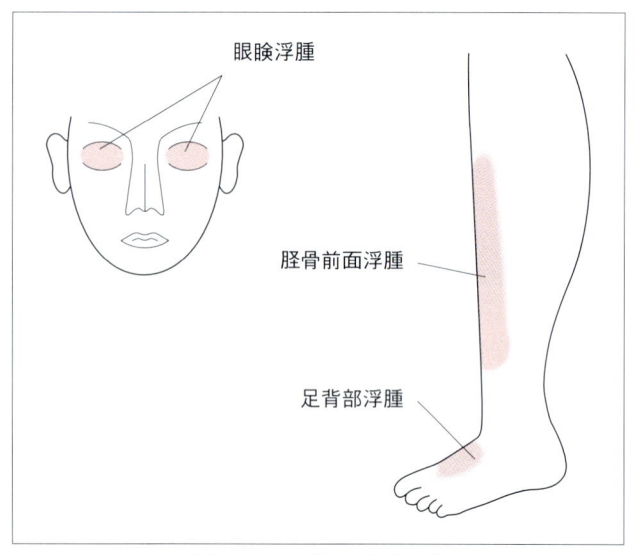

図 28-1　浮腫の出現部位

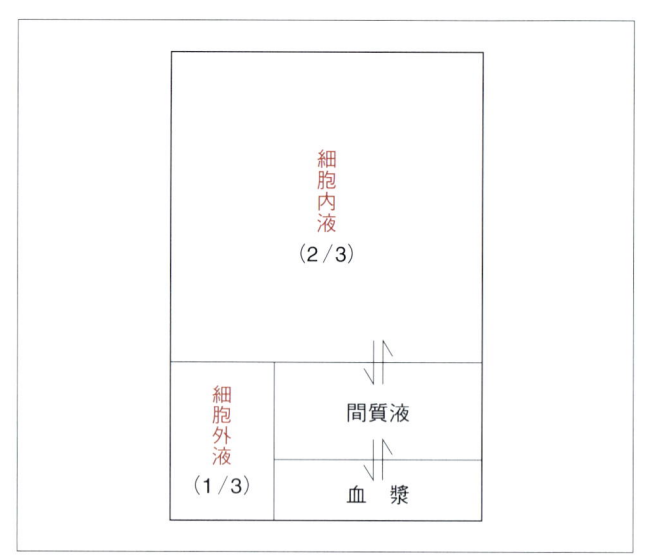

図 28-2　体内水分の分布

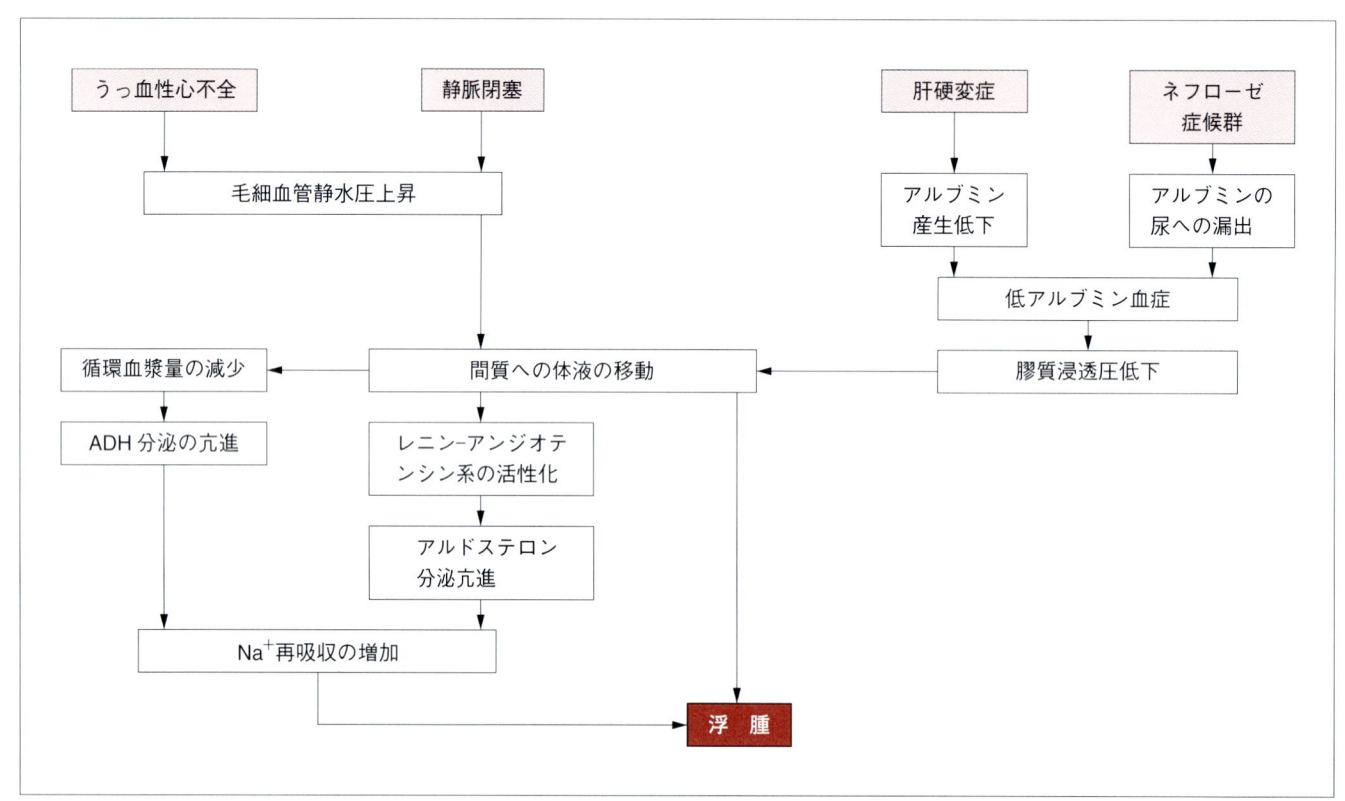

図 28-3　全身性浮腫の出現機序

浮腫とは

　細胞外液のうち血管内の血漿以外の間質部分の水分が異常に増加して，体外から腫脹してみえる状態を浮腫（edema）という．身体の一部のみで認められる局所性浮腫と，全身でみられる全身性浮腫とがあり，後者では通常体重の増加がみられる．胸水と腹水を伴った全身性浮腫を全身水腫（anasarca）という．

　浮腫は，説明のつかない体重増加，靴や指輪がきつくなったなどの症状で疑われ，下腿前面などの皮膚圧痕（pitting

edema)の存在によって判断される．心性浮腫では下腿の脛骨前面や足背部に，腎性浮腫では顔面，とくに上眼瞼に浮腫を認めることが多い（図28-1）．

体内水分の分布

体内の水分は体重の50～70％を占め，若年者ほどこの割合が高い．体内の水の2/3は細胞内にあり，細胞内液（ICF）といわれる．残りの1/3は細胞外にあり細胞外液（ECF）といわれ，血管内の血漿（1/4）と組織間質液（3/4）に分けられる（図28-2）．

体重が60 kgの人であれば，体内におよそ36 l の水があり，細胞内液が24 l，細胞外液が12 l で，このうち血漿が3 l，間質液が9 l ということになる．

細胞外液量はほぼ一定に保たれているが，血管内の血漿と組織間質液との間には相互に交通がある．状況により血漿から間質液のほうに，より選択的に水分の移動が起こった状態が浮腫である．臨床的には2.5～3.0 l の水分の移動があってはじめて浮腫として認識できる．

毛細血管内と間質との間の体液の移動は，スターリングの法則（Starling law）により決定される．すなわち，血管内から細胞間隙へ水を押し出す静水圧と，血管内へ水を引き込む膠質浸透圧によって決まってくる．したがって，毛細血管の静水圧の上昇と血漿膠質浸透圧の低下，毛細血管壁浸透圧の亢進などにより浮腫が出現することになる．

浮腫が起こる仕組み

浮腫には身体の一部に浮腫が出現する局所性浮腫と，全身にみられる全身性浮腫とがある．

局所性浮腫

上大静脈症候群や血栓性静脈炎では，静脈の圧迫や閉塞により静脈血の還流が阻害されるため毛細血管の静水圧が上昇し，圧迫部位ないし閉塞部位よりも末梢に限局した浮腫が生じることになる．

炎症反応によって毛細血管の透過性が亢進し，その結果起こる局所性浮腫を炎症性浮腫という．アレルギー性浮腫や血管神経性浮腫などがこれに該当する．

このほか，まれではあるがリンパ循環の障害によって起こる限局性浮腫をリンパ浮腫といい，フィラリア症や慢性リンパ管炎などによる浮腫がこれにあたる．

全身性浮腫

上述のように全身性浮腫は，毛細血管静水圧の上昇，血漿膠質浸透圧の低下，毛細血管透過性の亢進がからみ合って起こる．

毛細血管静水圧の上昇による浮腫

うっ血性心不全や静脈閉塞による中心静脈圧の上昇，腎機能低下によるNa貯留などによって毛細血管静水圧が上昇すると，間質への体液が増加し浮腫が生じる．さらに，これによって循環血漿量が減少するためレニン-アンジオテンシン系の活性化や抗利尿ホルモン（ADH）の増加が起こり，Na貯留が増強されて浮腫が促進される（図28-3）．

血漿膠質浸透圧の低下による浮腫

膠質浸透圧はアルブミンを中心とした血漿蛋白濃度により規定される．アルブミン生成が低下する肝硬変症や，尿中にアルブミンが漏出するネフローゼ症候群では低アルブミン血症をきたすため血漿膠質浸透圧は低下し，血管腔から間質への体液の移動が起こる．また，循環血漿量が減るため，レニン-アンジオテンシン系の活性化やADHの増加が起こり，腎によるNa貯留により浮腫が出現する（図28-3）．ネフローゼ症候群では腎のNa利尿の障害が関与している可能性もある．

毛細血管透過性の亢進による浮腫

炎症，熱傷，アレルギー反応などにより毛細血管の透過性の亢進が起こると浮腫を生じる．熱傷ではヒスタミン，インターロイキン2（IL-2）や腫瘍壊死因子（TNF）などのサイトカインが関与している．また，原因不明の特発性浮腫も毛細血管透過性の亢進が関与していると考えられている．

浮腫の鑑別診断

全身性浮腫で最も一般的な原因疾患は，うっ血性心不全，肝硬変症などの肝疾患とネフローゼ症候群である．

心性浮腫

うっ血性心不全では，診察で頸静脈の怒張，両側肺底部のラ音の聴取，肝腫大がみられ，胸部X線写真で心陰影の拡大，肺うっ血像，胸水貯留などを認める．検査では軽度の蛋白尿，腎の還流低下による血清クレアチニンの軽度上昇をみる．

腎性浮腫

ネフローゼ症候群では著明な全身性浮腫を呈し，ときに胸水，腹水を伴う全身水腫（anasarca）の状態となる．3.5 g/日以上の高度の蛋白尿，6.0 g/dl以下の血清総蛋白の低下，3.0 g/dl以下の低アルブミン血症，高脂血症（高コレステロール血症）で診断される．

急性糸球体腎炎の急性期の浮腫では，高血圧，蛋白尿，血尿を伴い，溶連菌感染を意味する抗ストレプトリジンO抗体（ASO）陽性，補体（CH_{50}, C3）の低下がみられる．

肝性浮腫

肝硬変症では低アルブミン血症によって血漿膠質浸透圧が低下し，間質へ体液の移動が起こり浮腫や腹水が出現する．さらに，門脈圧亢進や二次性高アルドステロン血症も関与する．

内分泌性浮腫

甲状腺機能低下症による粘液水腫は，指で押しても圧痕を残さない非圧痕性浮腫（non-pitting edema）が下腿から全身にみられる．これは組織に親水性のムコ多糖が沈着するためと考えられている．中年女性に多く，皮膚乾燥，脱毛，徐脈を伴う．検査では高コレステロール血症がみられ，free T_3 およびfree T_4 の低下，ならびにTSH上昇によって診断される．

特発性浮腫

閉経前期の女性に多く，ほかに浮腫の原因となる疾患を認めない．朝から夕方までの1.4 kg以上の著明な体重増加が特徴で，原因は不明である．

略語

ADH：antidiuretic hormone, ASO：antistreptolysin O, ECF：extracellular fluid, ICF：intracellular fluid, IL-2：interleukin-2, TNF：tumor necrosis factor, TSH：thyroid stimulating hormone

29 脱 水

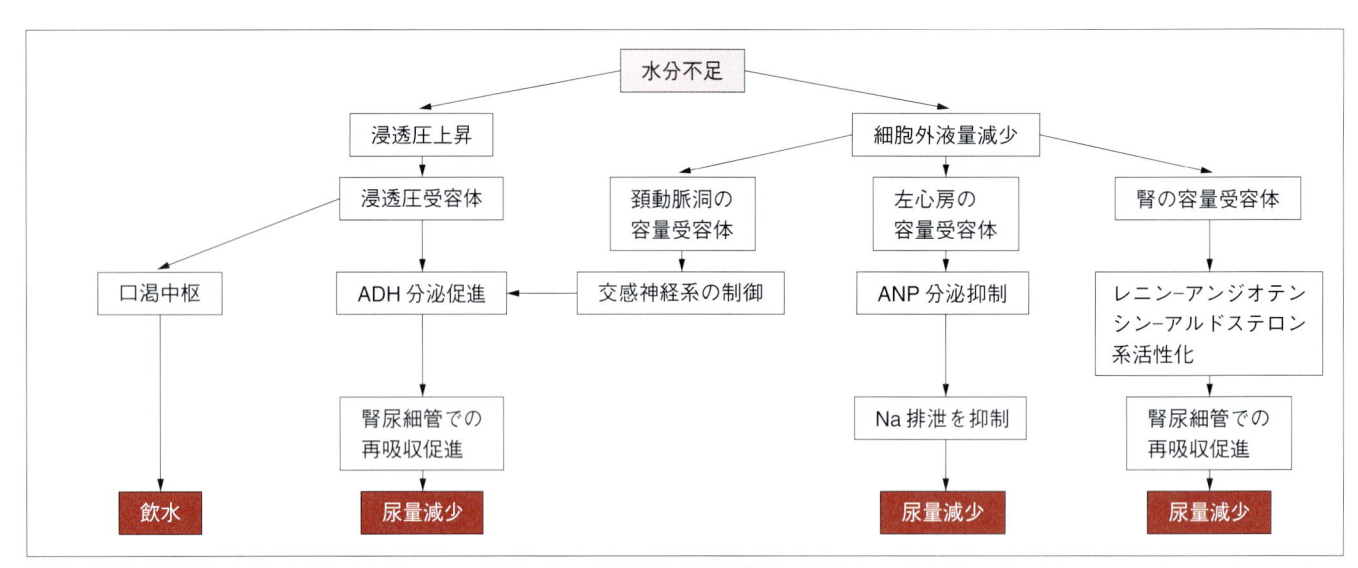

図 29-1 体液量，浸透圧調節の仕組み

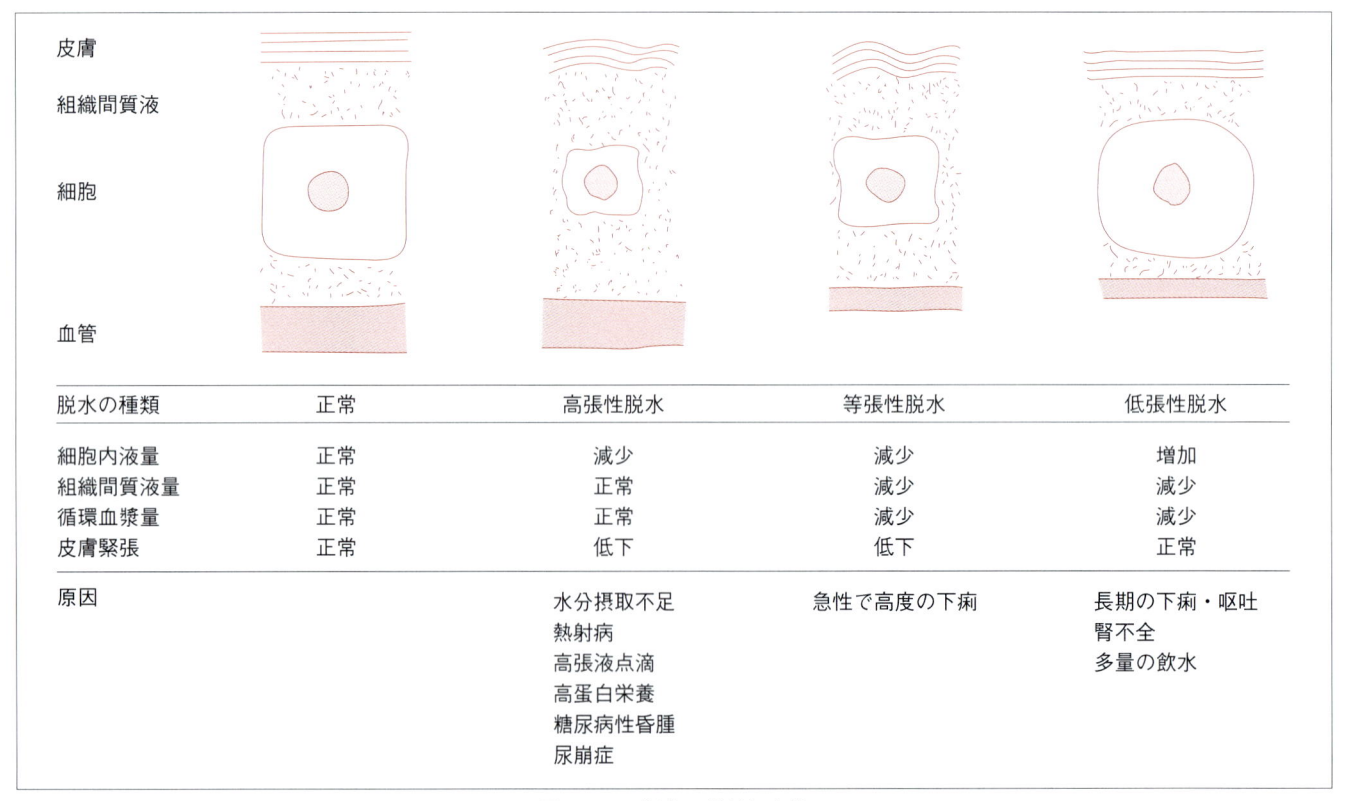

脱水の種類	正常	高張性脱水	等張性脱水	低張性脱水
細胞内液量	正常	減少	減少	増加
組織間質液量	正常	正常	減少	減少
循環血漿量	正常	正常	減少	減少
皮膚緊張	正常	低下	低下	正常
原因		水分摂取不足 熱射病 高張液点滴 高蛋白栄養 糖尿病性昏睡 尿崩症	急性で高度の下痢	長期の下痢・嘔吐 腎不全 多量の飲水

図 29-2 脱水の種類と病態

脱水とは

脱水（dehydration）とは，体内への水分摂取量よりも体外への排出量が多いため，生命の維持に必要な体液が喪失した状態をいい，とくに細胞外液の欠乏状態をさす．水分とNaのどちらの喪失が大きいかで，高張性（水欠乏性），等張性，低張性（Na欠乏性）に大別されるが，実際にはそれぞれがある割合で混合した混合型である場合も多い．

体液量と浸透圧の調節の仕組み

体液のホメオスタシスは，浸透圧調節系と容量調節系の2系統によって保たれている．浸透圧調節系は血漿浸透圧を調節することで，体液のバランスをとっている．血漿浸透圧は，

Naが主体となり，これにブドウ糖や尿素窒素が加わって規定される．

$$浸透圧 = 2 \times 血清 Na(mEq/l) + \frac{ブドウ糖(mg/dl)}{18} + \frac{尿素窒素(mg/dl)}{2.8}$$

Naの喪失に比べより多くの水分が喪失すると血清浸透圧は上昇し，視床下部にある浸透圧受容体が刺激される．これによって口渇中枢が刺激されて飲水が促進されるとともに，下垂体後葉から抗利尿ホルモン(ADH)が分泌される．ADHは腎臓の尿細管に働いて水の再吸収を促進する．これによって尿量が減少して体液の喪失が抑えられるとともに，飲水によって細胞外液が希釈され，上昇していた血清浸透圧が正常化する(図29-1)．

容量調節系は，腎臓の糸球体輸入細動脈の血管壁に存在する容量受容体と，左心房と頚動脈洞にある容量受容体が細胞外液の容量の変化を感知して作動するものである．細胞外液量の減少を感知すると腎の容量受容体を介して，輸入細動脈の傍糸球体細胞からレニンが放出され，アンジオテンシンⅡおよびアルドステロンが産生されてNa再吸収を促進し，Na貯留に働く．また頚動脈洞にある容量受容体は交感神経の活動を制御し，視床下部-下垂体系に体液減少のシグナルを伝え，浸透圧調節系とは別にADHの分泌を促進し，腎における水の再吸収が促進される．また，左心房の容量受容体はNa排泄を促す心房性ナトリウム利尿ペプチド(ANP)の分泌を抑制し，Na貯留に働く(図29-1)．

脱水の種類と病態

高張性脱水

Naに比べ水が多く失われ，細胞外液の浸透圧が上昇する水欠乏性の脱水である．細胞外液中のブドウ糖やNa$^+$などの高浸透圧物質の濃度が高くなって浸透圧が上昇し，細胞内の水が細胞外に移行して細胞内脱水を起こすものである(図29-2)．腎臓は，ブドウ糖やNa$^+$などの高浸透圧物質を尿中に排泄して細胞外液を等張性にしようとするため，尿は高浸透圧となる．

細胞外液量は比較的保たれているため，水分の喪失のわりには症状に乏しく，血圧ならびに心拍出量は維持され，尿量減少も軽度である．皮膚の緊張(turgor)は低下し，口渇感が強く，精神的不穏も現れ，重症になると痙攣や昏睡を起こす．

高張性脱水は，水分の摂取障害があり，発熱，熱射病などの不感蒸泄の増大がある場合に起こりやすく，マンニトールなどの高張液の静脈投与や高蛋白の経管栄養，糖尿病性昏睡，尿崩症などでみられる．

等張性脱水

細胞外液の組成とほぼ同様の組成の体液が喪失した場合の脱水である．腎臓での調節によって尿中へのNa$^+$の排泄が抑制され，細胞外液中のNa$^+$濃度がほぼ正常に保たれるとともに，下垂体後葉から分泌されるADHの作用により尿量も減少傾向を示す．細胞外液と細胞内液との間の浸透圧差が生じないため，両者の間に水の移動がない．

組織間質液量と循環血漿量がともに減少するので，皮膚緊張の減少，血圧低下，心拍出量低下，脈拍数増加がみられる(図29-2)．循環血漿量の減少が高度になると腎不全に移行する．細胞内の水・電解質は維持されているため，意識障害や痙攣などの症状はみられない．急性の高度の下痢や嘔吐の場合にみられる．

低張性脱水

細胞外液中のNa$^+$が水分よりも多く喪失したNa欠乏型の脱水である．細胞外液中のNa$^+$濃度が低下するため浸透圧は低下し，細胞外液中の水が細胞内に流入する．その結果細胞は膨化し，細胞内電解質濃度が低下するため，細胞の活動が低下する．組織間質液量の減少がないため，皮膚緊張の低下はない．細胞外液中の水が細胞内に移動するため循環血漿量が減少し，血圧低下，頻脈で脈は細く，尿量の減少がみられる(図29-2)．

低張性脱水があるときに，さらに低張液の補液を行うと，大量の水が細胞内に入って細胞内浮腫が著明となり，脳浮腫を起こすと悪心・嘔吐，昏睡などの脳神経症状を呈する．

長期間持続する下痢や嘔吐，慢性腎不全などの腎疾患，利尿薬の使用，脱水時の水の多量摂取ないし低張液の輸液などによって引き起こされる．

脱水患者の診察

脱水患者では，血圧，脈拍数などのバイタルサインと意識状態を把握し，救急処置の必要があるかどうかを迅速に判断する．それまでの水分摂取状況と，嘔吐，下痢，消化液の吸引，出血，発汗，尿量など水分の喪失原因をできるだけ正確に把握する．

身体所見としては，バイタルサイン，精神神経所見，皮膚の緊張性，口腔粘膜および舌の乾燥，体重などが脱水のタイプの診断に役立つ．

検査所見では，まず尿の比重，浸透圧，蛋白，糖およびNa濃度が重要である．高張性脱水では，尿量は通常350 ml/日以下に減少することが多く，尿比重は1.035以上，尿浸透圧は500 mOsm/l以上となる．尿崩症の場合のみ比重，浸透圧は低下している．血清Na濃度および尿中Na濃度とも高い(表29-1)．血清浸透圧は高値で，ヘマトクリット値，血清総蛋白は軽度上昇し，脱水が高度になると腎血流量が低下し，BUNが上昇する．

低張性脱水では，尿比重や浸透圧は正常ないし低下しており，尿中Na濃度は著明に低下し，血清浸透圧およびNa濃度も低下している(表29-1)．ヘマトクリット値および尿素窒素(BUN)は初期から高値である．

表29-1 臨床検査による脱水の鑑別

	高張性	等張性	低張性
血漿浸透圧	↑	→	↓
血清Na値	↑	→	↓
尿中Na値	↑	↓	↓

↑：上昇，→：変化なし，↓：低下

略語

ADH : antidiuretic hormone, ANP : atrial natriuretic peptide, BUN : blood urea nitrogen

30 乏尿・無尿

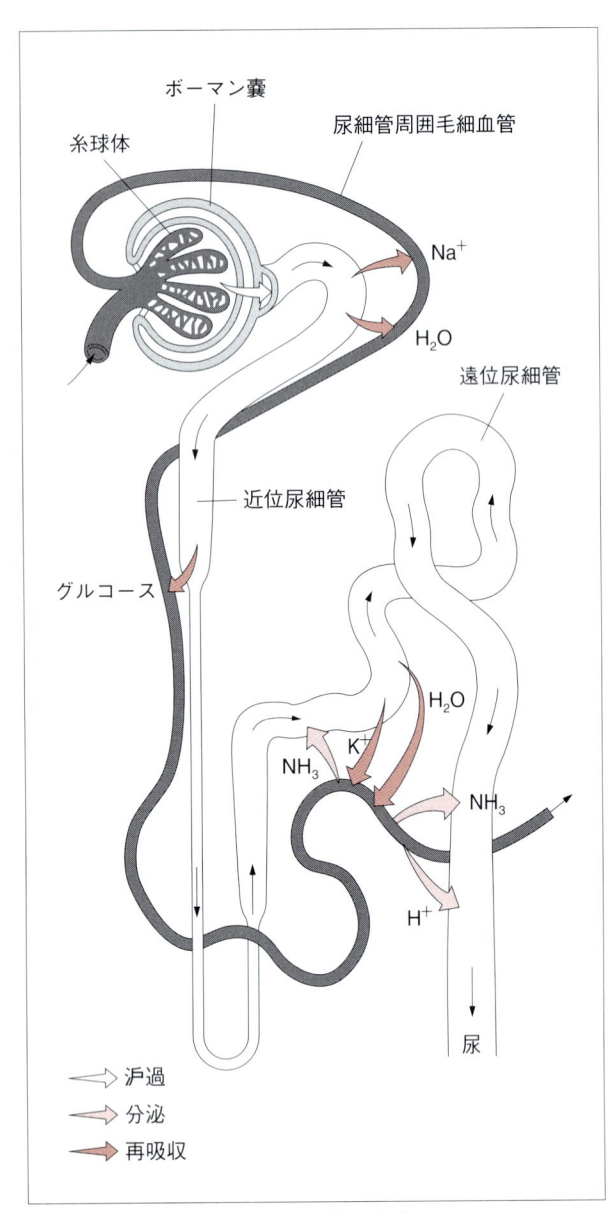

図 30-1 尿の生成

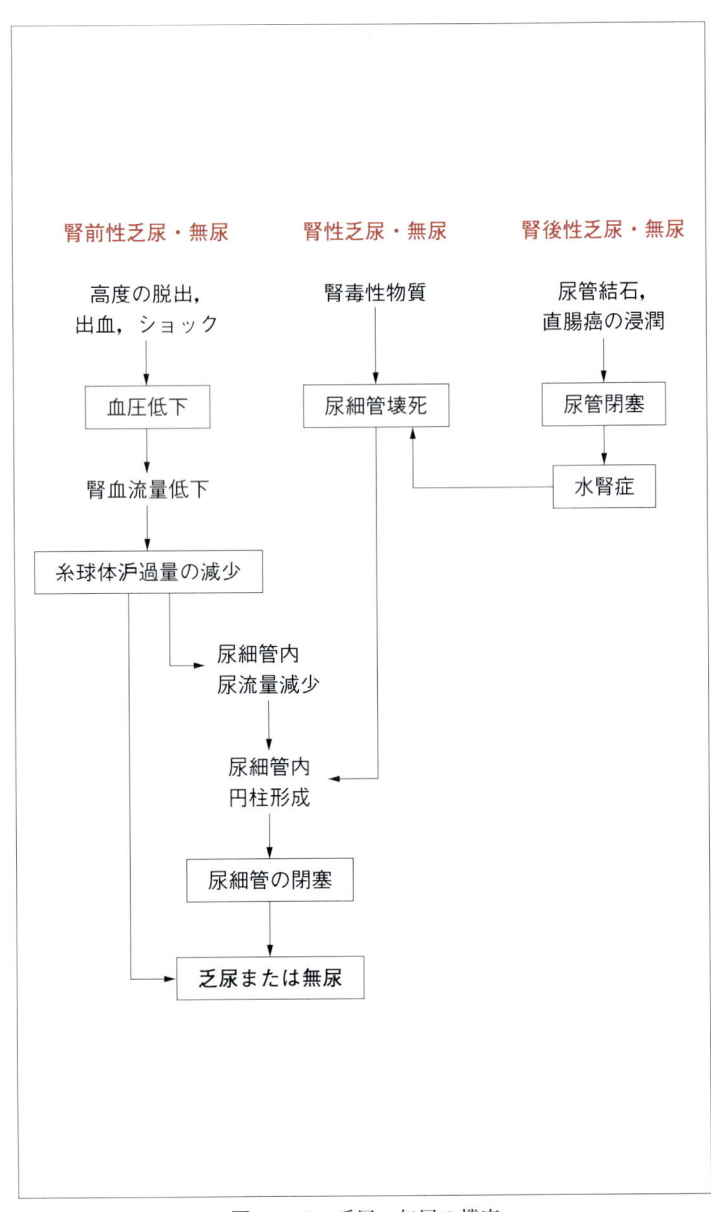

図 30-2 乏尿，無尿の機序

乏尿，無尿とは

通常，健常者の1日の尿量はおよそ500～2,000 mlであるが，この1日尿量が400 ml以下となった状態を乏尿(oliguria)，100 ml以下となると無尿(anuria)という．

腎臓は，尿素窒素やクレアチニンなどの老廃物を尿中に排泄するとともに，水分とNaなどの電解質を排泄することで体内の水分，電解質濃度を一定に保つ働きをしている．尿の濃縮能には限度があるため，必要な排泄物を尿として排泄するためには，計算上最低1日400～500 mlの尿量が必要ということになる．したがって，1日尿量が400 ml以下の乏尿がつづいたり，さらに進行して無尿となると老廃物が蓄積し，血清クレアチニンの上昇，血清Kの上昇がみられ腎不全状態となる．

「尿がでない」という訴えで受診した患者の場合，無尿の可能性とともに，尿はつくられているけれども前立腺肥大や尿道狭窄あるいは神経因性膀胱など，下部尿路に閉塞があって排尿が困難な尿閉(urinary retention)の可能性も考慮しなければならない．これは尿が生成されているかどうかで鑑別できる．無尿と確認されれば，原因としては腎皮質壊死，急性糸球体腎炎，腎梗塞，尿路の完全閉塞が考えられる．

尿の生成の仕組み

腎臓は，腎小体〔糸球体，ボーマン嚢(Bowman's capsule)〕と尿細管からなるネフロンを最小単位として構成され，1個の腎臓にはおよそ100万個のネフロンが存在している．糸球体には

有効径が3～4 nmの小孔が多数存在しており，血球と血漿蛋白質以外の血液成分を濾過して原尿をつくる．この原尿のうちおよそ99％は尿細管で再吸収され，残りが尿として排泄される．このほか近位尿細管ではNa^+やブドウ糖（glucose）の再吸収，遠位尿細管ではK^+やH^+やNH_3の分泌が行われている（図30-1）．

乏尿，無尿の機序

乏尿や無尿の機序を考える場合，その原因によって腎前性（prerenal），腎性（renal），腎後性（postrenal）の三つに分ける（図30-2）．

腎前性乏尿・無尿

腎前性乏尿・無尿は，ネフロンにいたる以前に原因があるもので，腎血流量の減少による糸球体濾過値の低下が主たる原因である．腎血流量低下の原因としては，下痢や嘔吐による高度の脱水，出血，ショック，広範囲の心筋梗塞による循環不全，血栓や梗塞による腎動脈の閉塞などがあげられる．また，降圧薬や利尿薬の過剰投与も原因となることがある．これらの諸原因で腎血流量が減少すると，腎臓は尿量および尿中へのNa喪失を少なくすることによって体液を維持しようとするため，尿量が400 ml以下の乏尿となる．

高齢者では，これらの複数の原因が重なっている可能性が高いため，腎前性急性腎不全を起こしやすいので注意が必要である．降圧薬や利尿薬のほかにも，鎮痛・解熱薬として頻用されている非ステロイド系抗炎症薬も腎前性急性腎不全の原因となることがある．非ステロイド系抗炎症薬は，腎血流量の増加作用をもつプロスタグランジンの合成を阻害するため，結果として腎血流量の低下をきたすからである．とくに腎機能の低下している患者では，腎臓内のプロスタグランジン産生を亢進させて腎血流および腎機能の維持をはかっているので，非ステロイド系抗炎症薬を投与した場合に腎血流抑制作用はより強く現れやすいので十分な注意が必要である．腎機能が潜在的に低下している高齢者でも同様である．

腎性乏尿・無尿

ネフロン病変によって尿量が減少するもので，急性尿細管壊死による急性腎不全が最も代表的な疾患である．原因としては，悪性高血圧（腎硬化症），肝腎症候群，異型輸血，水銀・カドミウム・ヒ素・鉛などの重金属中毒，アミノグリコシド系抗生物質や抗癌薬などの腎毒性物質の投与などがあげられる．これらの薬物の投与による尿細管壊死によって尿細管内に円柱が形成され，これによって尿細管閉塞を起こして乏尿が引き起こされるものと考えられている．

しかし，腎機能が低下しても乏尿にならないことがあり，これを非乏尿性急性腎不全という．これは糸球体濾過値が低下しても，尿細管での再吸収を減少させることによって，尿量の減少を抑えているからである．この非乏尿性急性腎不全に比べ，乏尿性急性腎不全は一般に予後が悪いとされている．

急性腎炎の初期や慢性腎炎，嚢胞腎，糖尿病性腎症などによる慢性腎不全の末期でも乏尿をきたす．慢性腎不全でも初期には，正常ネフロンが減少し，残存ネフロン当たりの溶質量が増加するために一時的に多尿状態となる．しかし，さらに進行してネフロンの障害が高度になるとしだいに乏尿・無尿へと進み，この状態になると回復はほとんど困難になる．

腎後性乏尿・無尿

腎ネフロン以降の問題，すなわち両側の腎盂や尿管の閉塞によって乏尿や無尿が起こったものを腎後性乏尿・無尿という．原因としては，両側の尿管結石による尿管閉塞，子宮癌や直腸癌の浸潤あるいは凝血塊による両側尿管の閉塞，腫瘍や後腹膜線維化症などの尿管外からの圧迫による閉塞などがある．何らかの原因で腎摘出を行った単腎患者では，尿管結石や腫瘍によって無尿をきたしやすいので注意が必要である．また，腫瘍や結石による膀胱頚部の閉塞や，前立腺肥大による尿道閉塞が原因となることもある．

乏尿・無尿の原因の鑑別

腎前性乏尿の場合は，出血，脱水，ショックなどの病態が根底にあることが多いので，病歴が重要である．また降圧薬，利尿薬，非ステロイド系抗炎症薬などの薬物の使用の有無も重要なポイントである．

身体所見としては，頻脈，血圧低下などの循環血液量の低下の所見は腎前性乏尿を示唆する．尿検査では腎前性の場合，尿蛋白は陰性か認めても軽度で，通常，尿沈渣も異常を認めない．浸透圧は500 mOsm/kgH_2O以上と高いが，尿中へのNaの排泄は20 mEq/l未満と低下している．

急性上気道炎が先行し，血尿や蛋白尿の出現とともに乏尿がみられる場合には急性糸球体腎炎による腎性乏尿を考える．このほか，慢性糸球体腎炎や糖尿病の既往，あるいは全身性エリテマトーデス（SLE）や多発性骨髄腫，悪性リンパ腫などの全身性疾患の有無や，アミノグリコシド系抗生物質などの薬物投与の有無も参考になる．尿検査では軽度から高度の蛋白尿を認め，尿沈渣で細胞円柱がみられた場合には腎性を考える．

腎後性乏尿では，片腎摘出術の有無や骨盤内手術の既往などが参考になる．下腹部痛や背部痛を伴うことがあり，下部尿路の閉塞によって急性の水腎症を起こすと背部の叩打痛を認める．尿量の変動が大きいという特徴もある．

臨床検査による腎前性，腎性および腎後性乏尿・無尿の鑑別には，尿比重，尿浸透圧，尿/血漿浸透圧比（U/Posm），尿/血漿クレアチニン濃度比（U/Pcr），尿Na濃度が用いられる（表30-1）．

表30-1 乏尿・無尿の原因の鑑別

	尿比重	尿浸透圧 (mOsm/kg)	U/Posm	U/Pcr	尿Na濃度 (mEq/l)
腎前性 乏尿・無尿	1.020	>500	>1.5	>40	<20
腎性 乏尿・無尿	1.010～1.012	<350	<1.1	10～15	>40
腎後性 乏尿・無尿	<1.015	<350	1.1～1.3	<10～15	<40

U/Posm：尿/血漿浸透圧比，U/Pcr：尿/血漿クレアチニン濃度比

略語

SLE : systemic lupus erythematosus

31 多尿

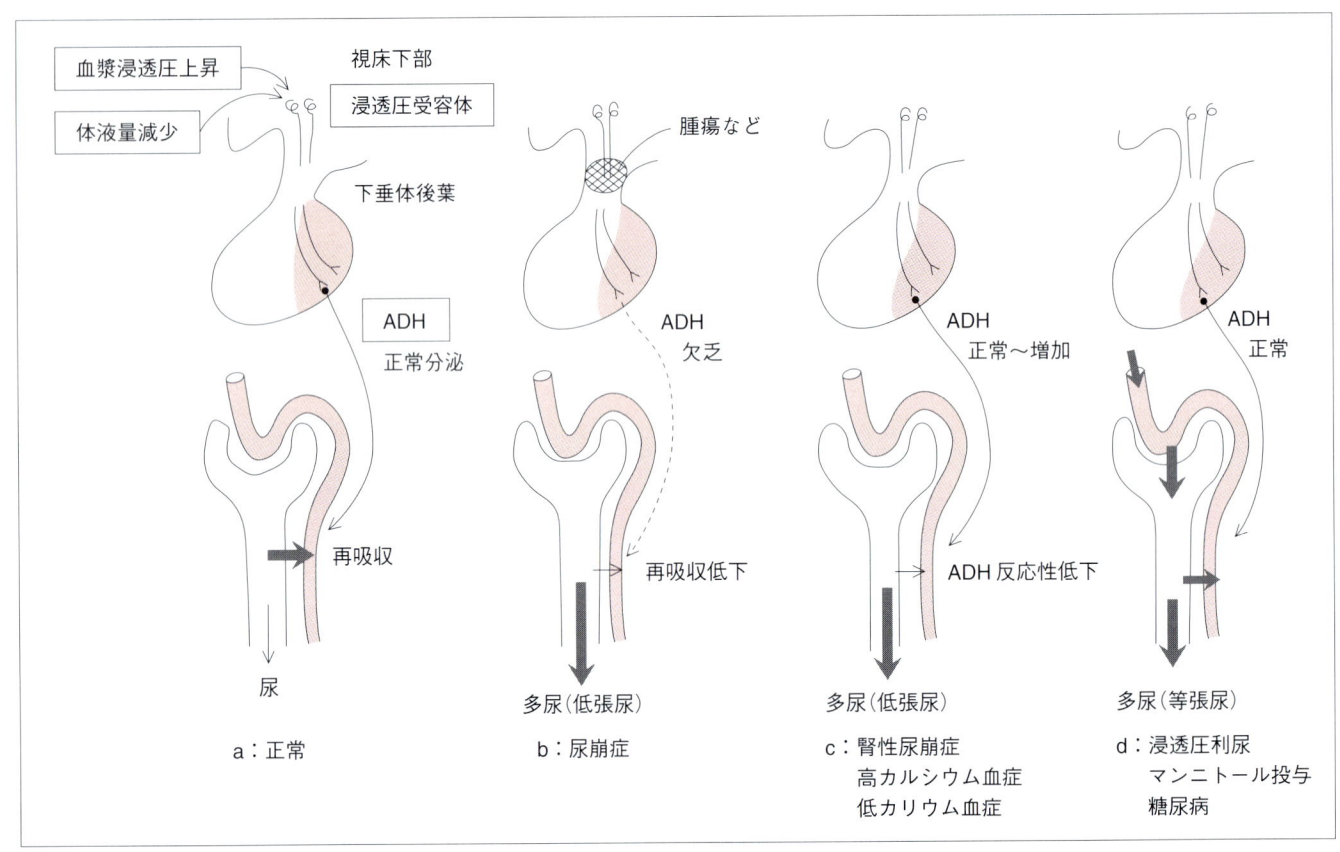

図 31-1 多尿の機序

多尿とは

通常，健常者の1日の尿量はおよそ500〜2,000 mlであるが，1日尿量が3,000 ml以上となった状態を多尿(polyuria)という．1日の排尿回数は，健康成人男性が日中で4〜8回，夜間で0〜1回であり，女性ではこれよりやや少ないとされる．この排尿回数が増加した状態を頻尿(pollakisuria)といい，多尿とは違う病態である．多尿になれば当然排尿回数は増えるが，真の意味の頻尿とは，尿量の増加がなくて排尿回数が増加したものをさしている．

尿量維持の仕組み

多量の発汗，嘔吐，下痢などが持続して脱水が起こると，体液量が減少し，血漿浸透圧が上昇する．視床下部にある浸透圧受容体が高浸透圧を認識して抗利尿ホルモン(ADH)の産生を亢進させ，下垂体後葉からのADH分泌が増加する．ADHは腎臓の尿細管に作用して水分の再吸収を促進し，尿量が減少してしだいに体液量は回復してくる．これによって上昇していた血漿浸透圧が低下すると，これを浸透圧受容体が認識してADH分泌は抑制される．このような仕組みによって尿量や体液量はともに，ある範囲内に維持されている(図 31-1a)．

多尿をきたす機序

尿量が多い場合には，まず水分摂取量の多寡を考慮しなければならない．飲水量が多いと当然それに伴って尿量は多くなる．さらにお茶，コーヒー，ビールなどの利尿効果のある飲み物を摂取すると尿量はさらに増加する．精神的な緊張や寒冷曝露も尿量を増加させる傾向がある．しかしこれらの多尿は生理的なものと考えられる．

病的多尿は，ADHの分泌不全あるいはADHが十分に機能せず，尿の濃縮や尿量減少の作用がみられないことによって起こると考えられる．病的多尿の病態は，ADHの血中濃度によって次の二つに大別される．

血中ADH濃度が低下している場合

尿崩症〔真性尿崩症(diabetes insipidus：DI)〕は，ADH分泌不全によって著しい多尿をきたす疾患で，1日尿量は4,000〜10,000 ml，ときに15,000 mlにも及ぶこともある(図 31-1b)．血漿浸透圧が高いにもかかわらずADHは低値で，尿の濃縮は起こらず低張尿($300\ mOsm/kgH_2O$未満)で多尿となる．ADHを投与すると尿浸透圧は上昇し，尿量は減少する．原因によって特発性，続発性，家族性の3群に大別される．

特発性尿崩症の原因は明らかではないが，視索上核と室傍

表 31-1 多尿をきたす疾患

1. 尿崩症（真性尿崩症）
    特発性
    続発性
    家族性
2. 腎性尿崩症
    慢性糸球体腎炎，慢性腎盂腎炎，水腎症，悪性高血圧，先天性腎性尿崩症
3. 高カルシウム血症
    悪性腫瘍（癌，多発性骨髄腫，悪性リンパ腫，白血病），原発性副甲状腺機能亢進症，薬物（ビタミンD過剰投与，サイアザイド，スピロノラクトンなど），甲状腺機能亢進症，ページェット病（Paget disease），サルコイドーシス
4. 低カリウム血症
    クッシング症候群，原発性アルドステロン症，二次性アルドステロン症，尿細管アシドーシス，ファンコニー症候群（Fanconi syndrome）
5. 浸透圧利尿
    糖尿病，浸透圧利尿薬（マンニトール，グリセオール）
6. その他
    心因性多飲症

表 31-2 臨床検査による多尿の鑑別

	真性尿崩症	心因性多飲症	腎性尿崩症	浸透圧利尿
ADH	低値	低値	高値	正常
尿浸透圧 ($mOsm/kgH_2O$)	<300	<300	<300	≒300
尿/血漿浸透圧比	<0.7	<0.7	<0.7	>0.7
水制限試験尿浸透圧 ($mOsm/kgH_2O$)	<300	>600～700	<300	必要なし
ADH刺激による最大尿浸透圧 ($mOsm/kgH_2O$)	>600～700	>600～700	<300	必要なし

核から下垂体後葉にいたる神経系の自己免疫性病変が，ADH合成に関与する大細胞ニューロンを含む神経系の線維化と変性をまねき，ADH分泌不全をきたすためと推定されている．

続発性尿崩症は，視床下部-下垂体後葉系に脳腫瘍などの器質的障害があってADHの産生や分泌が低下するものである．

家族性尿崩症は常染色体優性遺伝するまれな先天性疾患であるが，小児期から思春期に発症することが多い．

精神的な要因で多量の水を飲み，多尿をきたすものを心因性多飲症という．血液は希釈され，血漿浸透圧は低下して循環血液量は上昇する．その結果，ADHの合成が抑制され，分泌は低下する．尿の浸透圧は低下（300 $mOsm/kgH_2O$未満）しているが，血漿浸透圧は上昇しない．飲水制限によって尿が濃縮されて尿浸透圧が上昇し，尿量が減少すれば心因性多飲を考える．低張液の大量輸液によっても同様の機序で多尿が起こる．

血中ADH濃度の低下がなく，腎臓のADHに対する反応性の低下による場合

慢性腎不全でとくに間質性病変が強い場合や，急性腎不全の回復期，急性腎盂腎炎などの腎疾患では，ADHに対する反応性が低下し，尿細管での水分の再吸収が悪く，多尿をきたすことがあり，腎性尿崩症という（図31-1c）．先天性の腎性尿崩症もあり，ADH受容体の遺伝子異常が明らかにされている．尿浸透圧が血漿浸透圧と等張であればまず腎不全を考える．種々の原因によって高カルシウム血症や低カリウム血症が起こると，間質尿細管障害が起こりADHに対する反応性が低下して多尿をきたす（表31-1）．強力な利尿薬投与による多尿も同様の機序による．尿は300 $mOsm/kgH_2O$未満の低張性で血中ADHは高値であり，水制限やADHの投与に反応しない．

マンニトールやグリセオールなどの浸透圧利尿薬の投与によっても多尿が起こる．これは，溶質負荷の増大と水およびNaClの再吸収が低下し，尿細管中の溶質増加によって浸透圧が上昇し，結果として尿量が増加するものである（図31-1d）．糖尿病のときにみられる多尿も，尿中に多量のブドウ糖が出現することによる浸透圧利尿であり，同様の機序に基づいている．これらの場合は，尿の浸透圧は等張性（300 $mOsm/kgH_2O$程度）である．

多尿の患者の診察

入院患者では1日尿量をチェックするのは容易であるが，外来患者では排尿回数は数えていても尿量は把握されていないことが多い．正確な尿量の把握が多尿診断の第一歩である．1日尿量が10,000 mlを超えるようであれば真性尿崩症の可能性が高い．慢性腎疾患や糖尿病の既往歴，頭部外傷や頭部手術の既往も重要である．

多尿の患者では体液量が減少して脱水を呈していることがあるので，血圧，脈拍数，皮膚の緊張性を注意深く診察する．低カリウム血症では筋力低下や痙攣が，高カルシウム血症では便秘や吐き気，筋肉の脱力などがみられる．

検査所見としては，血中ADH値や尿浸透圧が重要で，これと尿/血漿浸透圧比，水制限およびADH刺激後の尿浸透圧の変化をみることによって多尿の原因を鑑別できる（表31-2）．これに加えて血清クレアチニンなどの腎機能，血糖値，血清KおよびCaの測定が必要になる．

略語

ADH : antidiuretic hormone

32 頻尿

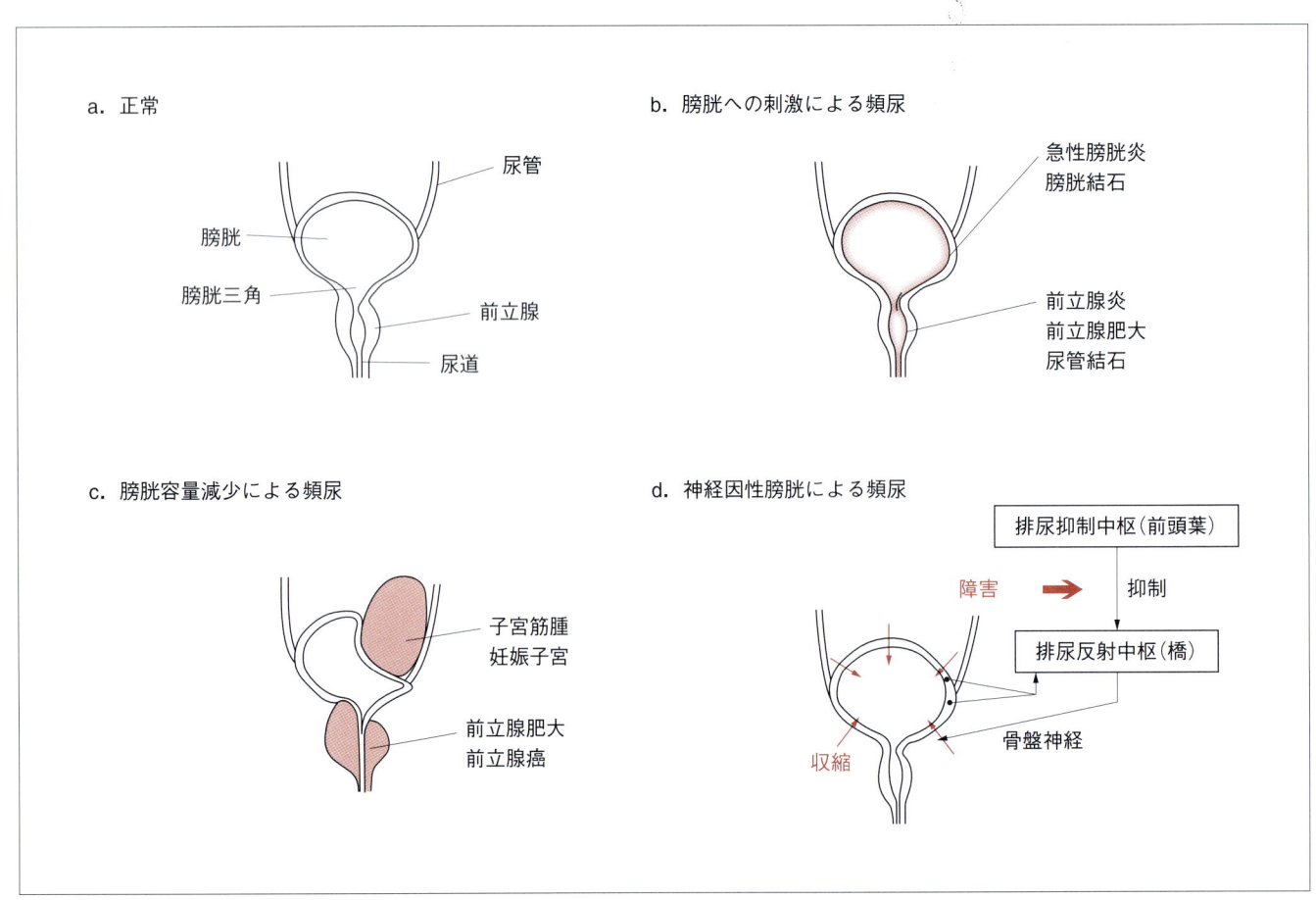

図 32-1 頻尿の機序

頻尿とは

通常，健常者の1日の尿量はおよそ500〜2,000 mlで，1日の排尿回数は健康成人男性が日中で4〜8回，夜間で0〜1回であり，女性はこれよりやや少ない．また，年齢によっても1日の尿量および排尿回数は変化するとされている（表32-1）．

この排尿回数が増加した状態を頻尿（pollakisuria）という．1日尿量が3,000 ml以上となった状態が多尿（polyuria）だが，多尿になれば当然排尿回数は増える．したがって，真の意味の頻尿とは尿量の増加がなくて排尿回数が増加したものをさしている．一般的には1日10回以上，睡眠後2回以上を頻尿という．また，1日の排尿回数がそれほど多くなくても，排尿と排尿の間隔が短い場合にも頻尿という．

頻尿の原因

排尿回数は水分摂取量とともに気温，食事，運動などの環境因子によって影響を受ける．個人差も大きく，神経質な人では回数が多い傾向がある．

頻尿の原因としては，尿量増加による頻尿（真の頻尿では除くことあり），膀胱への刺激による頻尿，膀胱容量の減少による頻尿，神経因性膀胱による頻尿，および神経性頻尿などがある（表32-2）．

膀胱への刺激による頻尿

頻尿を起こす頻度の最も高い疾患は急性膀胱炎である．主として細菌感染による炎症によって膀胱粘膜が刺激され知覚過敏になり，尿が少したまっただけで排尿したくなるものと考えられている（図32-1b）．排尿回数は増加し，1回の尿量は著明に減少する．また，排尿終了時に膀胱頸部が刺激されて排尿時痛（miction pain）を伴うことがあり，尿の混濁や血尿を呈することもある．

排尿回数が非常に多くなって，10〜15分おきに排尿したくなるような状態を"尿しぶり"，あるいは"尿意促迫"（urinary urgency）という．これがさらに進むと失禁（urinary incontinence）をきたす．尿管結石症で結石が膀胱近くまで下降している場合や，男性の前立腺肥大症，急性前立腺炎でも膀胱炎と同様の頻尿となることがある．

シクロホスファミドなどの薬物では出血性膀胱炎を起こし，

表 32-1　1日の排尿回数と1日尿量の年齢による変化

年齢	1日の排尿回数(回)	1日尿量(ml)
新生児	3～6	30～50
1週間	12～15	150～200
3～6か月	15～20	300～400
1～2歳	10～12	400～500
5歳	6～8	500～700
10～15歳	4～5	800～1,200
>15歳	5～6	800～1,600

表 32-2　頻尿の原因

1. 尿量増加による頻尿
   　　尿崩症，糖尿病，慢性腎不全の代償期
2. 膀胱への刺激による頻尿
   　　急性膀胱炎，下部尿管結石，膀胱結石，前立腺炎，膀胱異物，薬物性膀胱炎，慢性閉塞性肺疾患(COPD)，過換気症候群
3. 膀胱容量の減少による頻尿
   　　膀胱癌，膀胱腫瘍，膀胱結石，前立腺肥大，前立腺癌，尿道狭窄，子宮筋腫，妊娠，卵巣癌，卵巣嚢腫，大腸癌，膀胱結核，間質性膀胱炎，放射線性膀胱炎
4. 神経因性膀胱による頻尿
   　　膀胱支配神経の機能不全
5. 神経性頻尿
   　　心因性頻尿，膀胱神経症ともいわれる

著明な粘膜障害のため刺激性の頻尿をきたす．慢性閉塞性肺疾患(COPD)では呼吸性アシドーシスとなり，動脈血の$Paco_2$の上昇を代償するためHCO_3^-の尿中排泄抑制，Cl^-排泄増加により酸性尿となるが，尿のpH低下が膀胱刺激となり頻尿が起こる．過換気症候群では尿のpHが上昇するが，膀胱刺激となることがある．

膀胱容量減少による頻尿

膀胱癌などの膀胱腫瘍や膀胱結石では，占拠性病変により膀胱容量が減少して頻尿となる(図32-1c)．このような状態では尿路感染症を起こしやすく，刺激症状が加わってさらに頻尿が強まる．前立腺肥大や前立腺癌，尿道狭窄などの下部尿路の通過障害では，膀胱内に貯留したすべての尿を排泄はできず残尿が増加し，機能的膀胱容量(膀胱容量－残尿)が減少するため頻尿をきたす．また，尿道抵抗に打ち勝って排尿するため膀胱排尿筋が肥厚し，膀胱壁の緊張が高まっているため，少量の尿の貯留で膀胱内圧が高まり尿意をもよおす．

子宮筋腫，妊娠子宮，卵巣癌，大腸癌などによる膀胱の圧迫によっても，同様に膀胱容量の減少によって頻尿となる．膀胱結核，間質性膀胱炎，放射線性膀胱炎では膀胱萎縮が起こり頻尿をきたす．

神経因性膀胱による頻尿

排尿は膀胱壁内神経叢が尿充満を感知し，末梢神経から仙髄の脊髄排尿中枢に伝達される．大脳皮質の前頭葉から脳幹部の上位中枢へは抑制的に働いている．これらの排尿中枢あるいはその神経路が障害されたために起こる排尿障害が，神経因性膀胱(neurogenic bladder)である(図32-1d)．

神経因性膀胱による排尿障害は頻尿，尿失禁，排尿困難が組み合わさって起こることが多く，大脳皮質の前頭葉障害では頻尿と尿失禁，脳幹部の障害では排尿困難をきたすことが多い．

神経性頻尿

心因性頻尿とか膀胱神経症などともいわれ，神経質な女性に多く，日中のみの頻尿で就寝後は起こらないのが特徴である．神経質な性格で，恐怖観念から膀胱に尿が充満していないのに尿意をもよおし排尿にいたるものである．

夜間頻尿

ほとんど毎晩2回以上の排尿がある場合を夜間頻尿(nocturia)といい，排尿困難の初期症状である．原因は，前立腺肥大などによる下部尿路通過障害と夜間尿量の増加による場合が多い．高齢者や心不全，慢性腎不全の代償期の患者では，夜間の安静臥床によって腎血流量が増加するため夜間の尿量が増加して夜間頻尿となる．

薬物による頻尿

利尿薬は1日の総尿量を増加させることで頻尿をまねき，抗コリン薬は1回の排尿量に影響を与えるので，頻尿の原因となる．

頻尿患者の診察

病歴としては頻尿が出現した時期やきっかけ，1日の排尿回数ならびに1回の尿量，日中に排尿回数が多いか就眠時に多いかなどが重要である．急性膀胱炎では繰り返し起こることが多い．

身体所見では腹部の触診が必要で，下腹部の腫瘤，膀胱部膨隆の有無をみるほか，排尿障害のある男性では直腸診による前立腺の触診が重要である．

臨床検査では尿検査が重要である．急性膀胱炎などの感染症が疑われれば，尿沈渣による白血球増加で確認され，尿の細菌培養を行い起炎菌を同定するとともに抗生物質の感受性試験を行う．顕微鏡的血尿では尿路結石や急性膀胱炎が疑われる．

血液検査では，感染症があれば白血球の増加やCRP上昇をきたし，腎不全が存在すればBUN，クレアチニン，血清Kの上昇がみられる．糖尿病が疑われれば血糖とヘモグロビンA_{1c}(HbA_{1c})を，尿路結石では尿酸，Ca，Pの検査が必要である．COPDが疑われたり，腎不全では動脈血ガス分析が重要である．

略語

BUN : blood urea nitrogen, COPD : chronic obstructive pulmonary disease, CRP : C-reactive protein, HbA_{1c} : hemoglobin A_{1C}

33 糖　尿

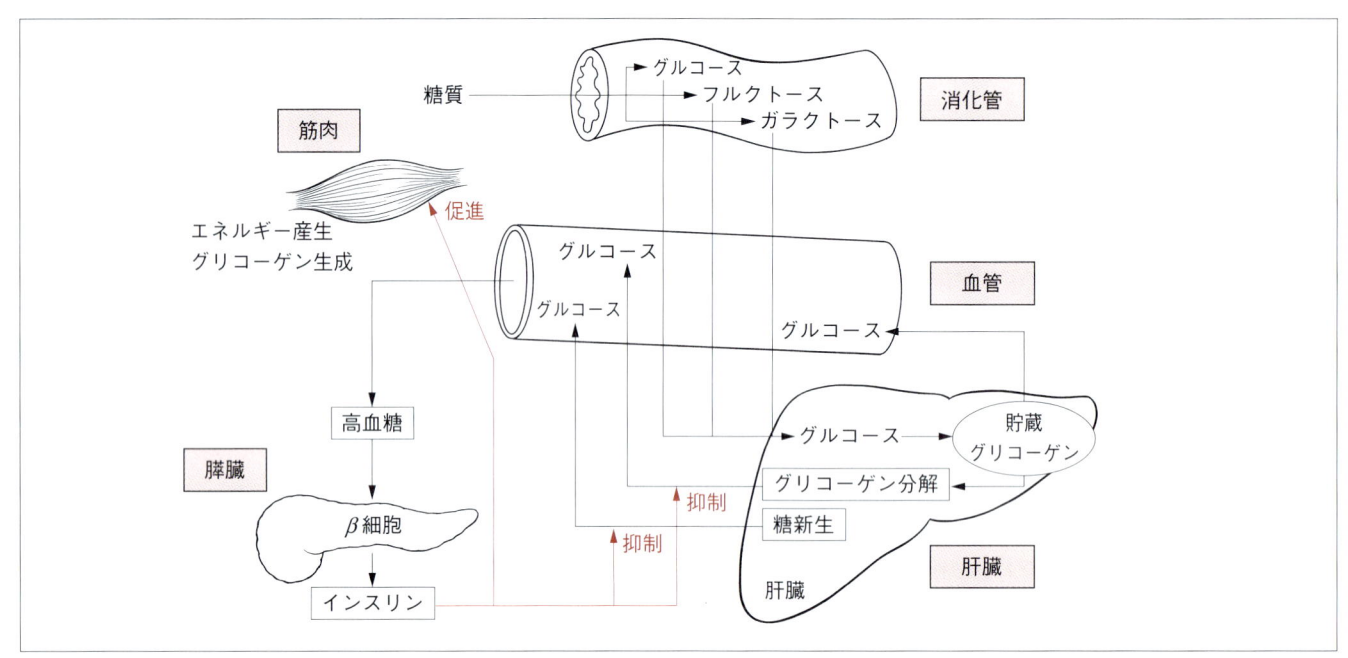

図 33-1a 糖代謝とインスリンの作用

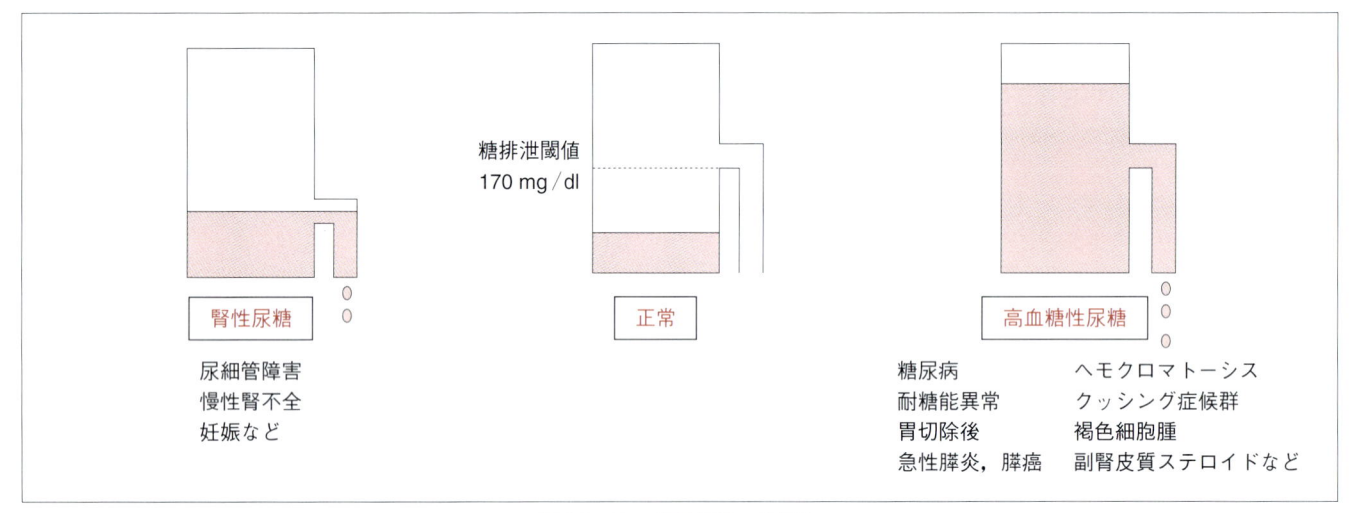

図 33-1b 糖尿出現の仕組み

糖尿とは

　尿中に出現する糖のほとんどはブドウ糖（グルコース，glucose）であるが，そのほか乳糖，果糖，五炭糖，ガラクトースなどが出現することがある．しかし，一般に糖尿といえば尿中にブドウ糖が出現する状態をさしている．健常者では，尿中に糖（ブドウ糖）はほんのわずか（2～20 mg/dl，1日排泄量40～85 mg程度）しか排泄されないため，通常の尿検査では検出されず陰性である．

　腎臓が正常であれば，血糖値がおよそ170 mg/dlを超えると尿中に糖（ブドウ糖）が出現するようになり，これを腎糖（ブドウ糖）排泄閾値とよぶ．通常，空腹時の血糖値はおよそ80 mg/dlで，食事により血糖値が上昇すると膵臓のランゲルハンス島β細胞からインスリンが分泌され，血糖を下降させるように働くため，食後でも血糖値は130 mg/dlを超えることはまれで，尿中に糖は出現しない（図33-1a）．

　しかし糖尿病では，血糖の上昇に見合ったインスリンの分泌ができなかったり，インスリンの作用が不十分なため，食後には著しい高血糖となり糖尿を認めることになる．糖尿病の初期では食後にのみ糖尿がみられることが多いが，進行すると空腹時でも糖尿を認めるようになる．したがって，糖尿病のスクリーニングとして尿糖検査をする場合には，空腹時よりも食後の糖尿の有無をみるほうが望ましい．ただし，腎

表33-1　75g経口ブドウ糖負荷試験による糖尿病の診断基準（日本糖尿病学会）

	静脈血漿血糖値(mg/dl)			
	0分	60分	120分	180分
正常型	<110	<160	<120	<110
糖尿病型	≧140	および/または	≧200	
境界型	正常型にも糖尿病型にも含まれないもの			

表33-2　糖尿病以外で高血糖をきたす疾患

内分泌疾患
　甲状腺機能亢進症，巨人症，末端肥大症，クッシング症候群，褐色細胞腫，原発性アルドステロン症など
膵疾患
　膵癌，慢性膵炎，ヘモクロマトーシス，膵摘除など
薬物性
　副腎皮質ホルモン，サイアザイド，ジフェニルヒダントイン，カテコールアミン薬など
その他
　胃切除後（たとえば，oxyhyperglycemia）
　肝硬変症
　脳卒中
　高カロリー輸液

疾患で糖排泄閾値が低下すると，高血糖がなくても糖尿を認める可能性があることに注意する必要である．

糖尿の診断法

尿糖の代表的な検出法には，還元法と酵素法とがある．還元法は糖のもつ還元力を用いて試薬との呈色反応をみるもので，ニーランデル法やベネディクト法はこの原理を応用したものである．本方法は必ずしもブドウ糖に特異的な方法ではなく，同様に還元作用を有する乳糖，五炭糖，果糖などの糖や，多量のビタミンC，尿酸，クレアチニン，グルクロン酸などが尿中に大量に含まれていても陽性となることがあることに注意すべきである．

酵素法は現在ブドウ糖検出法の主流で，試験紙法の多くはこれに基づいている．この原理は，尿中のブドウ糖が試験紙上のブドウ糖酸化酵素により酸化されH_2O_2を遊離する．このH_2O_2は試験紙上のペルオキシダーゼによって活性酸素に変化し，色素を酸化させて発色させるというものである．この方法はブドウ糖に特異的であるが，尿中にビタミンCやホモゲンチジン酸，ゲンチジン酸，L-ドパなどの強い還元作用をもつ物質が存在すると偽陰性を呈する．

糖尿の病態

血中のグルコースは，腎の糸球体を通過して糸球体濾過液に移行する．通常170 mg/dl以下の血糖値では，糸球体濾過液に移行したグルコースはすべて近位尿細管で再吸収されるため，尿中にはグルコースを認めない．近位尿細管の再吸収能の限界をグルコース尿細管再吸収極量といい，通常350 mg/分程度である．腎機能が正常であれば，血糖値が170 mg/dl以上になるとグルコース尿細管再吸収極量を超えるので，糖尿が出現することになる（図33-1b）．

糖尿の鑑別

糖尿を認めた場合，まずそれが高血糖に由来するのか，高血糖ではなく腎機能低下によるのかを鑑別する必要がある．これには，尿糖の測定と同時期の血糖値の測定が有効である．糖尿陽性とともに血糖値が170 mg/dl以上であれば，高血糖による糖尿と考えられる．逆に糖尿陽性でも血糖値が170 mg/dl以下であれば腎性糖尿が疑われる．

高血糖に由来する糖尿の場合，糖尿病を疑って検査を進める必要がある．75g経口ブドウ糖負荷試験（OGTT）を行い，表33-1のような基準に基づいて糖尿病と診断される．ブドウ糖負荷前後のインスリン濃度も診断の参考になる．

糖尿病以外にも次のような病態で高血糖由来の糖尿を認めることがある（表33-2）．多くの内分泌疾患では糖尿がみられる可能性がある．これはインスリン以外の多くのホルモンに血糖上昇作用があるためで，甲状腺ホルモン分泌過多の甲状腺機能亢進症，成長ホルモン分泌過多の巨人症，副腎皮質ホルモンの分泌過多によるクッシング病（Cushing's disease）あるいは副腎皮質ホルモン剤の長期大量投与，副腎髄質ホルモンの分泌過多による褐色細胞腫では，それぞれのホルモンの過剰によって高血糖に由来する糖尿陽性を呈することがある．

膵癌，慢性膵炎などの膵疾患やヘモクロマトーシスあるいは膵摘除などの膵臓病変では比較的高頻度に高血糖をきたし，糖尿を認めることがある．また，肝硬変症や慢性肝炎などの肝疾患でもときに高血糖から糖尿がみられることがある．脳卒中などの中枢神経疾患でも著しい高血糖をきたして糖尿を認める例がある．

胃切除後の患者では，ブドウ糖摂取直後に急速な血糖の上昇がみられることがありoxyhyperglycemiaとよぶ．その後急激に血糖値は低下して，90～120分後には正常域に戻るか，あるいはそれ以下に下降する．これは，胃切除によって食物が直接小腸に達しブドウ糖の吸収が早まるためである．このような場合に一過性の糖尿がみられる．

薬物による高血糖はまれではなく，糖尿を認めることがある．高頻度にみられるのは副腎皮質ホルモン薬で，大量長期投与ではより高頻度にみられ，糖尿病の家族歴のある患者ではとくにその傾向が強い．このほかサイアザイド系降圧利尿薬やジフェニルヒダントインなどの薬物でも糖尿がみられることがある．

糖尿を認めた場合の検査の進め方

糖尿が認められた場合には，血糖値とヘモグロビンA_{1c}（HbA_{1c}，グリコヘモグロビン）の測定を行う．空腹時血糖が140 mg/dl以上あるいは随時血糖値が200 mg/dl以上，HbA_{1c}が7.0％以上であれば糖尿病の可能性が高く，75g経口ブドウ糖負荷試験で診断される．糖尿がみられても，高血糖でなければ腎性糖尿が疑われ，腎機能検査を進める必要がある．

略語

HbA_{1c} : hemoglobin A_{1c}, OGTT : oral glucose tolerance test

34 関節痛

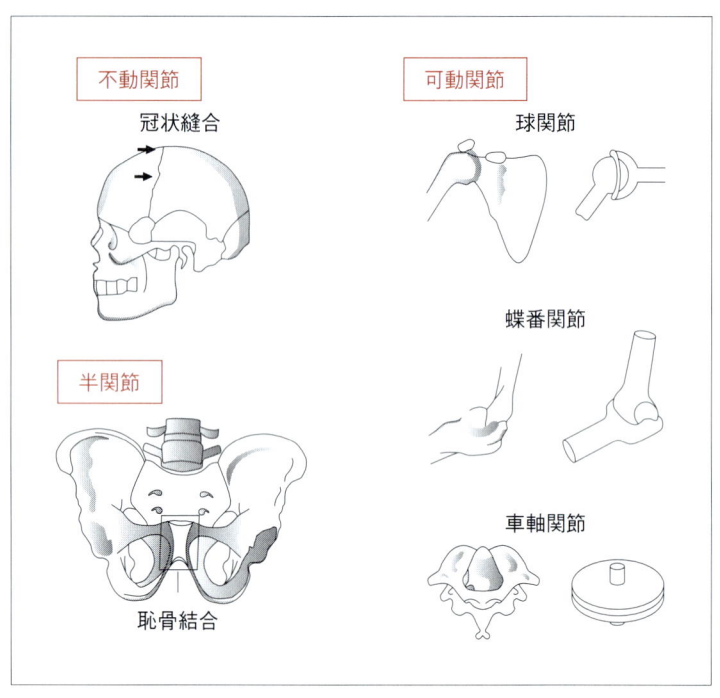

図 34-1 関節の種類

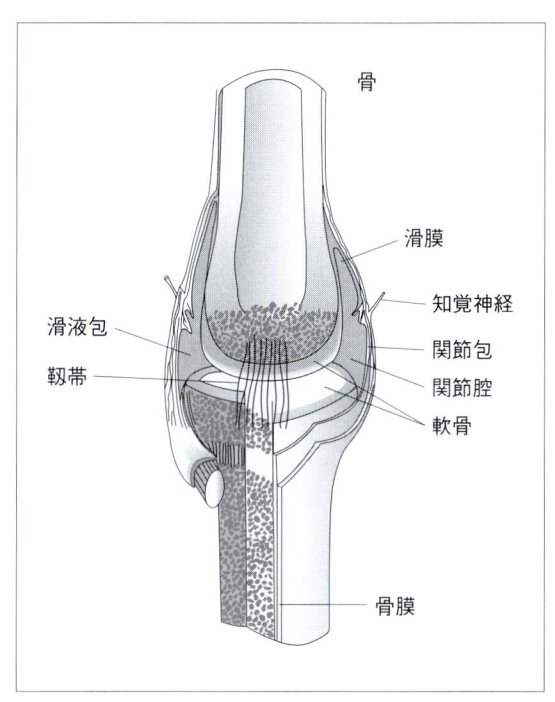

図 34-2 関節(可動関節)の構造

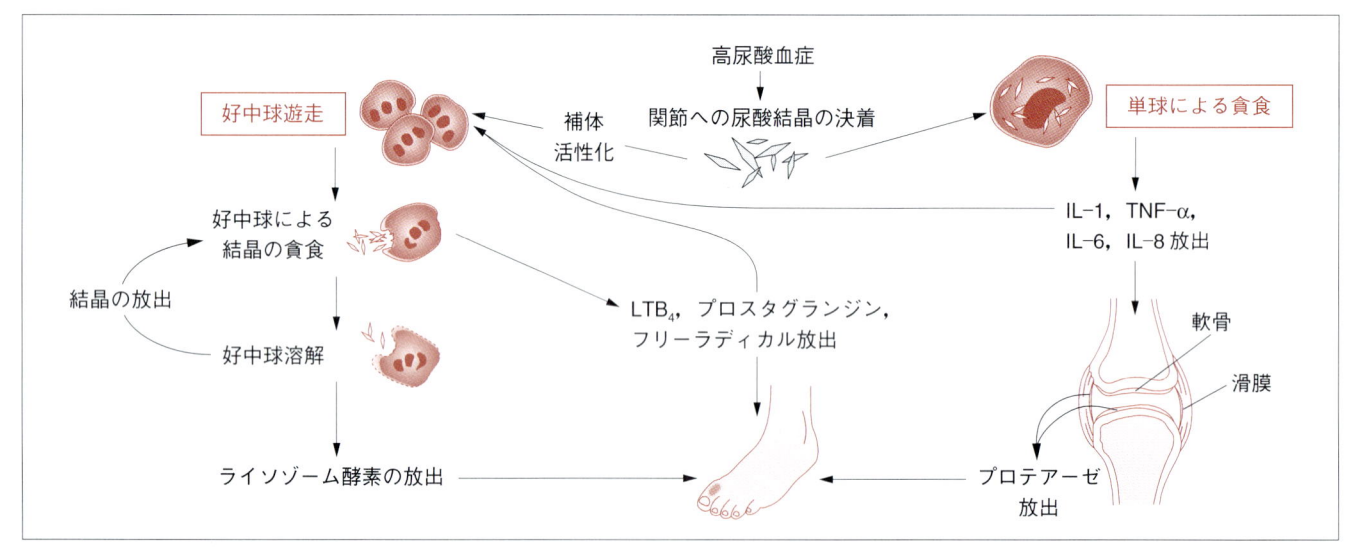

図 34-3 痛風における痛みの機序

関節痛とは

　関節に関連する疼痛，すなわち関節あるいは滑膜，関節包，筋，筋膜，靱帯などの関節周囲組織の障害による疼痛を関節痛（arthralgia）という．疼痛の自覚症状としては頭痛，腰痛，腹痛に次いで多く，とくに女性に多い．中年以上で増加傾向を示す．

関節の構造

　関節は二つないしそれ以上の骨を連結させる機能を有する．関節は不動関節，半関節，可動関節に大別される．不動関節は遠位脛腓関節や頭蓋骨の縫合などの靱帯結合で可動性はないが，半関節は恥骨結合や脊椎椎間板などの軟骨結合でわずかな可動性がある．可動関節は狭義の関節で滑膜関節ともいわれ，その動きによって球関節，蝶番関節，車軸関節，鞍関節，滑関節，顆状関節などに分けられる（図 34-1）．

　可動関節は図 34-2のように骨，関節軟骨，関節包，滑膜，靱帯などが基本構造で，部位によっては半月板，円板，関節内靱帯などが加わる．相対する2本の骨の骨端には凹凸があり，

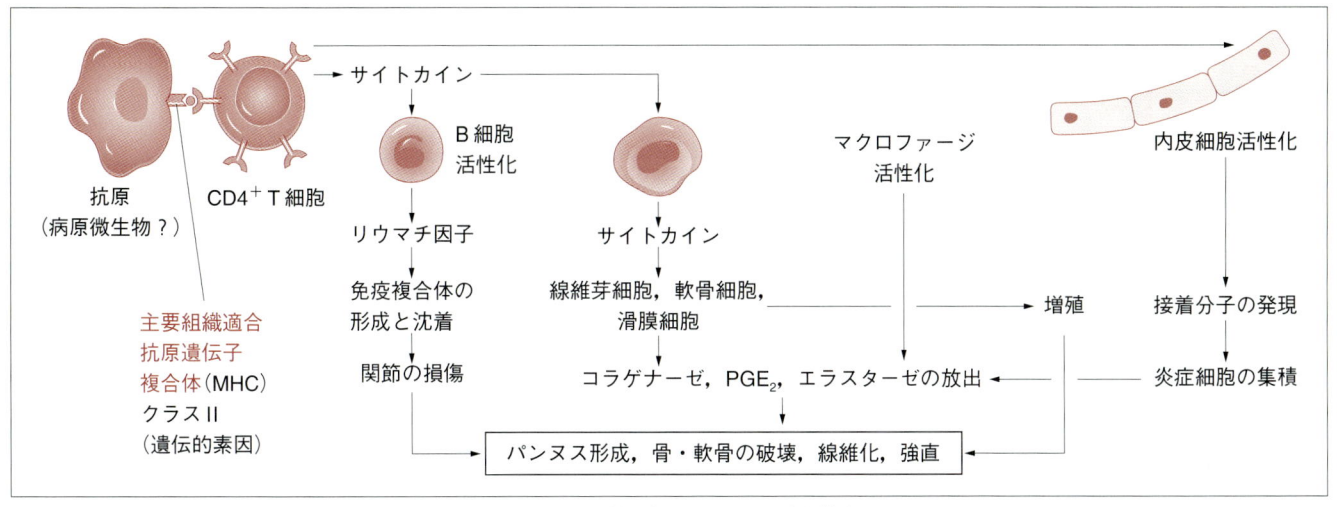

図 34-4　慢性関節リウマチの発症機序

ここに線維性結合組織の関節包が付着して関節腔を形成する．滑膜は関節包の最内層にあり，ヒアルロン酸を含む関節液を産生する．関節包の外層は強い靱帯様構造をとり骨膜に移行する．関節包，靱帯，骨膜などには知覚神経終末が存在しており，同部の損傷により痛みが感知される．

関節痛の分類

一つの関節に限局して疼痛がみられる単発性関節痛と，全身性疾患の一症状として複数の関節で疼痛がみられる多発性関節痛がある．

単発性関節痛

単発性関節痛は単一の関節にみられる疼痛で，原因としては外傷，感染症，痛風，腫瘍などがあげられる．頻度としては外傷性が最も多く，手，肘，肩などの上肢の関節や，腰椎，膝などの体重を支える関節で起こりやすい．

関節の発赤，腫脹や関節液の貯留を伴っている場合には関節炎が考えられる．一般細菌による化膿性関節炎は単発のことが多いが，淋菌による場合は多発性のこともある．淋菌性関節炎は淋菌感染の1～2週間後に，発熱を伴って発病する．結核性関節炎は股関節に好発し，微熱，盗汗，倦怠感などの全身症状を伴うことが多い．

痛風の関節症状は第1趾関節に好発し，発赤，腫脹を伴って激しい関節痛を呈する．痛風による激しい疼痛の機序としては，尿酸結晶を貪食した単球-マクロファージや，好中球が産生するインターロイキン1 (IL-1)，IL-6，IL-8，TNF-α，ロイコトリエンB_4 (LTB_4) などのサイトカイン，プロスタグランジン，フリーラジカルなどの関与が推定されている（図34-3）．

痛風類似の関節症状を呈するものに仮性痛風がある．鑑別としては，滑液中に尿酸塩の結晶を認めれば痛風，ジヒドロピロリン酸カルシウムの結晶があれば仮性痛風と診断する．線維腫，肉腫あるいは転移性腫瘍などの腫瘍性の関節痛は，不規則な腫脹と激痛を呈する．このほか指関節の突き指，肘関節のテニス肘，肩関節の五十肩などは，関節周囲組織の障害による痛みと考えられる．

多発性関節痛

多発性関節痛をきたす最も代表的な疾患は慢性関節リウマチ (RA) で，女性に好発し，徐々に多数の関節をおかし，進行すると関節は変形し機能障害を呈する．関節の朝のこわばり (morning stiffness) がつづき，手足の小関節の左右対称性の痛みが出現するとRAが考えられる．朝の温浴やシャワーで動きやすくなるとその可能性は高い．

慢性関節リウマチの発症機序はまだ不明である．しかし，次のような発症機転が推定されている．すなわち，何らかの病原微生物に感染すると，特異な遺伝性素因をもった患者ではCD4陽性のヘルパーT細胞が反応して内皮細胞を活性化するとともに，サイトカインの放出を介してB細胞とマクロファージを活性化する．

活性化B細胞はリウマチ因子を産生して免疫複合体を形成し，関節に傷害を与える．また，活性化マクロファージはサイトカインを介して線維芽細胞，軟骨細胞，滑膜細胞に働いてコラゲナーゼ，プロスタグランジン (PG) E_2およびエラスターゼを放出させ，関節の傷害を促進する．活性化した滑膜血管の内皮細胞はICAM-1などの接着因子を発現させて炎症細胞を集積し，炎症反応を惹起させると考えられる（図34-4）．

リウマチ熱は小児に好発し，咽頭感染が先行したあと，心疾患，皮下結節の形成とともに関節炎を併発する．変形性関節症は高齢者に好発し，腰椎，膝関節，股関節など体重負荷のかかる関節の機能障害からはじまる．徐々に運動開始時の関節痛が現れるが，運動を持続すると痛みが軽減するのが特徴である．これは弾力性が低下した関節軟骨同士が適合不良を起こしているため，運動を開始すると関節包や靱帯に病的な力が加わって痛みが生じるもので，運動を繰り返すうちに関節面の適合性がよくなり痛みが改善すると考えられる．病変が進行すると関節の変形にまで進む．

略語

ICAM-1 : intercellular adhesion molecule-1, IL : interleukin, LTB_4 : leukotriene B_4, MHC : major histocompatibility complex, PG : prostaglandin, RA : rheumatoid arthritis, TNF : tumor necrosis factor

35 頭痛

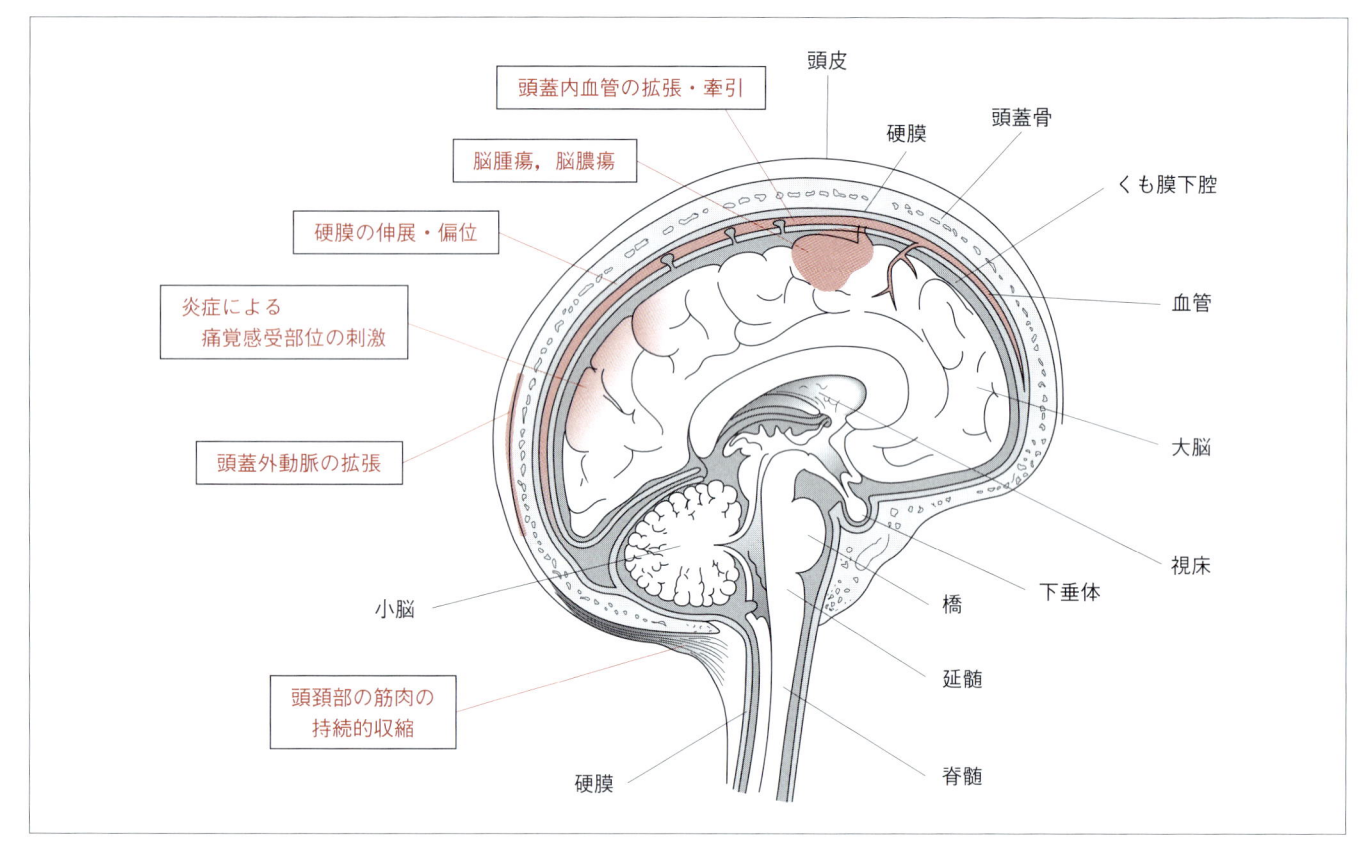

図35-1 頭痛の起こる機序

頭痛とは

頭痛(headache)とは，頭頚部に限局する痛みをいい，日常診療で最も多い愁訴の一つである．片頭痛や緊張型頭痛のように危険性のない頭痛が多いが，ときに脳腫瘍やくも膜下出血のような重大な疾患の初発症状でもあるので，その見極めが最も重要である．

脳実質そのものでは痛みを感じず，実際に痛みを感じるのは頭頚部の皮膚，筋肉などの頭蓋骨外の組織や，頭蓋骨内部では脳硬膜，硬膜の血管，脳の太い血管などである．したがって，脳腫瘍などでの頭痛は，腫瘍の圧迫によって硬膜や血管などが伸展・偏位するための刺激によるもので，疼痛を感じる部位が必ずしも病巣部位と一致しないこともある(図35-1)．そのほか，緑内障などの眼圧亢進，眼精疲労，鼻炎，副鼻腔炎，中耳炎などの眼科や耳鼻咽喉科領域の疾患によっても起こる．頭痛が激しいと悪心や嘔吐を伴うこともある．

頭痛の分類と病態

頭痛は，大きく器質性疾患によるものと，器質的変化に由来しない機能的頭痛とに分けられる．国際頭痛学会では表35-1のような頭痛の国際分類を提唱している．このうちおもな病態について述べる．

片頭痛(migraine)

発作性に起こる片側性，ときに両側性のズキンズキンとした拍動性の痛みで，周期的に繰り返し起こる．一般に女性に多く，家族性に現れることもある．中等度ないし高度の頭痛では悪心や嘔吐を伴う．頭痛に先行して，眼前にキラキラ光る星のようなものがみえたりする視覚異常やしびれ感などの前兆(aura)，頭痛の数時間〜2日前に気分の変調や生あくびが出現する予兆がみられることがある．疲労，ストレス，飲酒などで増悪し，通常数時間くらい持続することが多い．

血管反応性の異常と考えられており，頭蓋骨内外の血管が初期に収縮したのち拡張する際に拍動性の頭痛として感じるものとされている．発作の初期には，血管収縮作用をもつ酒石酸エルゴタミンの投与が有効である．

緊張型頭痛(tension-type headache)

頭部全体あるいは後頭部から後頚部両側にかけての持続的な鈍痛，重く締めつけられる感じ，圧迫感などを訴える非拍動性の慢性頭痛で，最もよくみられる．痛みは軽度から中等度で肩こりを伴うことが多く，精神的ストレスが関与すると考えられている．頭頚部，項部の筋肉の持続的な収縮に関連

表35-1 頭痛の分類〔国際頭痛学会による分類を一部改変(1998)〕

1. 片頭痛
2. 緊張型頭痛
3. 群発頭痛
4. 頭部外傷に伴う頭痛
   急性硬膜外血腫, 慢性硬膜外血腫など
5. 血管障害に伴う頭痛
   くも膜下出血, 脳出血, 脳梗塞, 静脈洞血栓症など
6. 非血管性頭蓋内疾患に伴う頭痛
   脳腫瘍, 脳膿瘍, 血腫, 脳炎, 髄膜炎など
7. 原因物質あるいはその離脱に関連した頭痛
   一酸化炭素中毒, アルコール中毒（二日酔）, カフェインの離脱, ヒスタミン, カルシウム拮抗薬, 亜硝酸製剤などの血管拡張物質
8. 代謝性疾患に伴う頭痛
   低酸素血症, 高炭酸ガス血症, 低血糖など
9. 頭蓋骨, 頸, 眼, 耳, 鼻, 副鼻腔, 歯, 口あるいは他の顔面・頭蓋組織の疾患に関連する頭痛あるいは顔面痛
   緑内障, 副鼻腔炎, 中耳炎, 側頭動脈炎, 歯根膿瘍, 咬合不全, 頸椎症など
10. 頭部神経痛, 神経幹痛, 求心路遮断性疼痛
    三叉神経痛, 舌咽神経痛, ヘルペス性脳神経炎など

した頭痛で, 筋収縮性頭痛ともいわれる.

群発頭痛 (cluster headache)

一側性に眼球, 眼の奥などの眼窩周辺に激痛が起こるもので, 男性に多く, 夜間睡眠中の頻度が高い. 1時間くらいでおさまるが, 何回も群発する. 同側の眼の充血, 流涙, 鼻閉, 鼻汁分泌, 発汗などを伴う.

頭部外傷に伴う頭痛 (headache associated with head trauma)

頭部外傷の急性期で頭痛を訴えている場合には, 頭蓋内出血を疑わなければならない. 急性硬膜外血腫では, 意識清明でも頭痛が持続する場合にはCT検査などですみやかに診断し, 血腫除去を行う必要がある. 打撲から時間がたって慢性期に頭痛が現れた場合には, 慢性硬膜下血腫が疑われる. 受傷1～3か月後に生じ, 高齢の男性が多い. 片麻痺や痴呆症状を伴うこともあり, 迅速な治療が必要である.

血管障害に伴う頭痛 (headache associated with vascular disorder)

くも膜下出血, 脳出血, 脳梗塞, 静脈洞血栓症などがこの範疇に含まれる. くも膜下出血では, 突然これまで経験したことのないような激しい頭痛が現れ, 数日間持続する. 悪心, 嘔吐を伴うこともあり, ときに意識障害も伴うが, 局所性神経症状を伴うことはない. 原因は脳動脈瘤の破裂で, 若年者では脳動静脈奇形によることが多く, 再出血による死亡率が高いため, 髄液検査やCT検査などによる迅速な診断と治療が必要である. 脳出血, 脳梗塞でも頭痛はみられるが, 片麻痺などの局所神経症状や意識障害が主症状であることが多い.

非血管性頭蓋内疾患に伴う頭痛 (headache associated with non-vascular intracranial disorder)

脳腫瘍, 脳膿瘍, 血腫などの頭蓋内腫瘤による頭蓋内痛覚感受部位に牽引や圧迫などの力が加わって頭痛が生じるもので, 牽引性頭痛ともいわれる. 原疾患によって急性発症する場合もあるが, 多くは亜急性ないし慢性で徐々に進行する. 腫瘍の局在により局所神経症状がみられ, しばしば眼底でうっ血乳頭を認める. 腰椎穿刺後の低髄圧症候群でも類似の機序で頭痛がみられる.

各種の脳炎, 髄膜炎などの頭蓋内感染症でも頭痛が起こり, 急性ないし亜急性に発症し, 多くは発熱を伴う. 髄膜炎では, 項部硬直やケルニッヒ徴候 (Kernig sign) などの髄膜刺激症状がみられる.

原因物質あるいはその離脱に関連した頭痛 (headache associated with substances with or their withdrawal)

一酸化炭素中毒, アルコール中毒（二日酔）, カフェインの離脱, およびヒスタミン, カルシウム拮抗薬, 亜硝酸製剤などの血管拡張物質の投与により起こる頭痛で, 血管拡張による脳血流量の増大によると考えられる.

代謝性疾患に伴う頭痛 (headache associated with metabolic disorder)

低酸素血症, 高炭酸ガス血症, 低血糖などでも頭痛がみられる.

頭蓋骨, 頸, 眼, 耳, 鼻, 副鼻腔, 歯, 口あるいは他の顔面・頭蓋組織の疾患に関連する頭痛あるいは顔面痛 (headache of facial pain associated with disorder of cranium, neck, eyes, ears, nose, sinuses, teeth, mouth, or other facial or cranial structures)

緑内障などの眼疾患, 副鼻腔炎, 中耳炎, 側頭動脈炎, 歯根膿瘍, 咬合不全, 頸椎症などが原因で起こる頭痛である. 急性緑内障でもときに嘔吐を伴った強い頭痛が起こり, くも膜下出血とまちがわれることもある. 側頭動脈炎は高齢者に多く, 頭皮内に走る浅側頭動脈を中心とする炎症で, 血管の走行に沿って拍動性の頭痛を認める.

頭部神経痛, 神経幹痛, 求心路遮断性疼痛 (cranial neuralgias, nerve trunk pain and deafferentation pain)

三叉神経痛, 舌咽神経痛, ヘルペス性脳神経炎などによる発作性の刺すような, 引き裂くような電撃的な疼痛で, 短い痛みが繰り返し起こる. 一定の神経領域のみ痛むのが特徴で, 三叉神経痛では咀嚼やあくびなどの運動で誘発される.

頭痛患者の診察

頭痛は主観的なものであり強さの表現は個人差があるので, その強さは日常生活の障害程度から判断する. 重要なのは, その頭痛がくも膜下出血や脳腫瘍など危険性のある頭痛か, または緊張型頭痛, 片頭痛などの機能性頭痛なのかを見極めることである.

身体所見としては, 発熱があれば髄膜炎を疑い, 項部硬直やケルニッヒ徴候などの髄膜刺激症状の有無や, 必要があれば髄液検査を行う. 脳腫瘍やくも膜下出血が疑われた場合には眼底検査が必要で, うっ血乳頭がみられれば頭蓋内圧亢進が示唆される.

病歴ならびに身体所見でくも膜下出血, 脳出血, 慢性硬膜下血腫, 脳腫瘍, 脳膿瘍, 脳炎, 髄膜炎が疑われれば, 緊急のCT検査が必要である.

略語

CT : computed tomography

36 意識障害

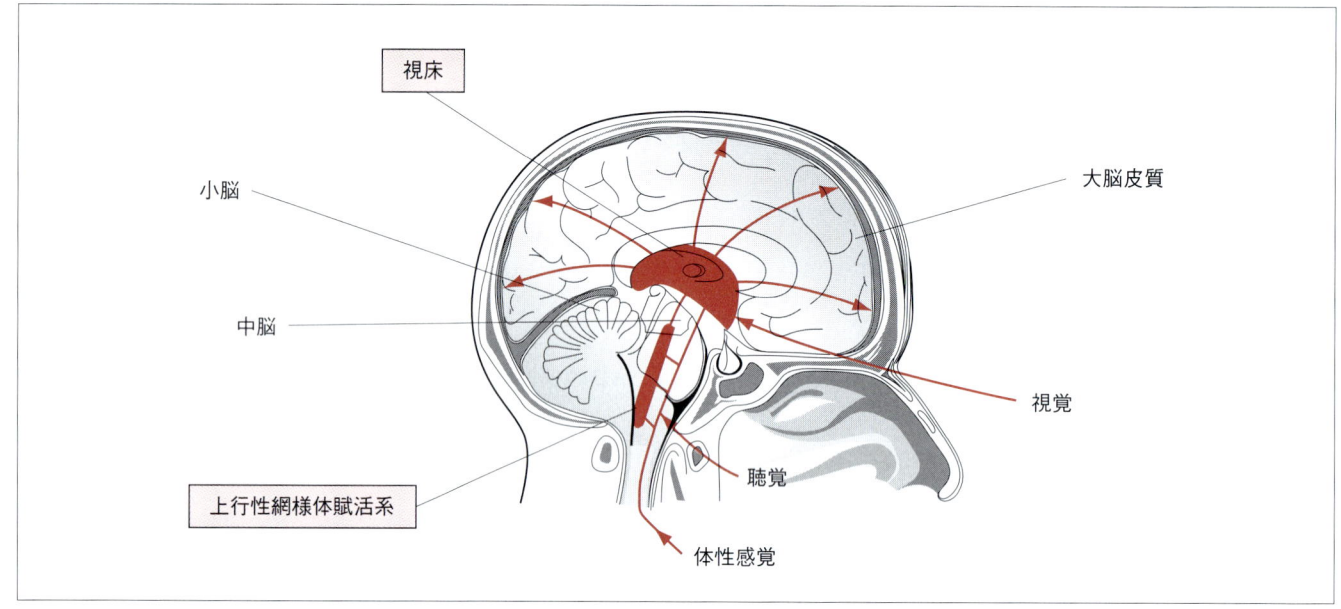

図 36-1 意識を清明に保つ仕組み

意識障害とは

意識障害（disturbance of consciousness）とは，意識の清明度（覚醒度）という量的な面での低下と，思考とか記憶力，判断力などの意識内容という質的な面での低下と定義される．しかし，意識（consciousness）とは何かという定義は，医学，哲学，心理学などそれぞれの立場によって異なるむずかしい問題である．医学的には「痛みに対して反応する」，「名前を呼ぶと目をさます」などの覚醒度と，「自分がだれであるか」とか，「自分がどのような状況におかれているか」などの判断度の二面からとらえられる．

意識障害の程度によって傾眠（somnolence），昏迷（stupor），半昏睡（semicoma），昏睡（coma）の4段階に分けられる．傾眠は放置すると眠っているが，種々の刺激で覚醒して質問に答えたりできる．昏迷は強い刺激で開眼したり手足を動かしたりはするが，十分に覚醒はできない．半昏睡は針などの皮膚への強い刺激で逃避反射がみられる程度で，自発運動はほとんどなく，尿便の失禁がある．昏睡はいかなる刺激にも反応せず無動の状態をさし，さらに深部反射や角膜反応も消失していると深昏睡（deep coma）という．

意識を清明に保つ仕組み

意識の維持には，脳幹部の網様体賦活系と視床下部調節系が重要な役割を果たしている．脳幹網様体は感覚神経系からの刺激によって賦活化され，さらに毛様体から大脳皮質の神経細胞に興奮を伝達する経路（上行性毛様体賦活系）があり，この活性度によって意識レベルが変動する．視床下部調節系は睡眠と覚醒の基本的リズムを構成し，ここから上行して大脳辺縁系を制御し，また下行して中脳の網様体を介して大脳皮質に働きかけている（図 36-1）．両系は相互に関連しながら意識レベルを一定に保っている．

意識障害の機序

上述のように意識を清明に保つためには，脳幹部および視床下部からの刺激が大脳皮質の神経細胞に伝達される必要がある．したがって意識障害が起こる機序としては，解剖学的に脳幹・視床下部を含む網様体に病変がある場合と，大脳皮質に広範な病変がある場合に大別される．

脳幹・視床下部を含む網様体の代表的な病変として脳出血と脳ヘルニアがあげられる．脳出血のなかでも橋部出血は，出血の範囲が小さくても意識障害が強く出現する．これは，意識の維持に重要な役割を果たしている上行性網様体賦活系が解剖学的に強く障害されるためである．頭蓋内出血や脳腫瘍が増大すると脳浮腫を起こして神経細胞の代謝障害が起こり，同時に脳圧の急激な上昇により脳ヘルニアを起こす，これにより脳幹部が強く圧迫され高度で重篤な意識障害となる．

大脳皮質病変により意識障害が起こるのは広範な病変の場合で，アルコールや薬物による中毒や糖尿病，尿毒症や高アンモニア血症などの代謝疾患，脳炎や髄膜炎などの広範な炎症で起こる．てんかん発作後の一過性の意識障害は，大脳皮質神経細胞の異常興奮後に神経細胞が機能回復する間，外界からの刺激に無反応になるためと考えられる．

意識障害の診断

意識障害患者を診察する場合には，まず血圧，脈拍，呼吸などのバイタルサインと，頭部を中心とした外傷の有無のチェックが重要である．また，一過性の失神患者以外では，患

表36-1 Japan coma scale（3-3-9度方式）による意識障害の分類

刺激しないでも覚醒している状態 （1桁で示す）	意識清明とはいえない	(1)
	見当識障害がある	(2)
	自分の名前，生年月日がいえない	(3)
刺激すると覚醒する状態 （2桁で示す）	呼びかけで容易に開眼する	(10)
	痛み刺激で開眼する	(20)
	痛み刺激を加えつつ呼びかけを繰り返すとかろうじて開眼する	(30)
刺激をしても覚醒しない状態 （3桁で示す）	痛み刺激に対し，払いのけるような動作をする	(100)
	痛み刺激で少し手足を動かしたり顔をしかめる	(200)
	痛み刺激にまったく反応しない	(300)

表36-2 意識障害をきたす疾患

- 中枢神経系病変
    脳出血，脳梗塞，くも膜下出血
    脳腫瘍（原発性，転移性）
    脳膿瘍
    硬膜下血腫
- 髄膜病変
    髄膜炎
- 全身性疾患に伴う意識障害
    ショック（急性心筋梗塞，大量出血）
    毒物や薬物中毒
    低酸素血症
    肝性昏睡（肝硬変末期）
    糖尿病性昏睡（糖尿病の高血糖）
    低血糖性昏睡（糖尿病治療，インスリノーマ，肝癌，胃癌）
    脳振盪，てんかん発作後
- 心因性反応
    ヒステリー

者本人から詳細な病歴を聴取することは困難であるので，発見者や家族から発症の状況や既往歴をできるだけくわしく聞く必要がある．

わが国では意識障害の程度評価は，Japan coma scale（3-3-9度方式）が用いられる．これは痛み刺激や呼びかけに対する反応，簡単な質問に対する反応により表36-1のように分類される．

意識障害患者の血圧は高い場合も低い場合もあり，極端に高かったり，低かったりしたときには緊急処置が必要である．脈拍については著しい徐脈で失神発作を起こすことがある．また，脳圧亢進時に徐脈を呈することがある．呼吸パターンの観察は意識障害の患者にとって重要である．

無呼吸と過呼吸とを周期的に繰り返すチェーン・ストークス呼吸（Cheyne-Stokes respiration）は，両側大脳皮質下や間脳の障害でみられることが多い．脳幹部付近の出血などで橋上部・中脳下部が障害されると，規則的な過呼吸がみられる．橋下部から延髄上部に障害が及ぶと呼吸は不規則になり，延髄の呼吸中枢まで障害が及ぶと失調性呼吸となる．糖尿病性昏睡では，クスマウル大呼吸（Kussmaul respiration）といわれるゆっくりとした大きな呼吸となる．

瞳孔の所見も重要である．通常，室内では瞳孔は左右差がなく直径3〜4 mm程度であるが，両側とも2.0〜2.5 mm以下の縮瞳を認めた場合には橋部の異常が疑われる．縮瞳が著明なピンポイント縮瞳では農薬中毒や麻薬中毒が疑われる．一側性の散瞳と対光反射消失を認めた場合には鉤ヘルニアを考える．両側性散瞳は，脳ヘルニアの進行や一酸化炭素中毒，アトロピンやバルビタール中毒が疑われる．

眼球の位置や運動も情報を与えてくれる．片麻痺があり反対側へ眼球が偏位していれば，偏位した側の大脳半球の病変が考えられる．逆に麻痺側に眼球が偏位していれば，偏位と反対側の脳幹部ないし小脳の病変であることが多い．全眼球運動消失は両側橋病変やウェルニッケ脳症（Wernicke encephalopathy）が示唆される．患者の頭部を回旋させた際の逆方向への眼球の運動（人形の眼現象）が消失していると，脳幹部の広範な出血や梗塞などによる障害が考えられる．

意識のない患者での運動麻痺の存在の有無は，肢位の観察，腕や下肢を少し持ち上げて軽く落下させたときの左右の落ち方の比較，強い刺激を加えたときの逃避反応の左右の比較などで判断する．髄膜刺激症候は，項部硬直あるいはケルニッヒ徴候（Kernig sign）によって判断され，髄膜炎，くも膜下出血，頭蓋内圧亢進などで認められる．

意識障害をきたす疾患

意識障害をきたすおもな疾患について述べる（表36-2）．

中枢神経系病変

救急医療でみられる意識障害の原因として最も多いのが脳出血，脳梗塞，くも膜下出血などの脳血管障害である．病歴，神経学的検査で疑われた場合にはただちに頭部CT検査を行う．ただし，脳出血やくも膜下出血では直後のCT検査でも診断可能であるが，脳梗塞では発症後6時間を経過しなければ梗塞巣の検出はできない．

髄膜病変

髄膜炎や脳炎などが疑われたときには髄液検査が必要になる．細胞数の増加および好中球増多かリンパ球増多，蛋白および糖，髄液の培養（一般細菌や結核菌），ウイルス抗体検査などが行われる．髄液が血性であればくも膜下出血が考えられるが，多量の髄液を採取すると脳ヘルニアを誘発する危険性があるので十分な注意が必要である．

全身性疾患に伴う意識障害

意識障害は，急性心筋梗塞や大量出血によるショック，毒物や薬物中毒，肝硬変末期の肝性昏睡，糖尿病の高血糖による糖尿病性昏睡，インスリン治療と関連した低血糖性昏睡など各種の全身性疾患に伴ってみられる．昏睡状態で搬送された患者では，中枢神経性病変や髄膜病変とともに，これらの全身性疾患に伴った二次性の意識障害も考慮に入れなければならない．血球算定，肝機能検査，血糖検査などが必要になる．

略語

CT : computed tomography

37 運動麻痺

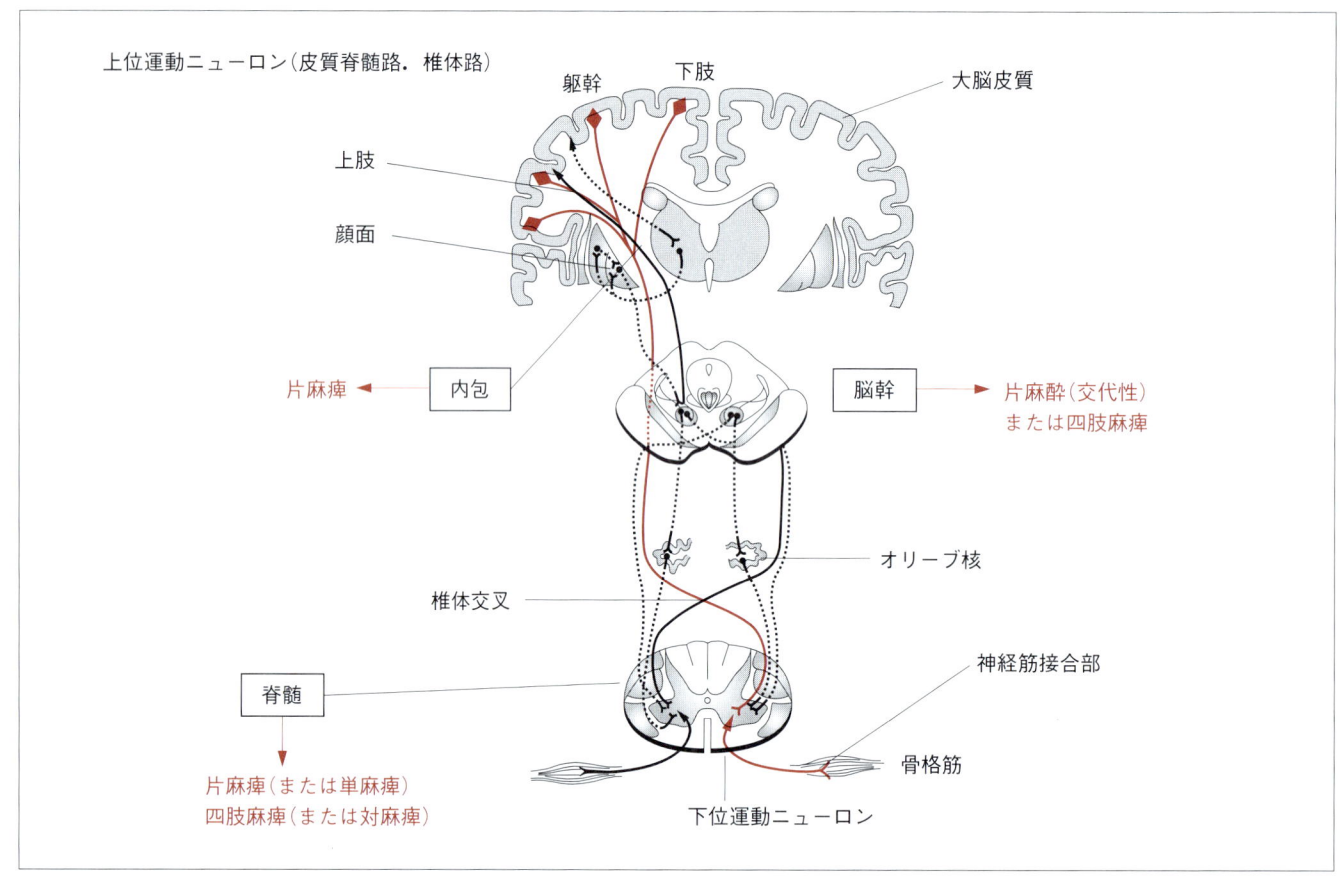

図 37-1 随意運動にかかわる運動神経系とおもな運動麻痺

運動麻痺とは

運動麻痺 (motor paralysis) とは，運動神経の伝導路，大脳，脊髄，末梢神経の障害ないし筋疾患による筋力の低下によって随意運動が障害された状態をいう．麻痺には，まったく動かすことのできない完全麻痺 (complete paralysis) から，多少は動かすことのできる不全麻痺 (paresis) までいろいろな段階がある．「手足が動かない」というはっきりとした訴えのほか，「スリッパが脱げやすい」，「立ち上がりにくい」などの訴えや，「手足がしびれている」という訴えでも診察すると運動麻痺を伴っていることもある．

運動の仕組み

運動には合目的な随意運動と，本人の意志とは無関係な不随意運動とがある．随意運動では，何か目的をもって運動しようという意志によって運動プログラムが組まれると，四肢の運動であれば大脳の中心前回にある大脳皮質運動野の神経細胞が興奮する．これは上位運動ニューロンといわれ，この刺激は皮質脊髄路 (corticospinal tract) あるいは錐体路 (pyramidal tract) とよばれる経路，すなわち内包，大脳脚，橋底部を通って延髄錐体にいたり，錐体交叉で大部分が交叉して反対側の脊髄側索を経由して脊髄前角に達する．脊髄前角細胞は下位運動ニューロンに相当し，この軸索は前根から脊髄を出て，脊髄神経となってそれぞれの支配筋にいたる．刺激は末梢神経線維 (運動神経線維) を介して，神経筋接合部を経て筋の収縮を起こすことになる．

脳神経の場合は，上位運動ニューロンの経路は皮質核路 (corticonuclear tract) あるいは皮質延髄路 (corticobulbar tract) とよばれ，大脳皮質運動野からの刺激は脳幹の運動神経核細胞にいたり，この軸索が末梢神経となって支配筋に達し，ここで運動終板 (神経筋接合部) を形成する．

運動麻痺の機序

運動麻痺は，麻痺の性質によって痙性麻痺と弛緩性麻痺に大別される．痙性麻痺は，上位運動ニューロンの障害によって起こり，筋トーヌスや，深部腱反射は亢進してバビンスキー反射 (Babinski reflex) などの病的反射が陽性となる．筋の萎縮は軽度である．これに対し，弛緩性麻痺は下位運動ニューロンの障害および筋の障害で起こり，筋トーヌスは低下，深部腱反射は減弱ないし消失し，病的反射はみられない．筋の萎縮が著明である．

痙性麻痺は大脳皮質運動野，内包，脳幹，脊髄にいたる上

位運動神経細胞の障害で起こり，障害の部位別に表37-1のような疾患が考えられる．痙性麻痺の原因としては，脳血管障害が最も頻度が高い．中大脳動脈，椎骨脳底動脈，前脊髄動脈の支配領域に細胞体および錐体路が存在するため，この領域の血栓，塞栓，出血によって痙性麻痺が出現する．内包よりも上位の病変では失語，失認，失行などの皮質症状を伴うが，下位の大脳脚，橋底部，延髄錐体の障害では上記の皮質症状を欠き，部位診断に有効である．

高齢者の慢性硬膜下血腫では，外傷の病歴がはっきりしないことがあり，緩徐に進行する意識障害や片麻痺では本症を疑い，CTやMRI検査が必要である．プリオン病として注目のクロイツフェルト・ヤコブ病(Creutzfeldt-Jakob disease)は2～3か月くらいで急激に進行する運動麻痺と精神障害が特徴的である．筋萎縮性側索硬化症(ALS)は，上位および下位運動神経細胞が障害され，手指筋，下腿筋，舌・咽喉頭筋の萎縮が出現し，深部腱反射の亢進や病的反射を認める．

弛緩性麻痺は，下位運動神経細胞である脳幹の運動神経核や脊髄前角細胞とその軸索の末梢神経および神経筋接合部，筋の障害で起こり，表37-2のような疾患が含まれる．脊髄空洞症では，解離性感覚障害が特徴的で，延髄の病変では舌萎縮と嚥下障害，頸髄病変では上肢筋の萎縮，腰髄病変では下肢筋の萎縮が出現する．進行すると痙性麻痺がみられる．神経筋接合部の障害で頻度が高いのは重症筋無力症で，眼瞼下垂，複視，四肢筋力低下，嚥下麻痺，呼吸麻痺が現れ，麻痺は夕方や疲労時に著明になるのが特徴である．

運動麻痺の種類

片麻痺 (hemiplegia)

一側の上下肢の運動麻痺であり，大脳，内包，脳幹，頸髄の障害で出現する．錐体交叉前の病変では対側性片麻痺を，頸髄病変では同側性片麻痺を起こす．原因として脳梗塞，脳出血，脳腫瘍，硬膜下血腫などがある．

病変の反対側の片麻痺と病変側の脳神経運動麻痺を伴った場合に交代性片麻痺(alternate hemiplegia)といい，脳幹部の障害でみられる．代表的なものは，中脳内側の病変で起こる患側の動眼神経麻痺と反対側の片麻痺で，上交代性麻痺，ウェーバー症候群(Weber syndrome)という．一側の上肢と反対側の下肢の運動麻痺を交叉性片麻痺といい，延髄錐体交叉部の障害による．患側の片麻痺と反対側の温痛覚障害がある場合ブラウンセカール症候群(Brown Séquard syndrome)といい，脊髄半分が障害されたときに起こる．

対麻痺 (paraplegia)

両下肢が運動麻痺を起こした状態で，脊髄領域，とくに胸髄レベルでの病変が多い．

四肢麻痺 (tetraplegia ないし quadriplegia)

両側の上下肢運動麻痺をいい，頸髄損傷によることが多く，ほかに頸髄腫瘍，同部の椎間板ヘルニア，脳幹部の障害などでもみられる．

単麻痺 (monoplegia)

上下肢のうち1肢のみに起こる運動麻痺で，大脳皮質運動野の病変，あるいは神経根や末梢神経の障害で起こり，前者では筋萎縮はみられないが，後者では筋萎縮を伴う．

末梢神経麻痺

末梢神経障害により，左右対称性に起こる．外傷によることが多いが，先端にいくほど運動麻痺が強い場合には多発性神経炎が疑われる．特異的な末梢神経麻痺には次のようなものがある．橈骨神経麻痺では手首が下垂し，幽霊のような手つきになる．これを垂手(drop hand)という．正中神経麻痺では親指が小指や他の指などと対向できない猿手(ape hand)となる．尺骨神経麻痺では骨間筋が萎縮して鷲手(clawhand)を呈する．下肢の腓骨神経麻痺ではつま先が下垂する尖足(talipes equinus)，脛骨神経麻痺では踵足(talipes calcaneus)となる．

表37-1 痙性麻痺をきたす疾患

病変部位	おもな疾患
大脳中心前回皮質	脳血管障害(脳出血，脳梗塞，くも膜下出血)，外傷，脳脊髄膜炎，クロイツフェルト・ヤコブ病，変性疾患(ALS，アルツハイマー病末期)
大脳中心前回白質，内包，大脳脚	脳血管障害，脱髄疾患(多発性硬化症など)，脳腫瘍，脳膿瘍，クロイツフェルト・ヤコブ病
橋底部	脳血管障害，外傷，脳腫瘍，脱髄疾患(多発性硬化症など)，変性疾患(オリーブ橋小脳萎縮症など)
延髄錐体	脳血管障害，外傷，脱髄疾患，脳腫瘍，延髄空洞症
脊髄側索，前索	脊髄血管障害(前脊髄動脈症候群)，HAM(HTLV-I associated myelopathy)，脊髄空洞症，脊髄腫瘍，脊髄損傷，亜急性脊髄連合変性症(悪性貧血に合併)，頸骨，胸骨変形による圧迫性脊髄障害

表37-2 弛緩性麻痺と筋萎縮をきたす疾患

脳幹の運動神経核および脊髄前角細胞の障害	筋萎縮性側索硬化症，脊髄空洞症，二分脊椎，結核，サルコイドーシス，ポリオ，脳幹部や脊髄の血管障害(梗塞，出血，動静脈奇形)
末梢神経障害	糖尿病，ビタミンB群欠乏症，アミロイドーシス，尿毒症，ギラン-バレー(Guillain-Barré)症候群，重金属中毒(鉛，ヒ素)，有機水銀，抗癌剤，ジフテリア，EBウイルス感染，手根管症候群，脊椎変形による神経根障害，フォン-レックリングハウゼン(von Recklinghausen)病
神経筋接合部障害	重症筋無力症，筋無力症様症候群，ボツリヌス毒素，フグ毒，有機リン中毒
筋障害	筋ジストロフィー，ミトコンドリアミオパチー，多発性筋炎，皮膚筋炎，ウイルス感染(コクサッキー，HIV)，結核，アルコール，薬物(麻酔薬など)

略語

ALS：amyotrophic lateral sclerosis, CT：computed tomography, EB：Epstein-Barr, HIV：human immunodeficiency virus, MRI：magnetic resonance imaging

38 感覚障害

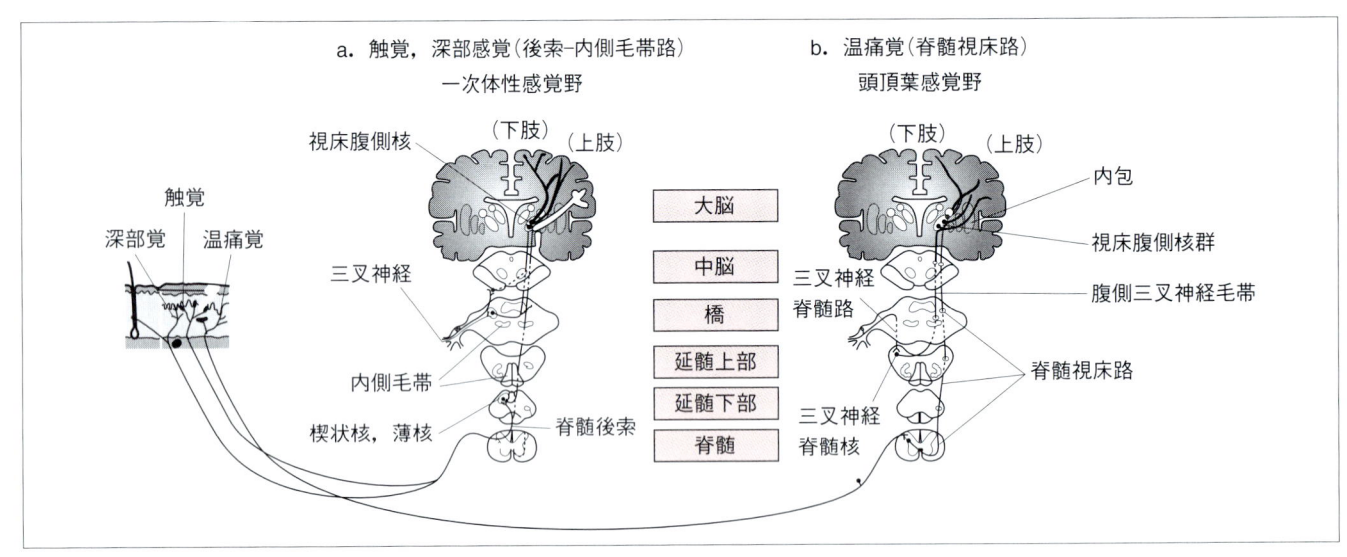

図 38-1 感覚神経の絡路

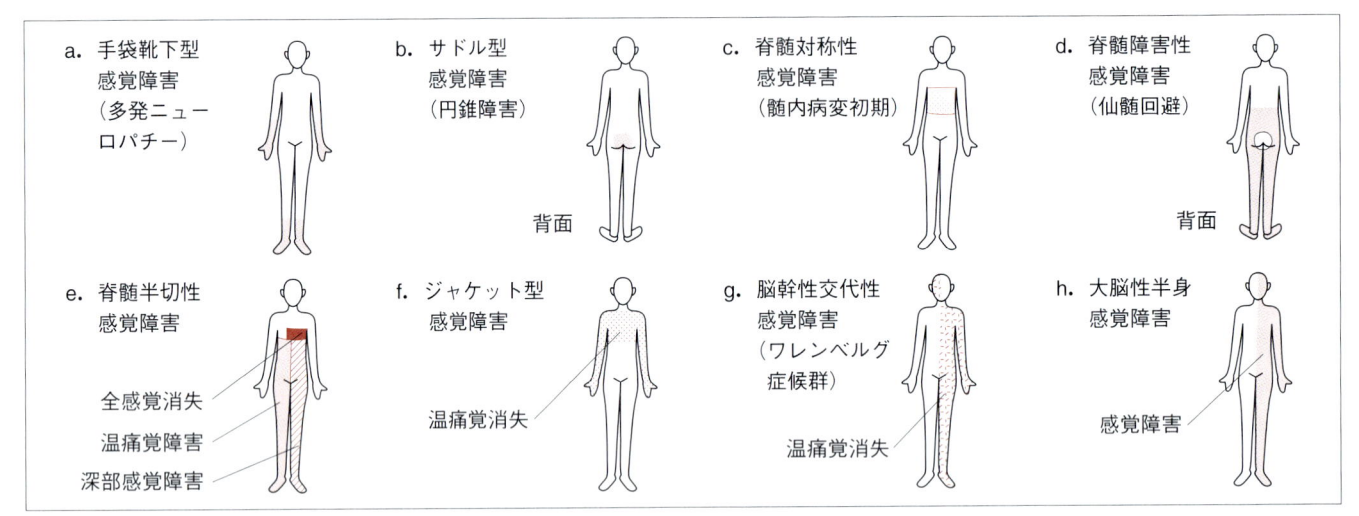

a. 触覚，深部感覚（後索-内側毛帯路）一次体性感覚野
b. 温痛覚（脊髄視床路）頭頂葉感覚野

図 38-2 種々のタイプの感覚障害

a. 手袋靴下型感覚障害（多発ニューロパチー）
b. サドル型感覚障害（円錐障害）
c. 脊髄対称性感覚障害（髄内病変初期）
d. 脊髄障害性感覚障害（仙髄回避）
e. 脊髄半切性感覚障害（全感覚消失／温痛覚障害／深部感覚障害）
f. ジャケット型感覚障害（温痛覚消失）
g. 脳幹性交代性感覚障害（ワレンベルグ症候群）（温痛覚消失）
h. 大脳性半身感覚障害

感覚障害とは

感覚とは，外界からの刺激や体内の変化を感じ取り認識するもので，知覚とほぼ同じ意味で用いられる．感覚は体性感覚と内臓感覚に分けられ，体性感覚はさらに皮膚，骨格筋，関節などからの感覚情報を伝える一般体性感覚と，視覚，聴覚，平衡覚などの特殊体性感覚とに分けられる．また，内臓感覚は意識にのぼらない内臓や平滑筋からの情報を伝達する一般内臓感覚と，味覚や嗅覚などの特殊内臓感覚に分けられる．

このうち一般体性感覚は痛覚，温覚，冷覚，触覚などの表在感覚と，振動覚，関節位置覚，関節運動覚，深部圧痛覚などの深部固有感覚，および二点識別感覚，立体覚などの複合感覚に大別される．感覚神経の上行路として深部・固有感覚神経路と温痛覚神経路が知られている（図38-1）が，これらの神経路のいずれかに異常があると感覚障害（sensory disturbance）が現れる．

感覚障害には感覚過敏，感覚低下，感覚脱失，異常感覚，疼痛などがあり，患者は「しびれ」として訴えることが最も多い．具体的には「ジンジンする」，「ピリピリする」，「ビリビリする」，「ピリッと走るような」などと表現されることが多く，刺激を与えると異常を感じるものをパレステジア（paresthesia），刺激しなくても異常知覚を感じるものをジセステジア（dysesthesia）として区別する．

感覚の仕組み

感覚の種類は多彩である．物に触れたときの感じ（触覚），尖端がとがった物が皮膚に刺さったときの痛い感じ（痛覚），身体の向きがどうなっているかの感じ（平衡感覚）などは機械的な刺激によって引き起こされる．また，甘い，塩辛いなど

の味に関する感じ(味覚)や,物の香り(嗅覚)は化学的な刺激によって起こり,このほか寒暖を認識する温度感覚や目でみて認識する視覚がある.

これらの感覚の種々の刺激は機械受容器,侵害受容器,光受容器,化学受容器,温度受容器などの感覚受容器に受容され,機械的あるいは化学的エネルギーを電気信号に変換させる.この信号は皮膚分節に従って脊髄後根を経て脊髄へ,あるいは三叉神経を経て脳幹に伝えられる.上行する経路は感覚の種類によって異なる(図38-1).

後索-内側毛帯路

皮膚の触覚の機械的受容器や,深部感覚の受容器からの一次線維は脊髄後部根から入り同側の後索を上行する.延髄レベルでは上下肢からの線維はそれぞれ楔状核,薄核のニューロンにいたる.ここでシナプスを変えた二次感覚線維は交叉し,内側毛帯を通って視床腹側核に終わる.三次線維はここからさらに大脳皮質中心後回の一次体性感覚野に投射する(図38-1a).

脊髄視床路

温度覚,痛覚の一次線維は脊髄に入ったあと,後角でシナプスを変え,二次線維は交叉して対側の前側索を上行,視床腹側核群に達する.三次線維はここからさらに大脳皮質中心後回頭頂葉の感覚野に投射する(図38-1b).

感覚障害の種類と症状

一般体性感覚障害には異常感覚,錯感覚,感覚過敏,感覚鈍麻,感覚消失,ヒペルパチー,疼痛,感覚障害に伴う運動障害(偽性アテトーゼ,失調性歩行)などがある.

異常感覚とは,「ジンジンする感じ」,「ビリビリする感じ」などの訴えで,しびれ感と表現されることもあり,感覚障害では最もよくみられる症状である.機械的圧迫による単神経障害や多発性神経障害などの末梢神経疾患によることが多いが,脊髄・脳幹部の障害や視床病変のような中枢神経病変によるものもある.錯感覚は,皮膚に感覚刺激を加えたときに予想と異なった感覚として感じられるもので,パレステジアの一つである.

感覚過敏は加えられた刺激を予想よりも強く感じる場合で,逆に感覚鈍麻は刺激を加えても弱くしか感じないもの,感覚消失はまったく感じないものをさしている.ヒペルパチーとは,針刺激を加えると刺激の弱いうちは痛みを感じないが,刺激を強くしていくとあるところから極度の痛みを感じるものをいい,痛覚閾値の上昇を意味する.

疼痛もしばしばみられる症状で,単神経による場合は神経の走行に沿って末梢側に放散するもので,神経痛(neuralgia)といわれる.外傷による単神経障害では,支配領域の激痛と浮腫および皮膚の変色があるものを灼熱痛(causalgia)という.交感神経系の障害が関連しており,正中神経領域でみられることが多い.後根の障害による疼痛は支配されている皮膚分節に起こり,根痛,電撃痛などという.中枢神経障害による疼痛は中枢痛で,視床の後腹側核の病変で起こる視床痛は反対側半身の焼けるような不快な持続性自発痛として現れる.

偽性アテトーゼは手指の深部の固有感覚が完全に消失して,手指にアテトーゼ様の不随意運動が起こることをいい,感覚性運動失調である.両足の深部固有感覚が消失すると歩行が不安定になり,失調性歩行となる.

感覚障害の診察

表在感覚としては筆や綿などを用いた触覚,針やルーレットでの痛覚,氷水や温湯(40〜45℃)を入れた試験管での温度覚などを調べることができる.深部感覚としては音叉を用いた振動覚,手指や足趾をつまんで動かして方向をいわせる位置覚を調べる.また,複合感覚としては,閉眼させて皮膚の2点を同時に刺激し2点として識別できる最短距離を測定する2点識別覚,閉眼させて手の上に物体を乗せその形,素材などをいわせて立体覚などを調べる.

種々のタイプの感覚障害

単神経炎型感覚障害

末梢神経の分布に一致した感覚障害で,単ニューロパチーあるいは多発単ニューロパチーでみられる.前者は糖尿病,膠原病,甲状腺機能低下症,アミロドーシスなどが基礎疾患として多くみられ,後者は結節性動脈周囲炎などでみられる.

手袋靴下型感覚障害

手足の末梢にみられる感覚障害で,多発ニューロパチーでみられる(図38-2a).糖尿病やアルコール性障害でみられる頻度が高い.

サドル型感覚障害

サドルに当たる会陰部を中心とした感覚障害で(図38-2b),馬尾神経ないし脊髄円錐の障害によって起こる.

脊髄対称性感覚障害

脊髄のあるレベルにおける横断病変の際に典型的にみられる感覚障害で,駆幹のあるレベル以下の左右対称性のすべての感覚障害である.上界は明瞭で,前脊髄動脈症候群では温痛覚のみ障害されるが,深部感覚は保たれ,髄外病変では感覚障害が上行することがあるが,髄内病変(図38-2c)では下行するとともに,進行すると会陰部の感覚が正常に残り,仙髄回避といわれる(図38-2d).

脊髄半切性感覚障害

脊髄半側障害でみられ,障害部の全感覚消失,それ以下の同側の深部感覚障害(後索性障害),反対側の温痛覚の障害(脊髄視床路障害)を示す(図38-2e).感覚障害に加えて同側の錐体路症状がみられるものをブラウン-セカール症候群(Brown-Séquard syndrome)といい,原因としては脊髄腫瘍や頚椎症が多い.

ジャケット型感覚障害

衣服のジャケット型にみられる感覚障害で,左右対称でないこともある.頚髄・胸髄の脊髄灰白質ないしその高さの神経根病変によるもので,脊髄空洞症で典型的にみられ,温痛覚が障害される(図38-2f).

脳幹性交代性感覚障害

病巣側顔面の感覚障害と反対側半身の感覚障害をきたすもので,三叉神経脊髄路障害では温痛覚が障害される.延髄の背外側部の病変で,病巣部の同側顔面と反対側半身のしびれ,温痛覚障害をきたしたものをワレンベルグ症候群(Wallenberg syndrome)という(図38-2g).

大脳性半身感覚障害

顔面を含む半身の感覚障害を示すもので(図38-2h),多くは内包や視床病変によるが,視床病変では異常感覚や疼痛を伴う.

39 めまい

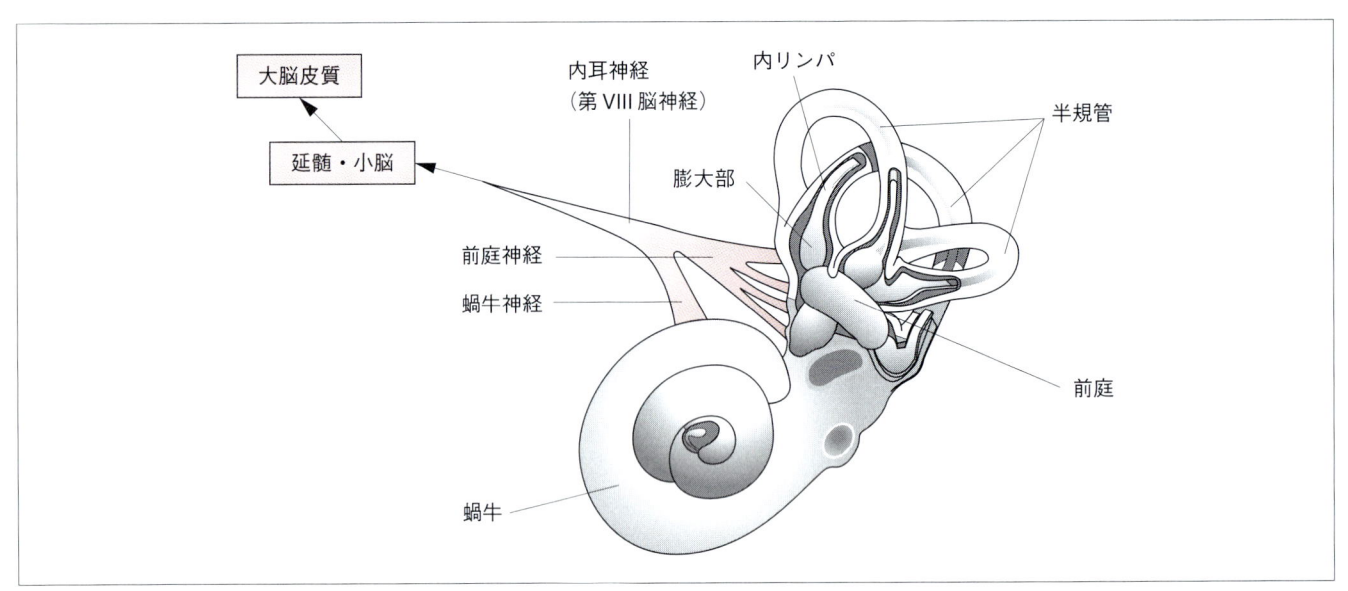

図 39-1 内耳と平衡感覚維持装置

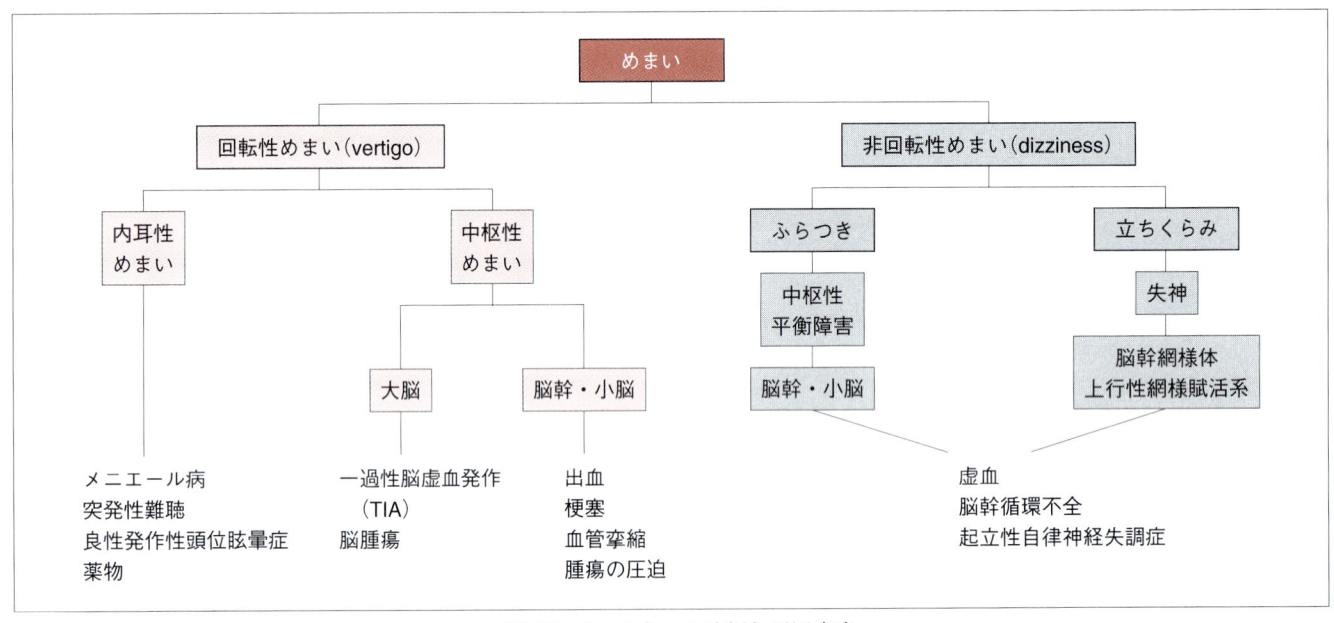

図 39-2 めまいの分類と原因疾患

めまいとは

めまい(vertigo)とは，自分の身体の向きがどのような状態になっているかを認識する平衡機能が障害されたときに起こる異常感覚と定義されるが，患者の訴えとしてはもう少し多様である．患者自身が空間のなかでぐるぐる回転している感じ，あるいは周囲が自分のまわりでぐるぐる回っている感じを狭義のめまい，あるいは回転性めまい(vertigo)という．また，身体がぐらぐらと動揺するような感じをめまい感(dizziness)，あるいは非回転性めまいといい，この両者が広義のめまいのほとんどを占める．

しかし，めまい感の周辺には気が遠くなる感じ(faintness)，歩行時のふらつきや不安定さ(unsteadiness)，目がくらむ感じ(giddiness)，頭が軽くぼんやり感じる(lightheadedness)，意識を失う感じ(passing out)，身体がゆらゆらする感じ(swaying sensation)，泳ぐようなめまい感(swimming sensation)など，多彩な言葉で表現される訴えがある．

したがって，"めまい"という言葉にこめられた患者の訴えの真意を十分に聞き取る必要がある．

平衡感覚維持の仕組み

中耳(middle ear)は側頭骨内の空洞にあって，ツチ骨，キヌ

タ骨, アブミ骨の3種の耳小骨からなる. 鼓膜の振動は耳小骨を伝達される間に増幅され, アブミ骨はそれにつながる前庭窓の膜に圧を伝えて液体の動きを引き起こす. 内耳(inner ear)は側頭骨内にあり, 膜迷路とこれを取り囲む骨迷路とに区別される. 骨迷路は奇妙な形をした骨でつくられた空間で, 外リンパといわれる水性の液体で満たされており, 前庭, 骨半規管, 蝸牛の3つに区分される.

前庭は内耳の玄関部分に相当し, 卵形嚢と球形嚢という二つの膜迷路の器官を内蔵している. 膜迷路は内リンパといわれる粘性の高い液体で満たされている. 卵形嚢は前半規管, 後半規管, 外側半規管の三つの膜半規管と交通している. この三つはそれぞれお互いに直角をなす平面, すなわち三次元の空間に位置している(図39-1).

これら三つの半規管にはそれぞれ1個の膨大部という膨らみがあり, なかには膨大部稜という特殊受容器があって, 頭を動かしたときに神経インパルスを発生させる. 膨大部稜の感覚細胞には毛髪状の突起(感覚毛)があり, これは内リンパに漂っている. 頭部の動きによって内リンパが動くと感覚毛が変形し, これが刺激となる. 前庭にある受容器から延びる神経と半規管からの神経が合流し前庭神経となり, これはさらに蝸牛神経と合流して内耳神経(第VIII脳神経)となる. これを通過するインパルスは最終的には小脳および延髄に到達し, ここで中継されたインパルスがさらに大脳皮質に伝達されることになる.

めまいの分類と成因

めまいは大きく回転性(vertigo)と非回転性(dizziness)に大別され, 前者はさらに内耳性と中枢性に分けられる.

内耳性めまい

内耳性めまいは, 内耳の三半規管や耳石器などの前庭性感覚器官が強い刺激や障害を受けて回転性めまいを起こすもので, 耳鳴(tinnitus)や難聴, 悪心, 嘔吐などを伴うことが多い. これは炎症性病変で耳管が狭くなり, 鼓室内の気圧が変化し, これが迷路に影響してめまいをきたすものである. この代表的疾患がメニエール病(Ménière disease)で, このほか急性または慢性の化膿性中耳炎, 内耳炎, 突発性難聴, 良性発作性頭位眩暈症, 迷路動脈血栓症, 聴神経腫瘍などがある. ストレプトマイシンやカナマイシンなどの薬物の投与によっても起こる(図39-2).

中枢性めまい

めまいの神経機構で最も重要なのは脳幹と小脳である. これらはともに解剖学的に脳血管障害の影響を受けやすい場所で, 内耳の前庭器官および前庭神経は前下小脳動脈から, 脳幹および小脳は椎骨脳底動脈から血液供給を受けている. したがって, これらの部位の梗塞, 出血, 血管の攣縮や腫瘍などの外部からの圧迫によってこれら血管系での血液量の供給が維持できないときに, めまいなどの平衡障害が出現する(図39-2). また, 血管系を介さない場合でも, 同部への直接の圧迫や浸潤によって同様の症状が出現する.

非回転性めまい

"ふらつき"の多くは中枢性平衡障害によると考えられている. 身体の平衡は脳幹と小脳によって保たれているため, 同部の虚血によって身体がよろめく感じが出現する. 高齢者では脳幹循環不全, 若年者では起立性自律神経失調症によることが多い.

何らかの原因で血圧が下がると, 椎骨動脈の圧が低下して脳底動脈および視覚領野に血液を供給する後大脳動脈への血流が低下する. そのため「目の前が暗くなる感じ」や「立ちくらみ」が出現し, 脳幹網様体, 上行性網様賦活系の虚血によりときに失神することになる(図39-2).

発作性頻拍症, 心房細動, アダムス-ストークス症候群(Adams-Stokes syndrome), 房室ブロックなどの心疾患では, 心臓から拍出される血液量が減少することによってめまいが生じる. また, 著明な貧血によっても脳の酸素欠乏のためにめまいが出現することがある. とくに低血圧症が合併していると, 急に立ち上がったときにグラグラとめまいを感じることが多い. 精神科領域でもノイローゼ, うつ病, 精神分裂病などでめまいを訴えることがある.

眼振検査

めまいの診断に平衡機能検査は欠かせないが, その主体は眼振検査である. 眼振(nystagmus)とは, 一方向に緩徐な眼球運動(緩徐相)を認め, 引き続きその反対方向に急速な眼球運動(急速相)を, それぞれ反復的・律動的に繰り返すものである. このとき急速相の方向をもって眼振の方向とする. たとえば, ある患者に左方向の急速相がみられ, その後右方向の緩徐相を認めた場合には, この眼振を左向きの水平性眼振という.

めまいをきたす主な疾患

メニエール症候群

耳鳴, 難聴を伴い, 突発的な回転性めまいの発作を繰り返す疾患をメニエール病という. 発作の間欠期にも耳鳴や難聴が続き, 難聴は進行することが多い. 難聴は両側性のことが多いが, 片側で強いこともある. 悪心, 嘔吐を伴うこともあり, 40～50歳代に多く, 老年者は少ない. 男性よりも女性に多い傾向がある.

めまい発作中, 眼振と内耳神経障害がある以外に身体所見, 神経学的検査に異常はみられない. 眼振は, 注視時に増強するときは中枢性めまい, 逆に注視時に抑制されれば内耳性めまいを考える. また, 水平回転性, 方向固定性眼振はメニエル症候群のような末梢前庭障害が疑われ, 垂直性, 水平性, 純回旋性眼振では中枢性が考えられる.

突発性難聴

とくに誘因もなく突発的に難聴, 耳鳴, 耳閉感が出現するもので, 約半数にめまいを伴う. めまいの発作時にはメニエール病との鑑別は困難であるが, メニエール病ではめまいの発作を繰り返し, 本症では繰り返しは少ない.

良性発作性頭位眩暈症

特定の頭位の変化によって回転性めまいが誘発されるもので, 発作時には数秒の潜時をもった頭位眼振がみられ, 繰り返すと減衰, 消失する. その他の蝸牛症状や中枢症状は認められない. 耳石器に障害があると考えられている.

略語

TIA : transient ischemic attack

40 痙攣

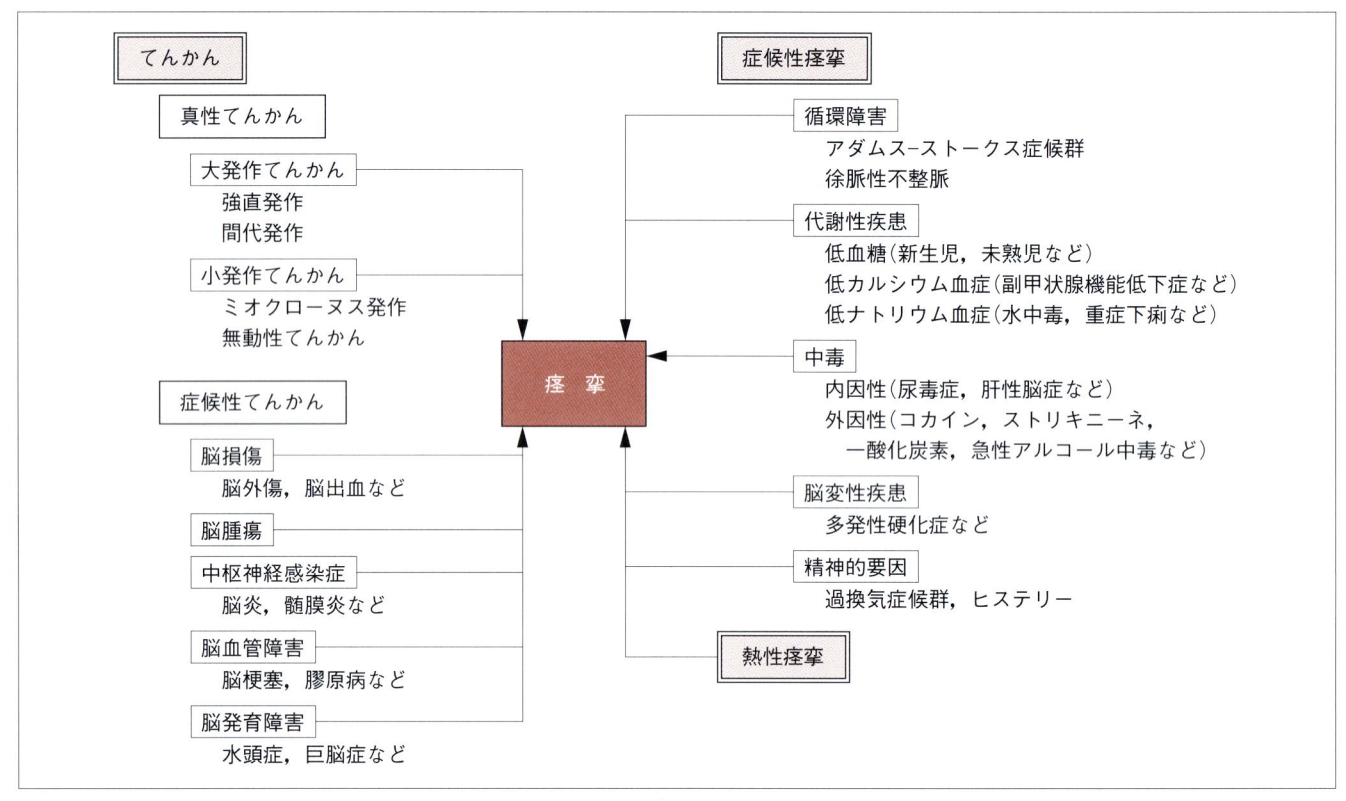

```
てんかん                              症候性痙攣
  真性てんかん
    大発作てんかん                       循環障害
      強直発作                           アダムス-ストークス症候群
      間代発作                           徐脈性不整脈
    小発作てんかん                      代謝性疾患
      ミオクローヌス発作                   低血糖（新生児，未熟児など）
      無動性てんかん                      低カルシウム血症（副甲状腺機能低下症など）
                                        低ナトリウム血症（水中毒，重症下痢など）
  症候性てんかん                      中毒
    脳損傷                              内因性（尿毒症，肝性脳症など）
      脳外傷，脳出血など       痙攣      外因性（コカイン，ストリキニーネ，
    脳腫瘍                                一酸化炭素，急性アルコール中毒など）
    中枢神経感染症
      脳炎，髄膜炎など                  脳変性疾患
    脳血管障害                          多発性硬化症など
      脳梗塞，膠原病など                精神的要因
    脳発育障害                          過換気症候群，ヒステリー
      水頭症，巨脳症など
                                    熱性痙攣
```

図 40-1 痙攣の分類と病態

痙攣とは

痙攣（convulsion）とは，中枢性あるいは末梢性に生じた病的刺激によって運動神経系の異常興奮が起こり，顔面や四肢などの骨格筋に発作性に起こる不随意の収縮現象をさす．

部分発作では意識があり，患者は「手足が勝手に動く」，「顔がピクピクする」，「ガタガタふるえる」などと訴える．大発作では痙攣とともに意識を失うので，痙攣の自覚よりも意識喪失が前面にたち，周囲の人の話から痙攣のようすがわかる．

原因はいろいろで，大脳皮質の運動領から錐体路を経て脊髄前角，末梢神経，筋肉へいたる運動系の神経経路のどこかの異常興奮により痙攣が起こる（表40-1）．多くは脳性の原因であり，てんかんがその代表的疾患である．

痙攣に該当する英語はconvulsionのほかに，クランプ（cramp）やスパズム（spasm）もある．convulsionはてんかん時にみられる強直性あるいは間代性の痙攣に対して用いられ，主に大脳皮質の刺激症状として生じる．これに対しクランプは，腓腹筋の"こむらがえり"のような痛みを伴う不随意収縮で，脊髄，神経根，末梢神経の病変などによって生じる．

スパズムは筋肉がある時間不随意な収縮を示す状態とされ，convulsionよりも多彩な使われ方をする．たとえば顔面痙攣，ジストニア，バリズム，ミオクローヌス，アテトーゼやテタニー時の痙攣なども含まれる．

痙攣のタイプ

特異的なタイプの不随意運動の主なものを述べる．

ジストニア

基底核障害による不随意運動の一つで，筋肉の持続性収縮により四肢や体幹が一定の奇妙な姿勢を示すものである．

バリズム

多くが視床下核の血管障害によって起こり，反対側の上下肢を大きく振りまわすような，投げ出すような動きが毎秒約1回の頻度で繰り返し現れるものである．

ミオクローヌス

身体の一部の筋あるいは多数の筋が同時にすばやく収縮する現象で，1回の収縮は電気刺激時にみられる攣縮（twitch）に似て早い．大脳皮質の限局性異常興奮による皮質性ミオクローヌスと，脳幹網様体の異常興奮による網様体性ミオクローヌスに分けられる．てんかんの不全型でも前者の形をとるので注意が必要である．

アテトーゼ

多くは脳性麻痺でみられ，遠位部で優位で，速度の遅いよじるような運動をさす．

チック

習慣性痙攣（habit spasm）ともいわれ，顔面や四肢のすばやい異常運動である．多くは心因性に起こるが，ときに筋緊張低下を伴うことがあり，大脳基底核でのドパミン系の異常関

表 40-1　病変部位による痙攣の分類

病変部位		痙攣の種類
脳	大脳半球，間脳，脳幹	てんかん（強直性/間代性痙攣） チック（一部），ミオクローヌス
	基底核	ジストニア，バリズム，舞踏病 発作性運動誘発性舞踏アテトーゼ
	不明	痙性斜頸，書痙
脊髄		ミオクローヌス，ジストニア クランプ（有痛性強直性痙攣） 筋線維束性収縮
末梢運動神経		クランプ（筋または筋群の有痛性痙攣） 根刺激性痙攣（神経血管圧迫症候群など） 筋線維束収縮
筋肉		クランプ（筋または筋群の有痛性痙攣）

与が推定されている．

痙攣をきたす疾患

痙攣をきたす疾患はてんかんと，主として代謝性疾患による症候性痙攣に大別される（図 40-1）．

てんかん

てんかん（epilepsy）は，脳に器質的病変がない真性てんかん（特発性てんかん）と，脳の器質的病変によって起こる症候性てんかんがある．てんかんは，種々の病因による大脳ニューロンの過剰な電気的発作発射の結果により生じる，反復する痙攣発作により特徴づけられる慢性の脳障害で，種々の臨床症状や検査異常を伴うものである．

真性てんかん

真性てんかんは脳に明白な器質的病変が確認できないものをいうが，これはCT，MRIなど現在の画像診断法で脳病変を認めることができないということで，脳波では特徴的な棘波（spike）がみられる．生化学的にはドパミン，モノアミン，γアミノ酪酸，プロラクチンなどの異常が考えられている．通常20歳未満の年齢層に好発し，成人になるまでつづくことがある．発作型から，大発作てんかん（grand mal seizure）と小発作てんかん（petit mal seizure）に大別される．

大発作てんかん　突然の意識喪失で始まり，全身の筋硬直からなる硬直期が先行し，次いで全身の間代性収縮運動が起こる．この間，患者は尿や便の失禁を伴い，口から泡をふいたり，舌や口唇を嚙んだりする．筋硬直期にしばしば呼吸は止まり，顔面は蒼白となる．全身の痙攣発作が終わると筋肉は弛緩性となりぐったりするが，意識喪失はしばらくつづく．意識がさめても嗜眠状態や錯乱状態となる．

小発作てんかん　小発作てんかんには次のような三つの型がある．第一はミオクローヌス様痙攣で，突然起こり短時間の不随意性筋収縮である．第二は無動性てんかんで，一過性の筋トーヌスの消失が起こり患者は倒れる．間代性の筋収縮運動はみられないが，短時間の意識喪失がある．第三は短時間の放心状態で，筋トーヌスの消失はみられない．

典型的な小発作てんかんは，うつろな表情と，筋緊張の消失を伴わない運動の瞬間的停止が特徴である．頻発しやすく，1日に何回も起こることがある．真性てんかんの患者では，しばしば大発作と小発作てんかんを起こすことがある．

症候性てんかん

確認可能な器質的脳疾患によるてんかんで，てんかん全体の約25％を占める．すべての年齢層にみられ，障害の解剖学的局在によって臨床像が異なる．原因には外傷などの脳損傷，奇形などの脳発育障害，脳血管障害，脳腫瘍，中枢神経感染症などがある．

症候性てんかんでみられる全身性痙攣は，真性てんかんの大発作と同様であるが，不快な臭い，一肢のしびれ感などの前兆（aura）をもって始まる点が異なる．ときに不随意性運動を伴わず意識喪失のみがみられることもある．

症候性てんかんでも，真性てんかんの小発作てんかんとまったく同様の無表情や失念症状がみられる．唇を鳴らす動作は側頭葉てんかんを疑わせる．視覚性幻覚も側頭葉の障害でみられる．

一肢，身体半側ないし顔面半側に限局する硬直性あるいは間代性の痙攣を局所性運動性てんかんといい，大脳の中心溝前部の皮質（運動野）から起こる．また，局所性感覚性てんかんは，中心溝の後部の皮質（感覚野）から起こる限局性の感覚性現象である．大脳皮質野の体節性配列に応じて伝播する運動性あるいは感覚性発作を，ジャクソン痙攣（Jackson spasm）という．

頭部と眼球の体側への偏位がみられるような痙攣を反側性痙攣といい，前頭葉由来で認められる．また，光刺激などの外的刺激で誘発されるてんかんを反射性てんかんという．全身の筋硬直が発作的に起こるものを硬直性姿勢痙攣といい，しばしば反弓緊張姿勢を呈し，このようなてんかんは脳幹部の障害で起こる．

症候性痙攣

全身性疾患により二次的に脳機能異常が生じて痙攣が起こるもので，基礎疾患の治療で痙攣は消失する．

アダムス-ストークス症候群（Adams-Stokes syndrome），徐脈性不整脈などによる脳への血流の一時的な循環障害によって痙攣発作が起こることもある．

低血糖でも新生児や未熟児で痙攣がみられる．副甲状腺機能低下症などによる低カルシウム血症では筋性痙攣（テタニー）を引き起こすが，重症化すると意識障害を伴う脳性痙攣となる．過換気症候群によるアルカローシス，尿毒症，肝性脳症やコカイン，ストリキニーネなどの薬物中毒などでも痙攣がみられる．

熱性痙攣

生後6か月～6歳の小児で急激に体温が上昇した際にみられる全身性の痙攣発作である．その発症機序は解明されていないが，遺伝性素因，脳の未熟性，痙攣閾値の低下などが考えられる．多くは単純性熱性痙攣であるが，ときに発作間欠期に脳波のてんかん性異常を認めるてんかん性熱性痙攣もある．

略語

CT : computed tomography, MRI : magnetic resonance imaging

● 参考図書

1. 秋山房雄：やさしい病態生理　第9版．南山堂，東京，1996
2. 荒牧琢己：腹水．日本医師会学術企画委員会監修，症候から診断へ　第2集．日本医師会，1999，46-51（Runyon BA：Approach to the patients with ascites. ed. Yamada T. In Textbook of Gastroenterology. 2nd ed. JB Lippincott, Philadelphia, 1995, 935 より一部改変）
3. 飯野靖彦：一目でわかる水電解質．メディカル・サイエンス・インターナショナル，東京，1995
4. 上田英雄，武内重五郎，杉本恒明編：内科学　第5版．朝倉書店，東京，1999
5. 太田英彦，島　幸夫：カラー図解　臨床生化学．メディカル・サイエンス・インターナショナル，東京，1998
6. 久代登志男，斉藤郁夫，上原誉志夫：一目でわかる高血圧　第2版．メディカル・サイエンス・インターナショナル，東京，1998
7. コメディカルサポート研究会訳：カラーで学ぶ解剖生理学．医学書院，東京，1997
8. 柴田　昭，高久史麿監修：内科診断学．西村書店，新潟，1994
9. 信田亜一郎，杉山敏郎，浅香正博：吐血．福井次矢，奈良信雄編，内科診断学．医学書院，2000，262-268
10. 新倉春男，松野一彦：一目でわかる臨床検査．メディカル・サイエンス・インターナショナル，東京，1999
11. 日本医師会学術企画委員会監修：症候から診断へ　第1集．日本医師会，東京，1998
12. 日本医師会学術企画委員会監修：症候から診断へ　第2集．日本医師会，東京，1999
13. 日本医師会学術企画委員会監修：症候から診断へ　第3集．日本医師会，東京，2000
14. 橋本信也：JUNブックス　症状の起こるメカニズム．医学書院，東京，1995
15. 日野原重明監訳：PO臨床診断マニュアル．第6版，メディカル・サイエンス・インターナショナル，東京，1997
16. 福井次矢，奈良信雄編：内科診断学．医学書院，東京，2000
17. 松澤佑次総編集：症候・病態の分子メカニズム．*Mollecular Medicine* Vol. 35（臨時増刊号），中山書店，東京，1998
18. Cotran RS, et al：Robbins Pathologic Basis of Disease. 6th ed. W B Saunders Co, Philadelphia, 1999
19. Fauti AS, et al：Harrison's Principles of Internal Medicine. 14th ed. McGraw-Hill, New York, 1998
20. Gray D & Toghill P：An introduction to the Symptoms and Signs of Clinical Medicine. Arnold, London, 2001
21. Macfarlane PS, et al：Pathology illustrated. 5th ed. Churchill Livingstone, Edinburgh, 2000
22. Silbernagel S & Lang F：Color Atlas of Pathophysiology. Thieme, Stuttgart, New York, 2000
23. Tamparo CD & Lewis MA：Diseases of the Human Body. 3rd ed. F A Davis Co, Philadelphia, 2000

和文索引

あ

アイゼンメンゲル症候群　48, 49
アカラシア
　　食道——　35
悪性貧血　11
悪性リンパ腫　13
朝のこわばり　69
アジソン病　8, 9
アダムス-ストークス症候群　79, 81
圧挫症候群　52, 53, 55
アテトーゼ　80
アナフィラキシーショック　38, 39
アブミ骨　79
アポモルフィン　30
アミロイドーシス　19, 20, 21
アルギニンバソプレッシン　30
アルコール中毒　71
アルブミン　52, 57
アンジオテンシン変換酵素阻害薬　43
アンチトロンビン　14

い

胃炎
　　急性——　22, 23, 26, 28
胃潰瘍　26, 28
易感染性　6
息切れ　46
異型輸血　52, 53, 55
意識　72
　　——障害　72
胃・十二指腸潰瘍　22, 23, 27
異常ヘモグロビン　48, 49
胃切除後　67
胃穿孔　22
一酸化炭素中毒　71
イレウス　23
インスリノーマ　73
インターロイキン-1β　31
咽頭炎　34, 35
咽頭癌　34
インヒビター
　　凝固——　15

う

ウィルソン病　19
ウェゲナー症候群　55
ウェルシュ菌　33
ウェルニッケ脳症　73

うっ血性心不全　20, 24, 25, 51, 56, 57
ウロビリノゲン　16, 17
ウロビリン体　16
運動神経　74
運動麻痺　74

え

壊死性リンパ節炎　13
エリスロポエチン　10, 11
嚥下困難　34
塩類下剤　32, 33

お

黄色ブドウ球菌　33
黄疸　1, 16
　　体質性——　17
　　閉塞性——　16, 17, 19
嘔吐　30
　　——中枢　30
悪心　30
オルトトルイジン法　28
温覚　76

か

外因性発熱物質　4
外傷　75
咳嗽　42, 45
　　乾性——　43
　　湿性——　43
回転性　79
　　——めまい　78
潰瘍性大腸炎　23, 28, 29, 32, 33
解離性大動脈瘤　40, 41
化学受容器引金帯　30
過換気症候群　46, 47, 81
蝸牛　79
喀痰　43, 44
仮性チアノーゼ　49
仮性痛風　69
家族歴　3
喀血　26, 45
褐色細胞腫　37, 67
活性化部分トロンボプラスチン時間　14
滑膜　68
可動関節　68
過敏性大腸症候群　23, 32, 33
肝うっ血　24
肝炎

　　急性——　19
　　慢性——　19
感覚　76
　　——障害　76
肝癌　19
間欠熱　4, 5
還元型ヘモグロビン　48
眼瞼浮腫　56
還元法　67
肝硬変症　8, 9, 15, 17, 19, 20, 21, 24, 25, 32, 51, 56, 57
渙散性熱　4, 5
間質液　56, 57
間質性肺炎　43
　　特発性——　43
肝腫　18
眼振　79
　　——検査　79
乾性咳嗽　43
癌性胸膜炎　51
肝性昏睡　73
肝性脳症　81
癌性腹膜炎　24
肝性浮腫　57
関節　68
　　——位置覚　76
　　——運動覚　76
　　——腔　69
　　——痛　68
　　——内靱帯　68
　　——軟骨　68
　　——包　68
間接ビリルビン　16, 17
感染性大腸炎　28
完全麻痺　74
肝臓　18
肝不全　31
顔面痙攣　80
関連痛　23

き

消える腫瘍　51
既往歴　3
気管　44
気管炎
　　急性——　46
　　慢性——　46
気管支　44
　　——拡張症　43, 45

──腺 44
──喘息 43, 46, 47, 48
気管支炎
　急性── 43, 45
　慢性── 43, 45
気管支肺炎
　急性── 47
　慢性── 47
気胸 41, 48, 51
　自然── 43
起座呼吸 47
キヌタ骨 78
偽膜性腸炎 32
キャンピロバクター菌 33
嗅覚 77
急性胃炎 22, 23, 26, 28
急性肝炎 17, 19
急性気管炎 43
急性気管支炎 43, 45, 47
急性呼吸促迫症候群 49
急性左心不全 49
急性糸球体腎炎 52, 53, 55, 57
急性腎盂腎炎 52, 53
急性腎炎 61
急性心筋梗塞 38
急性心膜炎 41
急性膵炎 22, 23
急性大腸炎 23
急性胆嚢炎 23
急性虫垂炎 22, 23
急性腸閉塞 23
急性尿細管壊死 52, 53
急性肺炎 43
急性白血病 15
急性腹症 23
急性膀胱炎 52, 53, 64, 65
凝固 14
　──インヒビター 15
狭心症 40, 41
強心配糖体 30
胸水 50
　──貯留 47
胸痛 40
胸部X線写真 41
胸膜炎 40, 41, 43
　癌性── 51
　結核性── 51
　細菌性── 51
局所性浮腫 56, 57
虚血性腸炎 28, 29, 32
巨人症 67
巨赤芽球 11
　──性貧血 11
筋萎縮性側索硬化症 34, 35

筋ジストロフィー
　進行性── 47
筋性痙攣 81
筋性防御 23
緊張型頭痛 70

く

グアヤック法 28
クスマウル大呼吸 47, 73
クッシング症候群 8, 9, 67
グッドパスチャー症候群 45, 55
くも膜下出血 71, 73, 75
クランプ 80
クリグラー-ナジャー症候群 17
グリセオール 63
グルコース 66
クールボアジェ徴候 17, 19
クレアチニン 60
クロイツフェルト・ヤコブ病 75
クローン病 32, 33
群発頭痛 71

け

経口(ブドウ)糖負荷試験 67
脛骨前面浮腫 56
痙性麻痺 74
傾眠 72
稽留熱 4, 5
痙攣 80
　筋性── 81
　症候性── 81
　熱性── 81
下血 28
血圧 36, 38, 39
血液性呼吸困難 46, 47
結核 45
　──性胸膜炎 51
血管障害 71
血漿 56, 57
血小板 14, 15
　──減少 15
　──無力症 15
血清K 60
血清クレアチニン 60
血性痰 45
血性腹水 25
血栓性血小板減少性紫斑病 15
血痰 43
血尿 54
　顕微鏡的── 54
　糸球体性── 54, 55
　腎外性── 54, 55
　腎後性── 54, 55
　腎性── 55

　腎前性── 54, 55
　肉眼的── 54
　非糸球体性── 54, 55
血便 28
血友病 15, 26, 28, 55
ケトアシドーシス 30
下痢 32
　細菌性── 32
ケルニッヒ徴候 71, 73
原発性アルドステロン症 37, 67
原発性肺癌 51
原発性肥満 9
顕微鏡的血尿 54, 65
現病歴 3

こ

高アルドステロン血症 24
高カルシウム血症 63
行軍ヘモグロビン尿症 55
高血圧 36
　腎血管性── 37
高血圧症
　腎性── 37
　本態性── 37
膠原線維 14
抗コリン薬 65
後索-内側毛帯路 77
膠質浸透圧 57
甲状腺機能亢進症 9, 32, 33, 67
甲状腺機能低下症 8, 57
酵素法 67
抗体 15
高炭酸ガス血症 71
好中球 6, 7
　──減少症 7
高張性脱水 58, 59
後天性免疫不全症候群 13
口内炎 34, 35
項部硬直 71, 73
抗利尿ホルモン 37, 62
呼吸筋性呼吸困難 46, 47
呼吸困難 46
　血液性── 46, 47
　呼吸筋性── 46, 47
　心因性── 46, 47
　心性── 46, 47
　代謝障害性── 46, 47
　肺性── 46, 47
ゴーシェ病 20, 21
骨髄線維症 21
骨半規管 79
骨迷路 79
コーヒー残渣様 27
コラーゲン線維 14

昏睡　72
　　肝性——　73
　　深——　72
　　低血糖性——　73
　　糖尿病性——　73
　　半——　72
昏迷　72

さ

細気管支　44
細菌性胸膜炎　51
細菌性下痢　32
細菌性肺炎　43, 51
細菌性腹膜炎　24, 25
再生不良性貧血　7, 11, 15
細胞外液　56, 57
　　——量　59
細胞内液　56, 57
サブスタンスP　30, 31
猿手　75
サルモネラ属菌　33
酸化マグネシウム　33
三叉神経痛　71
3-3-9度方式　73
酸素化ヘモグロビン　48

し

弛緩性麻痺　74
磁気共鳴映像法検査　41
ジギタリス　31
子宮外妊娠　22
子宮筋腫　64, 65
糸球体腎炎
　　急性——　53, 55, 57
　　慢性——　52, 53, 54, 55
糸球体性血尿　54, 55
糸球体性蛋白尿　52, 53
シクロホスファミド　64
試験紙法　52
自己免疫性溶血性貧血　20, 21, 55
痔疾　28
四肢麻痺　75
ジストニア　80
ジセステジア　76
自然気胸　43
弛張熱　4, 5
失禁　64
湿性咳嗽　43
シーハン症候群　8, 9
ジヒドロピロリン酸カルシウム　69
脂肪肝　19
2,3-ジホスホグリセリン酸　11
周期熱　4, 5
重症筋無力症　34, 35, 46, 47

踵足　75
十二指腸潰瘍　26, 28
酒石酸エルゴタミン　70
主訴　2
出血傾向　14
出血時間　15
腫瘍　55
循環血漿量　59
漿液性痰　45
症候性痙攣　81
症候性てんかん　81
上行性毛様体賦活系　72
症状　1, 2
小発作てんかん　81
静脈洞血栓症　71
静脈閉塞　56, 57
静脈瘤
　　——破裂　28
　　食道——　27
食道アカラシア　35
食道異物　34, 35
食道癌　34, 35
食道静脈瘤　27
　　——破裂　26
食道裂孔ヘルニア　35
触覚　76
ショック　38
　　アナフィラキシー——　38, 39
　　神経性——　39
　　心原性——　38, 39
　　低容量性——　38, 39
　　敗血症性——　39
ジルベール症候群　17
心因性呼吸困難　46, 47
心因性頻尿　65
腎盂腎炎　54, 55
　　急性——　52, 53
　　慢性——　52, 53
腎炎
　　急性——　61
　　慢性——　61
腎外性血尿　54, 55
腎癌　54, 55
心筋梗塞　40, 41
　　急性——　38
神経因性膀胱　64, 65
神経性食思不振症　8, 9, 31
神経性ショック　39
神経性頻尿　65
神経痛　77
腎血管性高血圧　37
腎結石　54, 55
腎血流量　39
心原性ショック　38, 39

進行性筋ジストロフィー　46, 47
進行性全身性硬化症　34
腎梗塞　55
腎後性蛋白尿　52, 53
腎後性血尿　54, 55
腎後性乏尿　61
腎後性無尿　61
深昏睡　72
心室中隔欠損症　48, 49
滲出液　25, 51
腎性血尿　54, 55
腎性高血圧症　37
心性呼吸困難　46, 47
新生児溶血性貧血　55
腎性蛋白尿　52, 53
心性チアノーゼ　48
真性てんかん　81
真性尿崩症　62
腎性尿崩症　63
腎性貧血　11
心性浮腫　57
腎性浮腫　57
腎性乏尿　61
腎性無尿　61
腎前性血尿　54, 55
腎前性蛋白尿　52
腎前性乏尿　61
腎前性無尿　61
心臓性チアノーゼ　49
靭帯　68
心タンポナーデ　38, 41, 46
浸透圧　59
　　——調節系　58, 59
振動覚　76
腎糖排泄閾値　66
心嚢炎　47
深部圧痛覚　76
心不全　21, 43, 45, 46, 47
　　うっ血性——　20, 24, 25, 51, 56, 57
腎不全　58
心房性利尿ホルモン　37
心房中隔欠損症　48, 49
心膜炎　40
　　急性——　41

す

膵炎
　　急性——　23
　　慢性——　32
垂手　75
錐体路　74
膵頭部癌　19
髄膜炎　71, 73
髄膜刺激症候　73

頭痛 70
　　緊張型― 70
　　群発― 71
スパズム 80
スルホサリチル酸法 52

せ

生活歴 3
脊髄 81
　　―空洞症 75, 77
　　―視床路 77
舌咽神経痛 71
舌炎 34, 35
舌癌 34
赤血球 10, 11
セロトニン 30, 31
　　―3受容体 30
線維素溶解現象 15
全身水腫 56
全身性エリテマトーデス 7
全身性浮腫 56, 57
尖足 75
前兆 81
前庭 79
先天性血小板機能異状症 15
線溶 15
前立腺炎 64
前立腺癌 64, 65
前立腺肥大 64, 65

そ

臓側胸膜 50
足背部浮腫 56
組織間質液量 59
ゾリンジャー・エリソン症候群 32, 33
ソルビトール 32, 33

た

体温 5
体質性黄疸 17
代謝障害性呼吸困難 46, 47
体重減少 8
帯状疱疹 40
体性痛 22
大腸炎 29
　　潰瘍性― 23, 28, 29, 32
　　感染性― 28
　　急性― 23
大腸癌 28, 29, 65
大発作てんかん 81
脱水 58
　　高張性― 58, 59
　　低張性― 58, 59
　　等張性― 58, 59

脱髄疾患 75
多尿 62, 64
多発性筋炎 35
多発性硬化症 75
多発性骨髄腫 52
タール便 28
痰
　　血性― 45
　　漿液性― 45
　　粘液性― 45
　　膿性― 45
　　泡沫性― 45
単球-マクロファージ 7
胆石症 22, 23
短腸症候群 32, 33
胆嚢炎
　　急性― 23
蛋白尿 52
　　糸球体性― 52, 53
　　腎後性― 52, 53
　　腎性― 52, 53
　　尿細管性― 52, 53
ダンピング症候群 32, 33
単麻痺 75

ち

チアノーゼ 48
　　仮性― 49
　　心性― 48
　　心臓性― 49
　　中枢性― 48, 49
　　肺性― 48, 49
　　末梢性― 48, 49
チェーン・ストークス呼吸 46, 47, 73
知覚 76
知覚過敏帯
　　Headの― 23
チック 80, 81
中耳 78
虫垂炎
　　急性― 22, 23
中枢性チアノーゼ 48, 49
中枢性めまい 79
腸炎
　　偽膜性― 32
　　虚血性― 28, 29, 32
　　薬物性― 28, 29
腸炎ビブリオ 33
腸管のバイパス手術後 33
腸管バイパス 32
徴候 1, 2, 3
腸閉塞 22
　　―症 23
直接ビリルビン 16, 17

直腸癌 23

つ

対麻痺 75
痛覚 76
痛風 68, 69
　　仮性― 69
痛風腎 52, 53
ツチ骨 78

て

低アルブミン血症 24, 25, 56, 57
低カリウム血症 63
低カルシウム血症 81
低血糖 71, 81
　　―性昏睡 73
低酸素血症 48, 71
低張性脱水 58, 59
低容量性ショック 38, 39
摘脾 21
テタニー 81
鉄欠乏性貧血 11, 35
デュビン-ジョンソン症候群 17
転移性肺癌 51
てんかん 72, 81
　　症候性― 81
　　小発作― 81
　　真性― 81
　　大発作― 81
伝染性単核症 13, 20

と

糖原病 19
等張性脱水 58, 59
糖尿 66
糖尿病 8, 9
　　―性ケトアシドーシス 31, 46
　　―性昏睡 58, 73
　　―性腎症 52, 53, 61
頭部外傷 71
動脈管開存症 48, 49
動脈硬化症
　　閉塞性― 49
特発性間質性肺炎 43
特発性血小板減少性紫斑病 15, 20, 21
特発性浮腫 57
特発性門脈圧亢進症 20, 21, 32
吐血 26
突発性難聴 79
ドパミン 30
トライツ靱帯 26, 28
トロンビン-アンチトロンビン複合体 15

な

内因性発熱物質 4
内耳 79
　――性めまい 79
内臓痛 22
内分泌性浮腫 57

に

肉眼的血尿 54
2,3-ジホスホグリセリン酸 11
二次性肥満 9
二峰熱 5
ニーマン・ピック病 20, 21
乳癌 13
尿意促迫 64
尿管結石 22, 54, 55, 64, 65
尿細管壊死
　急性―― 52, 53
尿細管性蛋白尿 52, 53
尿酸塩 69
尿浸透圧 59, 61
尿潜血反応 55
尿素窒素 60
尿道狭窄 65
尿糖検査 66
尿毒症 30, 31, 81
尿比重 59, 61
尿閉 60
尿崩症 58, 62, 63
　真性―― 62
　腎性―― 63
妊娠子宮 64, 65
妊娠中毒 31

ね

熱性痙攣 81
ネフローゼ症候群 24, 25, 51, 52, 53, 56, 57
粘液水腫 8
粘液性痰 45

の

脳圧亢進 30, 31
脳炎 73
脳幹網様体 72
脳血管障害 75
脳梗塞 71, 73, 75
脳出血 71, 72, 73, 75
脳腫瘍 75
膿性痰 45
脳膿瘍 75
脳ヘルニア 72
嚢胞腎 61

は

肺炎 41, 46, 48, 49
　急性―― 43
　細菌性―― 43, 51
肺化膿症 51
肺癌 43, 45
　原発性―― 51
　転移性―― 51
肺気腫 43, 46, 47
肺結核 43, 51
敗血症 20
　――性ショック 39
肺梗塞 40, 41, 45, 46, 47, 49
肺水腫 43, 48, 49
肺性呼吸困難 46, 47
肺性チアノーゼ 48, 49
肺線維症 43, 46, 47, 48, 49
肺塞栓症 51
バイタルサイン 3, 59
肺動静脈奇形 45
排尿回数 64
排尿時痛 64
肺膿瘍 43
肺胞 44
播種性血管内凝固症候群 15, 26, 55
波状熱 4, 5
バソプレシン 30
白血病 13, 26, 28
バッド・キアリ症候群 19
発熱 4
バビンスキー反射 74
バリズム 80, 81
パレステジア 76
半関節 68
半月板 68
半昏睡 72
バンチ症候群 15, 20, 21
反跳痛 23

ひ

非圧痕性浮腫 57
ビオー呼吸 46, 47
非回転性
　――めまい 78, 79
非糸球体性血尿 54, 55
皮質延髄路 74
皮質核路 74
皮質脊髄路 74
脾腫 20
ヒステリー 35
脾臓 12, 20
ビタミンK欠乏症 15
皮膚圧痕 56

非ホジキンリンパ腫 13, 20
肥満 8
　――体型 9
　原発性―― 9
　二次性―― 9
病原性大腸菌 33
標準体重 8
ビリルビン 11, 16, 17
　間接―― 17
　直接―― 17
貧血 10
　悪性―― 11
　巨赤芽球性―― 11
　再生不良性―― 7, 11, 15
　自己免疫性溶血性―― 21, 55
　腎性―― 11
　新生児溶血性―― 55
　鉄欠乏性―― 11
　溶血性―― 11, 21
頻尿 62, 64
　心因性―― 65
　神経性―― 65
　夜間―― 65

ふ

ファロー四徴症 48, 49
ファンコニー症候群 52, 53
フィブリノゲン 14
　――/フィブリン分解産物 15
フォンウィルブランド病 15
副腎皮質ホルモン薬 7
腹水 24
　血性―― 25
腹痛 22
腹部CT検査 18, 24
腹部超音波検査 18, 20, 24
腹膜炎
　癌性―― 24
　細菌性―― 24, 25
浮腫 56
　眼瞼―― 56
　肝性―― 57
　局所性―― 56, 57
　脛骨前面―― 56
　心性―― 57
　腎性―― 57
　全身―― 56
　全身性―― 56, 57
　足背部―― 56
　特発性―― 57
　内分泌性―― 57
　非圧痕性―― 57
不全麻痺 74
不動関節 68

ブドウ糖　59, 66
　　――排泄閾値　66
ブラウン-セカール症候群　77
プラスミン　15
　　――α_2プラスミンインヒビター複合体
　　15
プロスタグランジンE_2　31
プロテインC　14, 15
プロトロンビン時間　14
分利性解熱　4

へ

平均赤血球ヘモグロビン　11
　　――濃度　11
平均赤血球容積　11
閉塞性黄疸　16, 17, 19
閉塞性動脈硬化症　49
壁側胸膜　50
ヘノッホ-シェーンライン紫斑病　15
ヘモグロビン　10, 16, 52
　　異状――　48, 49
　　還元型――　48
　　酸素化――　48
ヘモグロビン尿　53, 55
ヘモクロマトーシス　19
ベルナール・スーリエ症候群　15
ヘルペス性脳神経炎　71
ベンス・ジョーンズ蛋白　52, 53
片頭痛　70
便潜血反応　28
扁桃炎　34, 35
片麻痺　75

ほ

膀胱炎　55
　　急性――　52, 53, 64, 65
膀胱癌　55, 65
膀胱結石　55, 64, 65
膀胱腫瘍　54
膀胱神経症　65
乏尿　60
　　腎後性――　61
　　腎性――　61
　　腎前性――　61
泡沫性痰　45
ホジキン病　13, 20
発作性夜間ヘモグロビン尿症　55
ボツリヌス菌　33
ポルフィリン尿　55
本態性高血圧症　37

ま

膜迷路　79
マクロファージ　12
マックバーニー圧痛点　23
末梢神経麻痺　75
末梢性チアノーゼ　48, 49
末端肥大症　67
マロリー・ワイス症候群　26, 27, 28
満月様顔貌　9
慢性肝炎　19
慢性関節リウマチ　69
慢性気管炎　46
慢性気管支炎　43, 45
慢性気管支肺炎　47
慢性硬膜下血腫　71, 75
慢性骨髄性白血病　20
慢性糸球体腎炎　52, 53, 54, 55
慢性腎盂腎炎　52, 53
慢性腎炎　61
慢性腎不全　59
慢性膵炎　32
慢性閉塞性肺疾患　49, 65
マンニトール　63

み

ミオクローヌス　80, 81
ミオグロビン　52
　　――尿　55
味覚　77

む

無気肺　47
無効造血　16
無尿　60
　　腎後性――　61
　　腎性――
　　腎前性――　61

め

メトヘモグロビン　49
　　――血症　46, 47, 48
メニエール症候群　79
メニエール病　31, 79
めまい　2, 78
　　――感　78
　　回転性――　78
　　中枢性――　79
　　内耳性――　79
　　非回転性――　78, 79
免疫グロブリンA腎症　55

も

網赤血球　11
モルヒネ　31
門脈圧亢進　24
　　――症
　　特発性――　20, 32

や

夜間頻尿　65
薬物性腸炎　28, 29

ゆ

輸血
　　異型――　52, 53, 55

よ

溶血性貧血　11, 16, 21
腰椎穿刺　71
容量調節系　58, 59

ら

ラクツロース　32, 33
卵巣癌　65
ランツ圧痛点　23

り

リウマチ熱　69
利尿薬　65
リバルタ反応　51
良性発作性頭位眩暈症　79
淋菌性関節炎　69
リンパ球減少　7
リンパ節　12
　　――腫脹　12

れ

冷覚　76
レイノー病　48, 49
レニン-アンジオテンシン系　37

ろ

漏出液　25, 51
ローター症候群　17
肋間神経痛　40
肋骨骨折　40

わ

鷲手　75
ワレンベルグ症候群　77

欧文索引

A

ACE阻害薬　43
acquired immunodeficiency syndrome（AIDS）　13
acute abodomen　23
acute gastric membranous lesion（AGML）　31
acute gatric mucosal lesions（AGML）　27, 29
acute lymphocytic leukemia（ALL）　13
acute myelocytic leukemia（AML）　13
acute respiratory distress syndrome（ARDS）　49
acutivated partial thromboplastin time（APTT）　14, 15, 29
Adams-Stokes syndrome　79, 81
Addison disease　9
adenosin diphosphate（ADP）　15
adenosine triphosphate（ATP）　21
adenosine 3′, 5′-cyclic monophosphate（cAMP）　33
ADH　37, 57, 59, 62, 63
adrenocorticotropic hormone（ACTH）　9, 37
AGML　26, 27, 28
AIDS　13
AIHA　11, 20, 21, 55
albumin／globulin比（A／G比）　3
amyotrophic lateral sclerosis（ALS）　75
anasarca　56
angiotensin converting enzyme（ACE）　37, 43
ANP　37, 59
antidiuretic hormone（ADH）　37, 57, 59, 62, 63
antistreptolysin O（ASO）　57
ape hand　75
aplastic anemia　11
APTT　14, 15, 29
ARDS　49
arginine-vasopressin（AVP）　31
arteriosclerosis obliterans（ASO）　49
artrial septal defect（ASD）　49
ASD　49
ASO　49
atrial natriuretic peptide（ANP）　37, 59
aura　81
autoimmune hemolytic anemia（AIHA）　11, 20, 21, 55
AVP　30
α-fetoprotein（AFP）　19

B

Babinski reflex　74
Banti syndrome　15, 21
Banti症候群　15, 21
Bence Jones protein　53
Bernard-Soulier症候群　15
Biot respiration　47
blood pressure　36
blood urea nitrogen（BUN）　27, 65
bloody stool　28
body mass index（BMI）　9
breathlessness　46
Bromsulphalein® test（BSP）　17
Brown-Séquard syndrome　77
BSP試験　17
Budd-Chiari症候群　19
B細胞　7, 12
β_2-ミクログロブリンリゾチーム　52

C

CCK　30
CCK-B受容体　30
central cyanosis　48
central obesity　9
chemoreceptor trigger zone（CTZ）　30, 31
Cheyne-Stokes respiration　47, 73
cholecystokinin（CCK）　31
chronic lymphocytic leukemia（CLL）　13, 15
chronic myelocytic leukemia（CML）　20
chronic obstructive pulmonary disease（COPD）　49, 65
clawhand　75
*Clostridium difficile*毒素　33
cluster headache　71
CLL　13, 15
CML　20
colony forming unit-erythroid（CFU-E）　11
coma　72
complete paralysis　74
computed tomography（CT）　9, 13, 19, 21, 25, 31, 41, 55, 71, 73, 75, 81
COPD　49, 65
corticobulbar tract　74
corticonuclear tract　74
corticospinal tract　74
corticotropin-releasing hormone（CRH）　31
Courvoisier徴候　17, 19
cramp　80
C-reactive protein（CRP）　3, 13, 65
Creutzfeldt-Jakob disease　75
Criger-Najjar症候群　17
crush syndrome　53, 55
CTZ　30, 31
CT検査　41
Cushing syndrome　37

D

deep coma　72
defense musculaire　23
diabetes insipidus（DI）　62
DIC　15, 26, 27, 28, 29, 55
2, 3-diphosphoglycerate（2, 3-DPG）　11
dissemeinated intravascular coagulation（DIC）　15, 26, 27, 28, 29, 55
dizziness　78, 79
2, 3-DPG　11
drop hand　75
dry cough　43
Dubin-Johnson症候群　17
dysesthesia　76
Dダイマー　15

E

early antigen（EA）　13
EBウイルス　13
ECF　57
EHT　37
Eisenmenger syndrome　49
Epstein-Barr nuclear antigen（EBNA）　13
Epstein-Barrウイルス　13
essential hypertension（EHT）　37
extracellular fluid（ECF）　57
exudate　25, 51

F

Fallot tetralogy　49
Fanconi syndrome　53
FDP　15
fever of unknown origin（FUO）　5

fibrinogen degradation product (FDP)
  15

G

Gaucher disease 21
Gilbert症候群 16, 17
glucose 66
glucose tolerance test (GTT) 9
Goodpasture syndrome 45, 55

H

HAM 75
Headの知覚過敏帯 23
hemiplegia 75
hemoglobin A_{IC} (HbA_{IC}) 9, 65, 67
hemolytic anemia 11
hemoptysis 26
Henoch-Schönlein紫斑病 15
hepatitis C virus (HCV) 3
HIV感染症 7
Hodgkin病 13
5-HT 30, 31
5-HT_3受容体 30
HTLV-I associated myelopathy (HAM)
  75
human immunodeficiency virus (HIV)
  13
17-hydroxycorticosteroid (17-OHCS) 9
5-hydroxytryptamine (5-HT) 30, 31
hyperventilation syndrome 47
hypoxemia 48

I

ICF 57
ICG試験 17
idiophathic thrombocytopenic purpura
  (ITP) 15, 20, 21, 29
IgA腎症 54, 55
ileus 23
IL-1β 31
immunoglobulin A (IgA) 55
indocyanine green test (ICG) 17
inner ear 79
intercellular adhesion molecule-1 (ICAM
  -1) 69
interleukin (IL) 5, 11, 31, 69
interleukin-2 (IL-2) 57
intracellular fluid (ICF) 57
iron deficiency anemia 11
ITP 15, 20, 21, 29

J

Japan coma scale 73
jaundice 1

K

Kernig sign 71, 73
17-ketosteroid (17-KS) 9
Kussmaul respiration 73

L

lactate dehydrogenase (LDH) 3, 13,
  17, 51
Lanz point 23
LDH 3, 13, 17, 51
leukotriene B_4 (LTB_4) 69
lower esophagus sphincter (LES) 35

M

macrohematuria 54
macroscopic hematuria 54
magnetic resonance imaging (MRI) 9,
  13, 19, 21, 41, 75, 81
major histocompatibility complex (MHC)
  69
Mallory-Weiss syndrome 27
McBurney point 23
MCH 11
MCHC 11
MCV 11
megaloblast 11
megaloblastic anemia 11
melena 28
Ménière disease 79
microhematuria 54
microscopic hematuria 54
miction pain 64
middle ear 78
migraine 70
monoplegia 75
moon face 9
morning stiffness 69
MRI検査 41

N

Na 59
neuralgia 77
neurogenic bladder 65
neurokinin 1 (NK_1) 31
nicotinamide adenine dinucleotide phos-
  phate (NADPH) 17
Niemann-Pick disease 21
nitric oxide (NO) 37
non-pitting edema 57
non-steroidal anti-inframmatory drug
  (NSAID) 31
nystagmus 79

O

OGTT 67
oral glucose tolerance test (OGTT) 67
orthopnea 47
oxyhemoglobin 48

P

paraplegia 75
paresis 74
paresthesia 76
parietal pleura 50
paroxysmal nocturnal hemoglobinuria
  (PNH) 53, 55
patent ductus arteriosus (PDA) 49
PDA 49
Pel-Ebstein熱 5
peripheral cyanosis 48
pernicious anemia 11
PGE_2 31
pheochromocytoma 37
phospholipid (PL) 15
PIC 15
pitting edema 56
plasmin α_2-plasmin inhibitor complex
  (PIC) 15
PNH 55
pollakisuria 62
polyuria 64
primary aldosteronism 37
problem oriented system (POS) 3
productive cough 43
progressive systemic sclerosis (PSS) 35
prostaglandin E_2 (PGE_2) 31
prostaglandin (PG) 5, 37, 69
protein induced by vitamine K absence-II
  (PIVKA-II) 19
prothrombin time (PT) 14, 15, 29
PT 14, 15, 29
pyramidal tract 74

Q

quadriplegia 75

R

RA 51, 69
Raynaud disease 49
rebound pain 23
referred pain 23
renal anemia 11
reticulocyte 11
rheumatoid arthritis (RA) 51, 69
Rivalta reaction 51
Rotor症候群 17

S

semicoma 72
Sheehan syndrome 8
sign 1, 2
SLE 7, 15, 51, 53, 61
somatic pain 22
somnolence 72
spasm 80
splenectomy 21
stem cell factor (SCF) 11
stupor 72
subacute bacterial endocarditis (SBE) 21
symptom 1, 2
systemic lupus erythematosus (SLE) 7, 15, 51, 53, 61

T

talipes calcaneus 75
talipes equinus 75
tarry stool 28
TAT 15
tension-type headache 70
tetraplegia 75
thrombin antithrombin complex (TAT) 15
thrombocytopenia 15
thromboxane A_2 (TXA_2) 37
thrombotic thrombocytopenic purpua (TTP) 15
thyroid stimulating hormone (TSH) 9, 57
tissue factor (TF) 15
tissue plasminogen activator (t-PA) 15
transient ischemic attack (TIA) 79
transudate 25, 51
Treitz ligament 26, 28
TTP 15
tumor necrosis factor (TNF) 5, 57, 69
T細胞 7, 12

U

upper esophagus sphincter (UES) 35
uridine diphosphate glucuronyl transferase (UDPGT) 17
urinary incontinence 64
urinary retention 60
urinary urgency 64

V

vanishing tumor 51
vanillylmandelic acid (VMA) 37
ventricural septal defect (VSD) 49
vertigo 78, 79
viral capsid antigen (VCA) 13
visceral fast / subcutaneous fat (V/S比) 9
visceral pain 22
visceral pleura 50
VK欠乏症 15
von Willebrand病 15
VSD 49

W

Wallenberg syndrome 77
Wegener syndrome 55
Wernicke encephalopathy 73
Wilson病 19

Z

Zollinger-Ellison syndrome 33

S

semicoma 72
Sheehan syndrome 8
sign 1, 2
SLE 7, 15, 51, 53, 61
somatic pain 22
somnolence 72
spasm 80
splenectomy 21
stem cell factor (SCF) 11
stupor 72
subacute bacterial endocarditis (SBE) 21
symptom 1, 2
systemic lupus erythematosus (SLE) 7, 15, 51, 53, 61

T

talipes calcaneus 75
talipes equinus 75
tarry stool 28
TAT 15
tension-type headache 70
tetraplegia 75
thrombin antithrombin complex (TAT) 15
thrombocytopenia 15
thromboxane A_2 (TXA_2) 37
thrombotic thrombocytopenic purpua (TTP) 15
thyroid stimulating hormone (TSH) 9, 57
tissue factor (TF) 15
tissue plasminogen activator (t-PA) 15
transient ischemic attack (TIA) 79
transudate 25, 51
Treitz ligament 26, 28
TTP 15
tumor necrosis factor (TNF) 5, 57, 69
T細胞 7, 12

U

upper esophagus sphincter (UES) 35
uridine diphosphate glucuronyl transferase (UDPGT) 17
urinary incontinence 64
urinary retention 60
urinary urgency 64

V

vanishing tumor 51
vanillylmandelic acid (VMA) 37
ventricural septal defect (VSD) 49
vertigo 78, 79
viral capsid antigen (VCA) 13
visceral fast/subcutaneous fat (V/S比) 9
visceral pain 22
visceral pleura 50
VK欠乏症 15
von Willebrand病 15
VSD 49

W

Wallenberg syndrome 77
Wegener syndrome 55
Wernicke encephalopathy 73
Wilson病 19

Z

Zollinger-Ellison syndrome 33

一目でわかる病態生理	定価（本体2,900円＋税）
	〈検印省略〉

2001年 5 月 30 日発行　第 1 版第 1 刷 ©
2003年 7 月 30 日発行　第 1 版第 2 刷

著　者　松野　一彦
　　　　まつの　かずひこ

発行者　株式会社 メディカル・サイエンス・インターナショナル
　　　　代表取締役　若松　博
　　　　東京都文京区本郷1-28-36
　　　　郵便番号113-0033　電話(03)5804-6050

印刷：双文社印刷所／表紙装丁：トライアンス

ISBN 4-89592-272-3　C 3047

JCLS〈㈱日本著作出版権管理システム委託出版物〉
本書の無断複写は著作権法上での例外を除き禁じられています．
複写される場合は，そのつど事前に㈱日本著作出版権管理システム
（電話 03-3817-5670, FAX 03-3815-8199）の許諾を得てください．

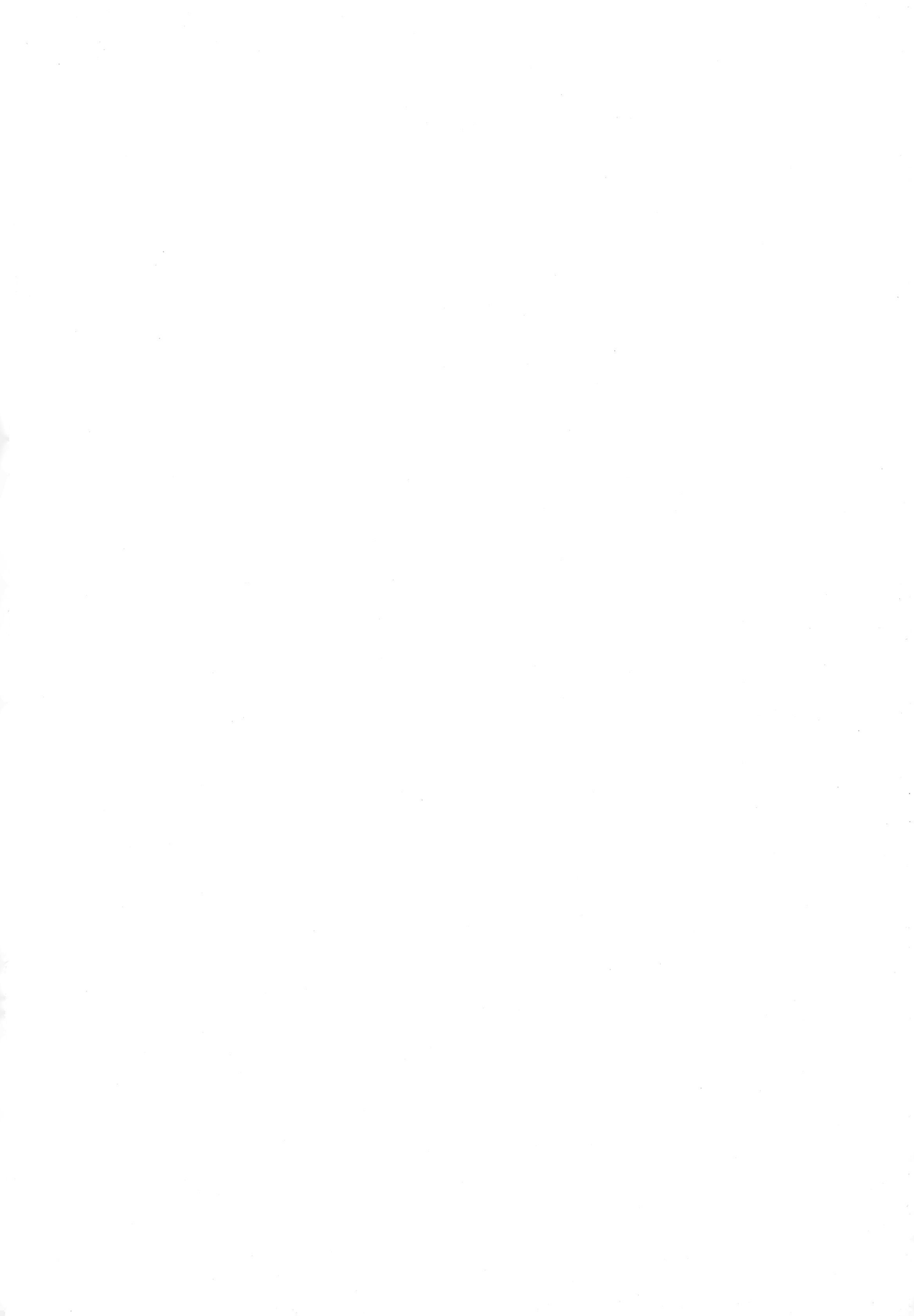